神经外科亚专科护理

SHENJING WAIKE YAZHUANKE HULI

主　　审　周良辅
主　　编　郎黎薇
副 主 编　任学芳　石卫琳　郑红云　赖 兰
编　　者（按姓氏笔画排序）

石卫琳　卢 红　朱侗明　任学芳
任 琳　杨 育　汪慧娟　沈劲松
张艳蓉　张 铮　张 缨　张 璐
陆 琳　陈宇春　陈 萍　金煜峰
郑红云　郎黎薇　赵丽萍　殷志雯
赖 兰

主编助理　金煜峰
秘　　书　张 铮

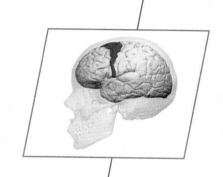

复旦大學出版社

序

　　复旦大学附属华山医院是一所有着百余年历史的综合性公立医院,医院瞄准国际,于2010年成为国内首家通过JCI国际认证医院,也是全球首家通过JCI国际认证的教学医院。

　　华山医院于2001年成立华山神经外科(集团)医院,2008年其神经外科已成为全球最大的神经外科诊疗中心,在国内外享有盛誉。建科60余年来,人才辈出,成绩斐然,是国家卫计委重点建设的临床学科、国家临床重点专科,是上海市"重中之重"临床医学中心,也是全球临床规模最大的神经外科诊疗中心,国内领先、国际知名。强劲的学科优势带动了神经外科护理学科的发展,华山医院神经外科专科护理已成为国家临床重点专科。

　　近年来,国内外神经外科技术发展迅猛,已由显微神经外科、微创神经外科发展到精准神经外科。神经外科医疗理念的转变,既有纵向的深化——各种微创手术的应用,全新的神经影像学技术在临床的应用;又有横向的合作——多学科团队联盟,"以患者为中心"的治疗方案。医疗的进步离不开护理学科的发展,随着精准医学的到来,神经外科护理团队从专业化护理入手,创建亚专科护理团队,根据神经外科最新成果从脑肿瘤、脑血管病、脑出血、颅脑损伤、运动损伤等全面担负起对患者的专业照顾,使临床护理工作的内涵不断丰富。

　　《神经外科亚专科护理》不仅明确了临床神经外科围手术期护理的技术要点,而且更加注重对患者的专业评估、病情观察、患者和家属的健康指导,通过案例导入、知识链接来呈现最新诊疗方式和专科护理要点。在本书付梓之际,感谢华山神经外科护理团队近两年来对本书的严谨论证和认真编写,特别要感谢中国工程院院士、华山医院神经外科主任周良辅教授在百忙之中对书稿的精心审阅。希望今后华山医院神经外科护理团队推出更多高品质的护理专著,为护理事业灿烂的明天共同努力!

复旦大学附属华山医院院长

2016年8月

前　言

　　自 2006 年 6 月我们编撰并由复旦大学出版社出版《神经外科围手术期的临床护理》一书后,为适应临床护理的需要,我们又陆续编撰并出版了《神经外科护士临床常见问题与解答》和《神经外科临床护理实践》,感谢同行的认同、推广和应用。

　　鉴于近年来神经外科诊疗技术的飞速发展,以"血管内治疗、脑功能定位技术、术中磁共振联合神经导航技术"的功能影像和精确导航的应用,拓展了专科治疗领域,提高了患者的生存期和生活质量。精准医疗已经成为全球医学发展的方向,神经肿瘤外科的医疗服务能力已经涵盖到脑血管病外科(手术＋介入)、颅脑创伤外科、功能神经外科、脊柱脊髓外科、颅底外科、放射外科(伽玛刀、射波刀)、小儿神经外科、分子神经外科、神经重症监护等。神经外科专科护理在循证医学的推动下,提出了亚专科的精准护理。

　　《神经外科亚专科护理》根据神经外科亚专科分类对中枢神经系统肿瘤、血管神经外科、中枢神经系统损伤及功能神经外科分别加以介绍,其中也提及小儿脑肿瘤和颅脑先天性疾病的相关护理,并重点阐明如何围绕患者个体,提供从患者入院到术前检查、围手术期护理、术后康复护理和出院后的延续护理全过程的健康评估和护理。

　　本书以循证医学证据为基础,吸取和借鉴了当今国内外的最新文献资料,系统整理了中枢神经系统疾病的围手术期护理,期望携手神经外科护理同行,让更多人有所获益,为患者的康复尽一份心力。

　　在本书两年的编写过程中,得到了复旦大学附属华山医院神经外科医生团队的精心指导。中国工程院院士、华山医院神经外科主任周良辅教授在百忙之中精心审阅了书稿,在此深表谢忱!

　　学无止境,教学相长。衷心希望本书能得到神经外科护理同行的认可和喜爱。由于编者学识和经验有限,本书可能存在疏漏或欠妥之处,敬请广大护理同仁不吝指正,以便在修订过程中日臻完善。

编　者

2016 年 8 月

Contents

目 录

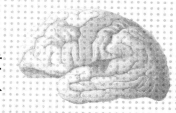

第一章
神经学评估

第一节 脑和脊髓的解剖

一、头皮

头皮是覆盖在头颅穹隆部的软组织,由浅至深分为5层(图1-1)。

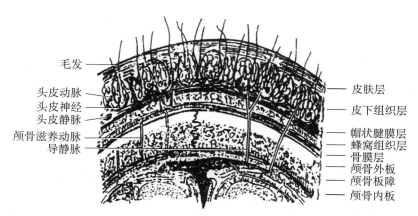

图1-1 头皮的解剖

（图中标注文字：毛发、头皮动脉、头皮神经、头皮静脉、颅骨滋养动脉、导静脉、皮肤层、皮下组织层、帽状腱膜层、蜂窝组织层、骨膜层、颅骨外板、颅骨板障、颅骨内板）

1. 皮肤层 厚而致密,内含丰富的毛囊、汗腺和皮脂腺,为疖肿或皮脂腺囊肿的好发部位。

2. 皮下组织层 由致密的结缔组织和脂肪组织构成,并有许多结缔组织小梁,使皮肤层和帽状腱膜层紧密相连,其间含有脂肪、神经和血管。

3. 帽状腱膜层 为白色坚韧的膜状结构,前连额肌,后连枕肌,两侧与颞浅筋膜融合。

4. 帽状腱膜下层 为薄层疏松结缔组织,内有若干导静脉,是头皮血肿的常见部位。

5. 骨膜层 由致密的结缔组织构成,贴附于颅骨表面,在骨缝处连接紧密,并与硬脑膜外层相延续。

二、颅骨

通常将组成颅腔的骨骼称为颅骨(图1-2)。颅骨由额骨、枕骨、蝶骨、筛骨各1块和顶骨、颞骨各1对相互连接而成。颅骨借枕外隆凸-上项线-乳突根部-颞下线-眶上缘的连线分为颅盖和颅底。

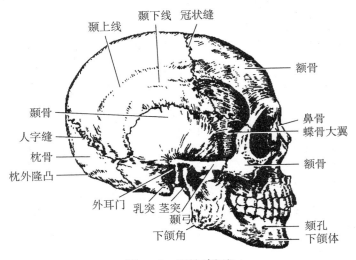

图1-2 颅骨(侧面)

(一) 颅盖

1. *颅盖骨* 颅盖骨属扁骨,由颅骨外板、颅骨板障和颅骨内板构成。各部位厚度不均,顶结节处最厚,颞枕区最薄。外板表面由骨膜被覆,内板与硬脑膜外层结合紧密,骨折时易形成硬膜外血肿。颅盖骨呈圆顶状,有一定弹性,小儿外伤时,易发生凹陷性骨折。

2. *颅骨外面* 颅盖骨之间以颅缝相连接,呈锯齿状。额骨与顶骨间为冠状缝,左、右顶骨间为矢状缝,顶骨与枕骨间为人字缝,颞骨与额顶枕骨间为鳞状缝,顶骨与乳突间为顶乳缝。

3. *颅骨内面* 因脑回、蛛网膜颗粒、静脉窦和脑膜血管的压迫,颅骨内面凹凸不平。在正中线可见矢状窦的压迹,在两侧可见呈树枝状分布的脑膜中动、静脉的压迹。脑膜中动脉经棘孔入颅后,分成前、后两支,前支粗大走向前上方,后支细小走向后上方。颞骨骨折常损伤前支致硬膜外血肿。

(二) 颅底

1. *颅底内面* 蝶骨嵴鞍背和岩骨嵴将颅底分为前、中和后颅底。

2. *颅底外面* 颅底的外面以枕骨大孔前缘分为前、后两部分。前部被面颅诸骨覆盖,包括额骨的眼眶部和鼻部、筛板、蝶骨体、蝶骨翼和颞骨锥体。后部由枕骨体和两侧部及位于枕外隆凸和上项线以下的枕鳞构成。颅底外面有很多骨孔和裂缝,有血管和脑神经穿过。

三、脑

人脑由大脑、间脑、脑干和小脑组成。脑干包括中脑、脑桥和延髓。大脑由两个结构大致对称的半球组成,两半球间由胼胝体相连。每个半球包括背外侧、内侧和基底3个面,半球表面有许多脑沟和脑回,其中以大脑外侧裂和中央沟最为重要。大脑半球可被这两个脑裂分成额叶、顶叶、枕叶、颞叶和岛叶(图1-3、图1-4)。

(一)大脑半球分叶

1. **额叶** 位于中央沟之前,外侧裂之上,在中央沟的前方为中央前回,其前方自上而下为额上回、额中回和额下回。中央前回为运动区皮质。左半球的额下回又叫 Broca 区,为运动性言语皮质。额叶前端为额极,为精神活动皮质。在额极与中央前回之间为运动前区,为锥体外系运动皮质。

2. **顶叶** 位于中央沟之后,外侧裂之上,顶枕裂与枕前切迹连线之前。中央沟与中央后沟之间为中央后回,是大脑感觉区皮质。顶间沟以上为顶上小叶,以下为顶下小叶。顶下小叶包括大脑外侧裂末端的缘上回及颞上沟后端的角回。中央后回与顶上回的病变导致皮质性感觉障碍。顶下回的病变导致失用症和失认症。

3. **枕叶** 位于顶枕裂和枕前切迹连线之后。枕叶病变可导致视觉障碍。

4. **颞叶** 位于外侧裂的下面,分为颞上回、颞中回和颞下回。颞叶病变可导致与时间-记忆改变有关的精神障碍,以颞叶癫痫最为多见。

5. **岛叶** 位于外侧裂的深部,被额、顶、颞叶覆盖。岛叶可能与内脏感觉有关。

(二)大脑皮质功能分区

大脑皮质是覆盖在大脑半球表面的薄层灰质,是中枢神经系统的最高级中枢。其复杂的结构和功能随部位不同而异。

1. **运动区皮质** 位于中央前回,是支配对侧肢体随意运动的中枢。一侧中央前回损伤,可造成对侧肢体瘫痪、肌张力增高、腱反射亢进,并出现病理反射。

2. **运动前区皮质** 位于皮质运动区的前方,是锥体外系皮质区。它发出纤维至丘脑、基底神经节、红核、黑质等。与联合运动和姿势动作协调有关,也具有自主神经皮质中枢的部分功能。该区损伤可引起性格改变和精神症状。

3. **头眼协同运动区皮质** 位于额中回后部,是头和眼球同向协同运动中枢。刺激该区可出现头和双眼转向对侧;若破坏该区,则头和双眼转向患侧。

4. **额叶联合区皮质** 位于额叶前部,与智力和精神活动有密切关系。该区受损后,可出现额叶精神症状,表现为情感、智力、记忆和人格等方面的改变。

5. **躯体感觉区皮质** 位于中央后回和中央旁小叶的后部,接受对侧躯体的痛、温、触觉和本体感觉,并形成相应的感觉。

6. **躯体感觉联络区皮质** 位于顶上小叶和楔前回,是对躯体一般感觉进行整合的中枢。

7. **视觉皮质** 位于枕叶距状裂的上、下唇及其与楔叶、舌回的相邻区。每侧视觉皮质都接收来自两眼对侧视野的视觉冲动,并形成视觉。若一侧视觉皮质受损,出现两眼对侧视野偏盲。

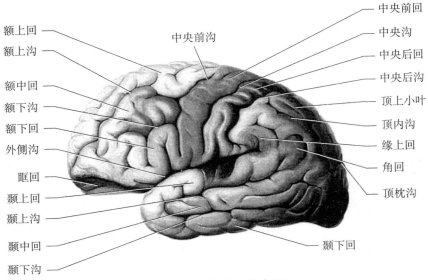

图 1－3　大脑半球（外侧面）

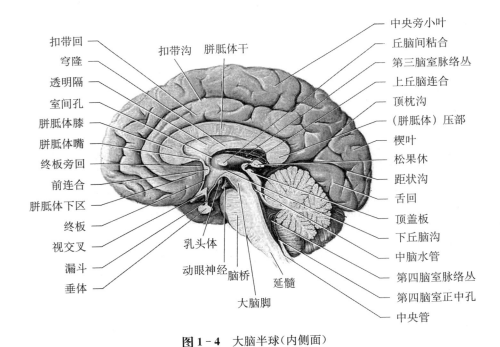

图 1－4　大脑半球（内侧面）

8. **听觉皮质**　位于颞横回的中部。每侧皮质均接收来自双耳的听觉冲动,形成听觉。若一侧听觉皮质受损,只出现听力减退。

9. **嗅觉皮质**　位于嗅区、钩回和海马回的前部。每侧皮质均接收双侧嗅神经的传入冲动,并形成嗅觉。若一侧嗅觉皮质受损,不产生嗅觉障碍。

10. **味觉皮质** 位于外侧裂的背侧壁内。每侧皮质均接收来自双侧味觉纤维的传入冲动,并形成味觉。当一侧味觉皮质受损,不产生味觉障碍。

11. **内脏皮质** 位于扣带回前部、颞叶前部、眶回后部、岛叶、海马及海马沟回等区域。若该区受损,可出现胃肠、心血管和呼吸等功能的紊乱。

12. **语言中枢皮质** 使用语言是人类特有的技能,语言中枢皮质集中在优势半球,涉及额叶、颞叶和枕叶。其中,额叶与运动性语言有关,颞叶和枕叶与感觉性语言有关。

(1)运动语言中枢:位于额下回的后部,又称 Broca 区。该区受损后,患者虽然能发声,但不能组成语言,称为运动性失语。

(2)听觉语言中枢:位于颞上回。该区具有能够听到声音并将声音理解成语言的一系列过程的功能。该区受损后,患者只能听到声音,却不能理解,不能正确地与别人对话,称为命名性失语或感觉性失语。

(3)视觉语言中枢:位于角回。该区具有理解看到的字符和文字意义的功能。该区受损后,患者虽然有视觉,但不能理解所视对象的意义,称为失读症。

(4)运用中枢:位于缘上回。该区主管精细的协调功能,受损后,患者丧失使用工具的能力。

(5)书写中枢:位于额中回后部。该区受损后,患者虽然手的一般动作无障碍,但不能进行执笔书写、绘画等精细动作,称为失写症。

(三)大脑深部结构

大脑深部结构包括基底节、内囊和间脑。

1. **基底节** 为大脑半球内的灰质核团,包括尾状核、豆状核、屏状核和杏仁核。尾状核与豆状核合称为纹状体,主要功能是维持骨骼肌的肌张力和协调肌肉活动。

2. **内囊** 位于豆状核、尾状核及丘脑之间,是大脑皮质与下级中枢之间联系的重要神经束的必经之路。由于各种传导纤维密集排列,内囊区的损伤常引起上、下行传导束的损伤,引起对侧肢体偏瘫、偏身感觉障碍和对侧同向性偏盲,即"三偏"综合征。

3. **间脑** 间脑位于中脑和大脑半球之间,两侧与尾状核和内囊相邻。间脑一般分为丘脑、丘脑上部(上丘脑)、丘脑下部(下丘脑)、丘脑底部和丘脑后部 5 部分。两侧丘脑与丘脑下部相接,中间为第三脑室。

(1)丘脑:是间脑的最大灰质块,呈卵圆形,位于第三脑室的两侧,两侧丘脑凭借中间块相连。丘脑随损害部位、范围的不同可出现各种感觉症状。最轻的脑血管损害可能仅有对侧面部或局部肢体的麻木和感觉不适,损伤严重时可出现对侧偏身感觉障碍、不自主运动、共济失调和震颤等。

(2)丘脑上部:位于第三脑室顶部周围,与嗅觉内脏反射有关。

(3)丘脑后部:位于丘脑后外侧的下方,包括内、外侧膝状体及丘脑枕。

(4)丘脑下部:位于丘脑下沟的下方,内侧面是第三脑室侧壁的下部。它包括视交叉、终板、灰结节、漏斗、垂体和乳头体,有视前核、视上核、室旁核、腹内侧核、背内侧核、乳头体核等。丘脑下部的体积很小,但却控制着机体多种重要的功能活动,是内脏活动、内分泌与精神行为之间维持平衡的中枢。损伤时可出现睡眠-觉醒障碍、体温调节障碍、饮

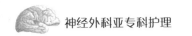

水障碍与尿崩症、性功能障碍等。

（5）丘脑底部：是中脑被盖与背侧丘脑的过渡区，损伤时可出现对侧肢体不自主运动。

（四）脑干

脑干包括延髓、脑桥和中脑。延髓尾端与脊髓相接，中脑头端与间脑相接，脑干背侧与小脑相连。

1. 脑干外形

（1）脑干腹侧面：正中裂位于延髓的腹侧正中，两侧的纵形隆起称为锥体，由皮质脊髓束（又称锥体束）构成。锥体下方左右交叉的纤维称锥体交叉，为延髓与脊髓的分界。脑桥体形较延髓更为膨大，下端以桥延沟与延髓分界，上端与中脑的大脑脚相接。腹侧面宽阔膨隆，称为基底部。中脑腹侧有锥体束组成的一对大脑脚，其内侧面有动眼神经沟，动眼神经由此出脑。

（2）脑干背面：延髓背侧分为上、下两段，下段称为闭合部，上段称为敞开部。脑桥的背面构成第四脑室底的上半部，第四脑室底部的横行髓纹是延髓与脑桥的分界。中脑的背部称为顶盖，由上丘和下丘各 1 对组成，即四叠体。上丘是皮质下视觉反射中枢，下丘是听觉传导中枢。

2. 脑干内部结构　包括散在分布的灰质核团与分布其间的白质纤维。灰质核团包括脑神经运动核和脑神经感觉核。脑干的白质多位于脑干中缝两侧及其周边。

3. 脑干网状结构　分布在脑干中轴，几乎参与中枢神经系统的所有重要功能，如调节呼吸、循环、消化等内脏活动，控制运动和感觉功能，以及觉醒和睡眠的节律性交替等。

（五）小脑

小脑位于颅后窝，上面较平坦，凭借小脑幕与枕叶相隔；下面中间部凹陷，容纳延髓。小脑与脑干菱形窝之间为第四脑室。

1. 小脑外形　分为蚓部（中间部）和半球部（两侧部）（图 1-5、图 1-6）。蚓部的两侧为小脑半球，每侧小脑半球包括中间部（旁蚓部）和外侧部。绒球位于半球的下面，其后方为小脑扁桃体。扁桃体邻近枕骨大孔，当颅内压增高时，可导致小脑扁桃体疝。

2. 小脑内部结构　表面为皮质，深面为髓质，髓质中含小脑诸核团。

3. 小脑功能　维持身体平衡、调节肌张力和协调肌群运动。

四、脑膜、脑室系统与脑脊液

（一）脑膜

在脑组织外面有 3 层脑膜，由外向里分别为硬脑膜、蛛网膜和软脑膜。脑膜覆盖情况及分层见图 1-7。

1. 硬脑膜　硬脑膜位于颅骨的内面，在颅盖部硬脑膜与颅骨联系疏松，其间有潜在的间隙，是硬脑膜外血肿的好发部位。在颅底部硬脑膜与颅骨紧密粘着，当颅底骨折时，

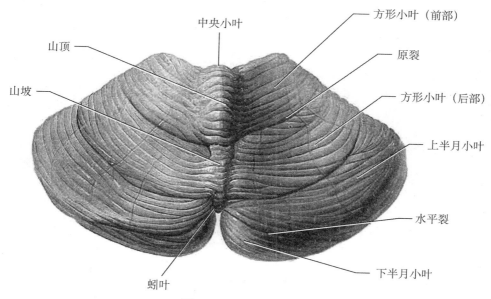

中央小叶

方形小叶（前部）

山顶

原裂

山坡

方形小叶（后部）

上半月小叶

水平裂

下半月小叶

蚓叶

图 1-5 小脑（上面观）

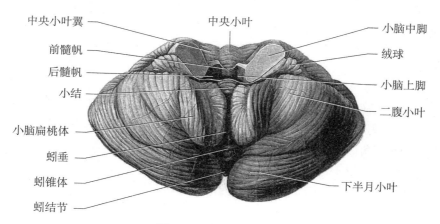

中央小叶翼

中央小叶

小脑中脚

前髓帆

绒球

后髓帆

小脑上脚

小结

二腹小叶

小脑扁桃体

蚓垂

蚓锥体

下半月小叶

蚓结节

图 1-6 小脑（下面观）

易撕破硬脑膜引起脑脊液漏。硬脑膜由内、外两层组成,中间是含有神经和血管的网状结构。

（1）大脑镰:位于两侧大脑半球之间,向后至枕内隆凸,并与小脑幕相结合。

（2）小脑幕:为幕状突起,将枕叶与小脑分隔。

2. 蛛网膜　为一层薄而透明的纤维膜,缺乏血管和神经,蛛网膜与硬脑膜之间有一潜在性腔隙(称硬脑膜下隙),内含少量浆液。蛛网膜与软脑膜之间为蛛网膜下隙,容纳脑脊液。蛛网膜在硬脑膜静脉窦附近形成许多绒毛状突起,突入静脉窦或颅骨板障静脉内,称为蛛网膜颗粒。部分脑脊液由此回流至静脉窦内。蛛网膜下隙在一些脑的沟裂处明显扩大,称为脑池。主要的脑池有小脑延髓池、桥池、脚间池、侧裂池、视交叉池等。蛛网膜

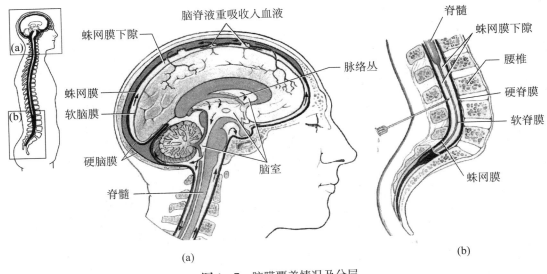

图1-7 脑膜覆盖情况及分层

下隙中的脑脊液经正中孔和两个外侧孔与第四脑室相通。

3. 软脑膜 是紧贴脑表面的一层结缔组织薄膜,内有丰富的血管,并深入脑表面的沟裂,与脑实质不易分离。在脑室壁的某些部位,软脑膜上的血管与室管膜上皮共同突向脑室,形成脉络丛,分布于侧脑室、第三脑室及第四脑室。脉络丛的室管膜上皮具有分泌脑脊液的功能,是产生脑脊液的主要结构。

(二) 脑室系统

脑室是位于大脑、间脑和脑干的腔隙,室管膜衬于室壁四周,室内充满脑脊液。脑室系统包括侧脑室、第三脑室和第四脑室。各脑室内均有脉络丛,分泌脑脊液。侧脑室脉络丛位于中央部和下角内,两侧的脉络丛均经室间孔与第三脑室脉络丛相连。

1. 侧脑室 位于大脑半球的白质内,由1对左右对称的腔隙组成。按侧脑室各部所处的位置,可将侧脑室分为4部分,即额叶内的前角、顶叶内的中央部、枕叶内的后角和颞叶内的下角。左、右侧脑室分别经室间孔与第三脑室相通。

2. 第三脑室 位于两侧间脑之间,向上凭借室间孔与侧脑室相通,向下经中脑导水管与第四脑室相通。

3. 第四脑室 位于延髓、脑桥和小脑之间,上通中脑导水管,下接脊髓中央管,并凭借1个正中孔及2个外侧孔与蛛网膜下隙相通。

(三) 脑脊液

脑脊液由脑室脉络丛分泌而来,充满脑室系统和蛛网膜下隙内。正常人的脑脊液量为140~180 ml,平均150 ml。

1. 脑脊液的产生 脑脊液主要由脑室脉络丛产生(占80%),其余由软脑膜、蛛网膜的毛细血管和脑室的室管膜上皮渗出(占20%)。健康成人每天产生脑脊液的量为600~700 ml。

2. 脑脊液的循环 脑脊液不断由脉络丛等产生,沿一定途径流动,并通过蛛网膜颗粒回流到静脉血。其循环途径为：左、右侧脑室脉络丛产生的脑脊液,经左、右室间孔流入第三脑室,与第三脑室脉络丛产生的脑脊液一起,经中脑导水管流入第四脑室,再与第四脑室产生的脑脊液一起经正中孔和 2 个外侧孔到蛛网膜下隙,最后通过蛛网膜颗粒回流到上矢状窦(图 1-8)。另有少量脑脊液可被室管膜上皮、蛛网膜下隙内的毛细血管及脑膜淋巴管吸收,也可直接进入脑神经、脊神经周围的淋巴管中。

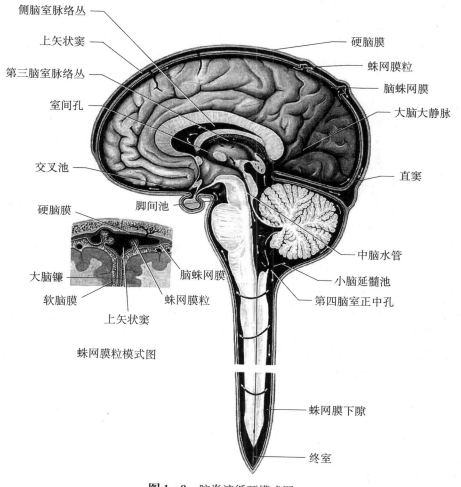

图 1-8 脑脊液循环模式图

3. **脑脊液的成分与功能**　脑脊液为无色透明的液体,含有少量细胞。脑脊液的作用是多方面的:可有效缓冲外力,减少脑的震荡,避免损伤;由于脑和脊髓无淋巴管,流动的脑脊液起着淋巴管的作用,可营养脑组织并运走代谢产物;还对维持脑组织的渗透压、酸碱平衡及调节颅内压有重要作用。

五、脑神经

　　脑神经共有 12 对,含有一般躯体传入和传出纤维、一般内脏传入和传出纤维、特殊躯体传入纤维、特殊内脏传入和传出纤维7种成分。以神经含有的纤维成分不同,可将脑神经分为感觉神经(嗅、视和听神经)、运动神经(动眼、滑车、展、副和舌下神经)及混合神经(三叉、面、舌咽和迷走神经)3种。

1. 嗅神经(第Ⅰ对脑神经) 嗅神经是纯粹的感觉神经,嗅神经障碍可表现为一侧或双侧的嗅觉减退或缺失,偶可嗅觉过敏或嗅觉倒错。

2. 视神经(第Ⅱ对脑神经) 视神经是由视网膜神经节细胞的轴突形成,经视神经管进入颅腔,在蝶鞍上方形成视交叉,向后经视束、外侧膝状体、视放射至枕叶皮质。视路的病变可引起视野的缩小,其中以象限盲和偏盲较为多见。

3. 动眼神经(第Ⅲ对脑神经) 动眼神经核发出纤维组成动眼神经,经大脑脚内侧的动眼神经沟发出,穿过大脑后动脉和小脑上动脉之间,与后交通动脉平行向前至海绵窦外侧壁,然后分为2支经眶上裂进入眼眶,上支支配提上睑肌和上直肌,下支支配内直肌、下斜肌、下直肌、瞳孔括约肌及睫状肌。

4. 滑车神经(第Ⅳ对脑神经) 滑车神经核发出纤维环绕导水管并行向背侧,在前髓帆处交叉到对侧,绕过小脑上脚及大脑脚离开脑干,然后在小脑幕中走行并向前进入海绵窦,最后沿动眼神经的下方经眶上裂进入眼眶,支配上斜肌。

5. 三叉神经(第Ⅴ对脑神经) 三叉神经是混合神经,其感觉纤维来自半月神经节内的感觉神经元,运动纤维起源于三叉神经运动核。三叉神经感觉根在中颅窝底分为3支,即眼支、上颌支和下颌支。眼支穿经海绵窦外侧壁,经眶上裂进入眼眶,最后分为泪腺支、额支和鼻睫支,接收前额、颅顶盖前部、上睑和鼻前外侧的皮肤,鼻腔上部、额窦、部分蝶窦和筛窦的黏膜,以及眼球、角膜、结膜上部、虹膜、泪腺和睫状节的感觉传入。上颌支穿过圆孔到翼腭窝,并发出分支经眶下裂、眼眶、眶下孔成为眶下神经,接收下眼睑、面颊、鼻外侧和上唇的皮肤,结膜下部、鼻腔下部、上颌窦、部分蝶窦和筛窦、上唇、口腔顶部、软腭和鼻咽部的黏膜,以及上齿槽和上齿的感觉传入。下颌支穿过卵圆孔进入颞下窝,接收颞部、面颊外侧、耳郭前面、外耳道和部分鼓膜、下唇和颏部的皮肤,下唇、口腔底部和舌部的黏膜,下牙槽、下齿和下颌关节的感觉传入。

6. 展神经(第Ⅵ对脑神经) 展神经核位于脑桥被盖,其纤维向腹侧经桥延沟伸出脑干,在后床突和岩尖之间穿过硬脑膜,行经海绵窦腔的外侧部分,经眶上裂入眼眶,支配眼外直肌。

7. 面神经(第Ⅶ对脑神经) 面神经是混合神经,由运动、感觉和副交感纤维组成。运动纤维由位于脑桥下部腹外侧的运动核发出,在脑桥尾端侧面穿出脑干,走向外前方,在听神经的上面进入内听道,然后经鼓室内侧的面神经管、茎乳孔出颅腔,再穿过腮腺分出若干周围支到面部肌肉。感觉纤维来自面神经管中的膝状神经节,周围支支配舌前2/3的味觉,中枢支进入延髓的孤束核。副交感神经纤维主要起源于脑桥下部的上涎核,支配颌下腺、舌下腺及口腔和舌部的黏液腺。节后支通过三叉神经的上颌支和眼支,支配腮腺。

8. 听神经(第Ⅷ对脑神经) 听神经是一种特殊的感觉神经,包括耳蜗神经和前庭神经。耳蜗神经传导听觉,前庭神经传导位置觉。

9. 舌咽神经(第Ⅸ对脑神经) 舌咽神经是混合神经,包含运动、感觉和副交感神经纤维。其运动纤维起源于延髓疑核上部,穿出颈静脉孔,支配茎突咽肌。感觉神经元位于颈静脉孔附近的岩神经节和上神经节,接收来自外耳道和鼓膜后侧的痛、温觉,咽壁、软腭、腭垂、扁桃体、鼓室、咽鼓管、乳突气房、舌后部、颈动脉窦和颈动脉体的内脏感觉,以及舌后 1/3 的味觉。副交感纤维起源于延髓的下涎核,节前支经过耳神经和岩浅小神经到耳神经节,节后支循三叉神经的耳颞神经支配腮腺。

10. 迷走神经(第 Ⅹ 对脑神经)　迷走神经也是混合神经。其运动纤维起自疑核,与舌咽神经并行,经颈静脉孔出颅腔,支配除软腭张肌和茎咽肌以外的所有咽、喉、软腭的肌肉。感觉神经元在颈静脉孔附近的颈神经节和结神经节。颈神经节传导一部分外耳道、鼓膜和耳郭的一般感觉,中枢支进入三叉神经脑干脊髓核。结神经节传导咽、喉、气管、食管及内脏的感觉,以及咽、软腭、硬腭、会厌等部位的感觉;中枢支进入孤束核。副交感纤维起自第四脑室底部的迷走神经背核,分布于内脏器官。迷走神经受损时,主要造成软腭和咽喉肌的麻痹,表现为吞咽困难、声音嘶哑、言语不清等,有时还伴有心动过速。

11. 副神经(第 Ⅺ 对脑神经)　副神经是运动神经,由延髓根和脊髓根组成。副神经受损后,胸锁乳突肌和斜方肌麻痹,表现为不能旋转头颈和耸肩。

12. 舌下神经(第 Ⅻ 对脑神经)　舌下神经是运动神经,其纤维起源于第四脑室底部的舌下核,支配所有牵引舌部的舌内、舌外肌肉。

六、脊髓

(一)脊髓的位置与外形

脊髓位于椎管内,重 30～35 g,呈前后稍扁的圆柱形(图 1 - 9)。脊髓由齿状韧带、神经根及终丝固定于椎管内壁,其上端平齐枕骨大孔与延髓相连,下端尖细,达 L1 下缘,称为脊髓圆锥。脊髓向下延为终丝,位于蛛网膜下隙内。

脊髓表面有 6 条纵行的沟裂,即前正中裂、后正中沟各一,前外侧沟左右各一,后外侧沟左右各一。脊髓的全长粗细不等,有两个膨大:颈膨大和腰膨大。圆锥以下的腰骶神经根称为马尾。

在发育过程中脊髓的生长速度较脊柱慢,因此成人的脊髓较脊柱短。成人脊髓全长为 42～45 cm,相当于椎管全长的 2/3,因此脊髓节段的位置较相应的脊柱高。脊髓下端相当于 L1 下缘或 L1～L2 交界处。

脊髓表面由 3 层被膜覆盖,从外向内依次为硬脊膜、蛛网膜和软脊膜。硬脊膜与脊椎之间的间隙称为硬膜外腔,内含静脉丛和脂肪组织。蛛网膜与软脊膜之间为蛛网膜下隙,腔内充满脑脊液。软脊膜紧贴于脊髓的表面,并在脊髓两侧形成多个三角形的突起,其尖端穿过蛛网膜附着于硬脊膜的内面,称为齿状韧带。脊髓共有 19～20 对齿状韧带,具有固定脊髓的作用。

(二)脊神经

脊髓发出 31 对运动前根,并有 31 对感觉后根进入脊髓。前根和后根在椎管内逐渐接近,在通过位于椎间孔的脊神经节后合成为一束,称为脊神经。脊神经从椎间孔发出后

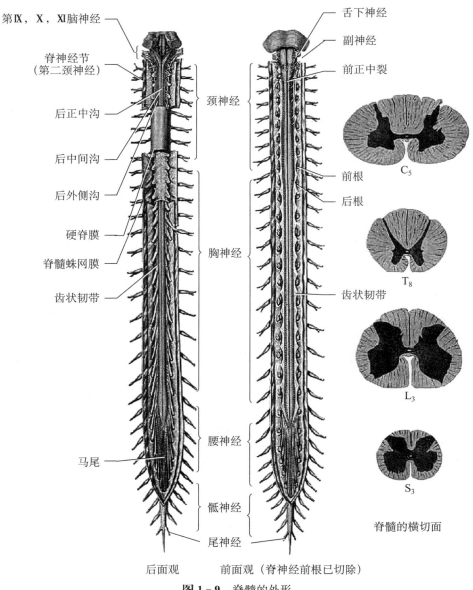

图 1-9 脊髓的外形

分成后支和前支。前支较粗,分布于躯干腹侧面和四肢的肌肉和皮肤;后支分布于后颈部肌肉、背脊肌肉、颈后和背后的皮肤。胸部节段的前支形成肋间神经。

(三)脊髓的内部结构

脊髓由灰质和白质两部分组成。在灰质的中央有一细窄腔隙,称为中央管。中央管前、后方为灰质的前、后连合。

1. 脊髓灰质　集中在内部,在横断面上呈蝴蝶形,主要包括神经元的胞体和树突,分为前角、后角和侧角。

（1）前角：含有运动神经元，发出运动纤维，参与前根的组成。

（2）后角：含有中间神经元（固有核），接受从脊髓后根传来的感觉性冲动。

（3）侧角：含有内脏运动和感觉神经元。

2. 脊髓白质　分布在灰质的外层，主要为神经纤维。被表面的纵沟分为前索、外侧索和后索。

（1）前索：上行纤维是脊髓丘脑前束，下行纤维是皮质脊髓前束。

（2）外侧索：上行纤维是脊髓丘脑侧束，下行纤维是皮质脊髓侧束。

脊髓丘脑前束和脊髓丘脑侧束合称为脊髓丘脑束，传导躯干和四肢浅感觉。皮质脊髓前束和皮质脊髓侧束合称为皮质脊髓束，管理躯干和四肢的随意运动。

（3）后索：为上行的薄束和楔束，传导躯干和四肢深感觉。

3. 脊髓功能　具有传导神经冲动和反射的功能。

（张　铮）

第二节　意识的评估

意识（consciousness）是指正常人在良好状态下对自我和环境的认知，具有察觉和理解的双重能力，可对内、外环境中的刺激做出正确的应答。意识清楚的人具备两个最基本条件：一是对外界环境的认知功能，即对时间、人物、地点的定向力，在此前提下，人们才能进一步进行分析、综合、判断、推理等思维过程；二是对自身的认知功能，即自知力，包括对自己的姓名、性别、年龄、住址、职业等情况的确认。

一、相关疾病病史、诱发因素的评估

虽然人脑只占全身重量的2%，但对血液及氧气的需求却占全身需求的20%。由于脑组织的葡萄糖储备极少，在缺氧、缺血时极易发生神经功能和结构的损伤。如脑外伤、急性脑卒中、颅内占位性病变、中枢神经系统感染、代谢性疾病、中毒、中暑、系统性疾病等均能引起意识障碍。

二、意识障碍程度的评估

（一）意识障碍的分类及临床表现

意识障碍的分类方法及内容目前尚不统一。由于人类意识包括觉醒、注意力、意愿、记忆力、感知及情感等，其中觉醒功能最重要，它的丧失会影响其他功能的发挥。因此，大多数情况下根据觉醒状态来判断意识障碍（昏迷）的轻重（表1-1），少用嗜睡、昏睡、朦胧、意识模糊、谵妄状态等来判断意识障碍，因为这些分类不仅不准确，而且相互重叠，可因理解不同，产生不同结果。

表 1-1 昏迷程度诊断标准的比较

昏迷程度	轻度昏迷	中度昏迷	重度昏迷
生命体征	无变化	轻度变化	显著变化
无意识自发运动	可有	很少	无
对外界刺激的反应	暂时觉醒	无	无
吞咽/咳嗽/角膜反射	存在	存在	不存在
瞳孔对光反射	存在	存在	不存在

(二)特殊类型的意识障碍

1. **植物状态** 又称醒状昏迷或睁眼昏迷。患者意识活动丧失而觉醒功能尚存在,表现为眼睑开闭自如,眼球无目的地活动,貌似清醒,但知觉、思维、情感、记忆和语言活动丧失,对外界刺激均无反应,睡眠-觉醒周期保存或紊乱。临床上去大脑皮质状态与去大脑状态有时很难区分,且临床意义相似。如果持续时间较长,可以统称为持续性植物状态。

(1)去大脑皮质状态:由于大脑皮质严重缺氧所致,表现为语言、运动、意识丧失,但瞳孔反射、角膜反射、咀嚼反射和吞咽运动等均存在。患者上肢屈曲,下肢伸直,病理征阳性,对痛刺激有逃避反应,有睡眠-觉醒周期。

(2)去大脑状态:患者昏迷,四肢呈伸直性强直,多见于前庭和红核之间的损伤。

2. **微意识状态** 过去称为无运动性缄默症,是一种较严重的意识障碍状态,但其程度较植物状态轻。患者有明确的、微小的对自我及环境的理解,能执行简单的指令,但不能持续保留,缄默不语。该状态存在于意识清醒与植物状态之间的过渡状态。

3. **闭锁综合征** 过去称为假性昏迷或脑桥腹侧综合征。患者表现除有部分眼球运动外,其他运动功能均丧失,凭借眼球运动与外界交流。

4. **脑死亡** 我国 2009 年制定的脑死亡标准:认知功能丧失,不可逆的深度昏迷,脑干反射全部消失,自主呼吸停止,脑电波消失(平坦),24 h 或 72 h 内反复测试结果无变化,但需排除体温过低(<32.2℃)或刚服用巴比妥类或其他中枢神经系统抑制剂。

(三)临床评估方法

1. **格拉斯哥昏迷量表(Glasgow coma scale,GCS)** 是一种简便评价患者意识状态的量表,也是迄今应用最为广泛的昏迷评估量表。它对患者的睁眼、语言、运动 3 项的反应情况给予计分(表 1-2)。评分越低,意识障碍越严重,预后越差。最高分为 15 分,表示意识清楚;12~14 分为轻度意识障碍;9~11 分为中度意识障碍;8 分以下为昏迷。

表 1-2 成人格拉斯哥昏迷量表(GCS)

项目	睁眼反应(E)	运动反应(M)	言语反应(V)
6分		遵嘱动作	
5分		疼痛定位	回答正确
4分	自动睁眼	摸索动作	回答错误

项目	睁眼反应(E)	运动反应(M)	言语反应(V)
3分	呼唤睁眼	屈曲反应	含糊不清
2分	刺痛睁眼	过伸反应	唯有声叹
1分	无睁眼	无反应	不能发音

评分注意事项如下。

（1）痛刺激的施加：睁眼反应的疼痛刺激方法是采用外周疼痛刺激,如用笔旋转碾压患者的食指或中指指头的外侧,按压斜方肌;运动反应的疼痛刺激方法包括眶上按压和斜方肌按压,前者禁用于存在眼眶有损伤或者颅骨骨折的患者,后者有引起脊髓反射(spinal reflex)的风险。任何情况下,都不应按压患者的胸骨和甲床,以避免不必要的瘀伤和延后的不适感。在患者可以自主定位的情况下不需要再施加疼痛刺激,如患者有自主拉开氧气面罩或者拔除通气管道的举动。

（2）运动评分下降1分或者总分下降2分以上都应及时报告医生。

（3）指正患者的错误答案后重新评估也是很重要的,细微的混淆可能是神经功能退化的最早预兆。

（4）两侧肢体活动不对称时,应根据病情较轻侧的情况进行评分。

（5）评分时,注意排除影响意识障碍观察的特殊因素,如饮酒、癫痫状态、使用镇静剂等。

2. 全面无反应性量表(full outline of unresponsiveness scale,FOUR)　FOUR 的内容由 4 部分组成：眼部反应、运动反应、脑干反射及呼吸功能。每项 0～16 分,总分 0 分可判断患者为脑死亡。其优势是：取消语言评分,弥补了 GCS 评分无法评估气管切开、插管患者的不足;增加了眼球追踪和眨眼检查,可识别闭锁综合征、脑疝和植物状态的始发精细改变。但 FOUR 同样存在对评估者的依赖、评估繁琐、急诊易用性不确定等不足。

3. APVU(the AVPU scale)　该评估量表的名称即 4 项评估内容的单词首字母：警觉(alert)、声音(voice)、疼痛刺激反应(pain)和无反应(unresponsive)。因其简单易用,适合急诊使用。

4. 格拉斯哥-匹斯堡昏迷量表(Glasgow-Pittsburgh coma scale,GCS-P)　在 GCS 评分基础上加瞳孔对光反射、脑干反射、抽搐和自主呼吸,共对 7 个方面进行评价,总分 35 分,最低分 7 分(表 1-3)。在心肺复苏后昏迷患者的应用中,其预测预后的准确性优于GCS,可以作为评价昏迷患者预后及功能恢复的客观指标之一,但预后评估有高度不确定性,评判复杂,难以在临床,尤其是被护理人员所应用。

表 1-3　格拉斯哥-匹兹堡昏迷量表(GCS-P)

项目	睁眼反应	运动反应	言语反应	瞳孔对光反射	脑干反射	抽搐	自主呼吸
6分		遵嘱动作					
5分		疼痛定位	回答正确	正常	全部存在	无抽搐	正常

续 表

项目	睁眼反应	运动反应	言语反应	瞳孔对光反射	脑干反射	抽搐	自主呼吸
4分	自动睁眼	回避动作	回答错误	迟钝	睫毛反射消失	局限性抽搐	周期性
3分	呼唤睁眼	屈曲反应	含糊不清	两侧反应不同	角膜反射消失	阵发性大发作	中枢过度换气
2分	刺痛睁眼	过伸反应	唯有声叹	大小不等	眼脑及眼前庭反射消失	连续性大发作	不规则/低呼吸
1分	无反应	无反应	不能发音	无反应	上述反射均消失	松弛状态	无呼吸

三、瞳孔反应的评估

(一) 瞳孔

正常瞳孔两侧等大、等圆,在自然光线下直径为 2.5~4 mm,对光反射灵敏。一般直径<2.5 mm 称为瞳孔缩小,直径>4 mm 称为瞳孔散大。瞳孔不等是指双侧瞳孔大小相差≥1 mm。

(二) 瞳孔观察的临床意义

1. 瞳孔大小 ①针尖样瞳孔:常见于阿片类药物过量、脑桥出血或缺血、霍纳综合征(Horner's syndrome)、双侧间脑病变及代谢性昏迷。②瞳孔散大:常见于正常人位于暗室内,也可见于使用某些药物后,如苯乙哌啶酮(格鲁米特)过量,使用苯丙胺(安非他命)、扩瞳剂、睫状肌麻痹剂,以及眼眶损伤累及动眼神经。双侧瞳孔扩大、固定,常见于严重缺氧-缺血末期或死亡。③强直性瞳孔:又称为艾迪瞳孔(Adie pupil),表现为一侧瞳孔散大,直接对光反射消失,用毒扁豆碱(依色林)或 2.5%醋甲胆碱(乙酰甲胆碱)滴眼,瞳孔可缩小,可合并心动过速、出汗异常等,多见于青年女性。

2. 瞳孔形状 ①卵圆瞳孔:通常提示颅内高压、正常瞳孔和完全固定扩大瞳孔之间的中间阶段、小脑幕切迹疝的早期征象;②钥匙孔样瞳孔:见于白内障行虹膜切除术后;③不规则瞳孔:呈锯齿状,见于阿-罗瞳孔(Argyll-Robertson pupil)及外伤性眼眶损伤。

3. 对光反射 电筒光源对瞳孔照射引起瞳孔反应,称直接对光反射;电筒光源照射一侧瞳孔,引起对侧瞳孔反应,称间接对光反射。①直接和间接对光反射均消失,见于动眼神经损伤;仅直接对光反射消失而间接对光反射存在,则为视神经损伤。②对光反射迟钝,见于动眼神经受压、小脑幕切迹疝早期、脑水肿及艾迪瞳孔。③眼睑水肿难以翻开,见于严重的眶周水肿。可用两根棉签与眼睑平行,轻柔地把水肿眼睑翻开,另一人持手电筒检查对光反射。

四、生命体征的评估

生命体征包括意识状态、体温、脉搏、血压及呼吸等。通过生命体征可间接判断颅内压增高的情况。颅内压>14.7 mmHg(200 mmH$_2$O)时刺激硬脑膜、血管或脑神经,患者会产生头痛。颅内压越高,头痛越剧烈。当颅内压增高到一定程度时,脑缺氧对延髓中枢起兴奋作用,表现为"二慢一高"症状,即呼吸慢而深、脉搏慢而有力、血压升高,此时患者多昏迷。如不及时处理,病情将急剧变化,出现血压下降、脉搏细速、呼吸不规则或浅慢,最后心跳停止,导致死亡。

脑疝时可出现体温升高症状,主要原因为体温调节中枢受损,出现交感神经麻痹,汗腺停止排汗,末梢血管痉挛,不能散热,肌肉痉挛和去大脑强直产热过多等。

五、意识障碍对机体的影响

意识障碍者的感知能力、对环境的识别能力及日常生活活动能力均发生改变,尤其是昏迷者无自主运动,咳嗽、吞咽反射减弱或消失,不能经口进食,排便、排尿控制能力丧失及留置导尿管等;除血压、脉搏、呼吸等生命体征可有改变外,还易发生肺部及尿路感染、口腔炎、结膜炎、角膜炎、角膜溃疡、压疮、营养不良及肢体挛缩畸形等并发症。

(陆　琳)

第三节　认知神经心理学

神经心理学(neuropsychology)的研究对象是大脑的功能活动,即应用心理测验的方法来测定大脑损伤患者的认知、知觉、感觉、运动技能、思维、记忆力、注意力、情绪、个性等方面的心理能力,通过分析患者选择性受损和保留的认知加工环节,间接地推断患者的认知心理机制及脑的功能组织定位。专门研究患者认知的学科称为认知神经心理学(cognitive neuropsychology);利用脑损伤患者从事实验的认知神经科学研究,又被称为基于脑损伤的认知神经科学(brain trauma patient-based cognitive neuroscience)。

一、与脑功能障碍有关的神经心理冲突问题

颅脑外伤、脑卒中、中枢神经系统退行性疾病(如阿尔茨海默病)、中枢神经系统感染(如脑膜炎)等大多数脑器质性损伤患者,常有认知和行为障碍,如注意力、信息搜集能力、解决问题能力、复杂行为排序能力及应对新任务能力的下降;其他还包括情绪障碍、记忆障碍、逻辑思维能力障碍、感觉障碍及所有认知功能的降低。这些认知和行为障碍可以导致患者日常生活能力、社交及职业能力的困难,从而影响其工作和家庭并对社会造成负担。

二、神经心理学评估

神经心理学量表是进行神经心理学研究与临床实践的重要手段,是研究大脑功能受损的心理行为变化的重要工具。常用的量表可分为两类:单项认知测验量表和成套认知测验量表。单项认知测验量表主要是针对某一种功能进行测验,虽较局限,但操作简便,易被患者接受。成套认知测验量表包括多项测验,全面检测被试者脑功能损害的程度和范围及多方面的心理功能,对认知功能评价全面,但操作时间较长,需被试者有一定的依

从性。在临床上神经心理学量表广泛地用于认知功能障碍的筛查、诊断及疗效评估等多个方面。

（一）评估方法

所有患者均由同一测试者在安静的环境内，严格按照各个量表评分标准进行认知功能的神经心理评估测试。测试者评估前必须了解患者发病前的认知及行为能力，个人的既往史、家族史和其他诊断测试的数据及与数据相关的神经心理检查。评估时患者必须是清醒的、有自主活动并且体质能耐受整个评估过程。在脑损伤后3～6个月进行评估可以给患者的脑康复留下足够的时间，根据实际情况可以修正评估量表。

（二）评估内容

1. 注意力　包括视跟踪、形态辨认、删字母等视觉注意测试；听认字母、重复数字、词辨认、声辨认等听觉注意测试。

2. 视觉感知和视觉推理　完成图片，图片安排，判断行方向，视觉追踪。

3. 记忆和学习　短期内，临时记忆；长期记忆（包括语言和非语言的记忆），测试包括记忆广度评估等方法。

4. 语言　对单个词和句子的理解，读、说和听力辨别。

5. 一般智力　语言和非语言测试包括信息、逻辑思维能力、命名对象、数字计算。

6. 整合能力　按命令绘图，模仿绘图，分组实验设计，整个图片和局部图片的视觉整合能力，对图片的翻转等。

7. 地图定位　看懂地图的能力。

8. 抽象　语言和非语言的抽象推理。

9. 感知运动速度　提前计划和概念转化能力。

10. 出现某些情感状况　抑郁评估、自杀、焦虑、偏执及其他异常症状，抑郁状态或其他情绪状态在一些情况下可分别用汉米尔顿抑郁量表和焦虑自评量表进行评定。

（三）评估量表

常用的评估量表有：认知评定量表第2版（Loewenstein Occupational Therapy Cognitive Assessment，LOTCA）、Halstead-Reitan神经心理学成套测试、蒙特利尔认知评估量表（Montreal Cognitive Assessment，MoCA）、简明精神状态检查（Mini Mental State Examination，MMSE）及认知障碍严重程度的分级（Rancho Los Amigos scale，RLAS）等。

1. 简明精神状态检查（MMSE）　1975年由Folstein等编制，目前国内使用其中文修订版，是最广泛用于临床、简便易行的认知筛查量表（表1-4）。从5个方面对患者进行充分地初步的认知评估，满分为30分。界值为：文盲组≤17分、小学组≤20分、中学及以上组≤24分可定义为认知障碍。

表1-4　简明精神状态检查（MMSE）

姓名：	性别：	年龄：	文化程度：	得分	
1. 今年是哪一年？				1	0
2. 现在是什么季节？				1	0
3. 现在是几月份？				1	0

4. 今天是几号？	1	0
5. 今天是星期几？	1	0
6. 你现在在哪个省或市？	1	0
7. 你现在在哪个县或区？	1	0
8. 你现在在哪个乡、镇或街道？	1	0
9. 你现在在第几层楼？	1	0
10. 这里是什么地方？	1	0
11. 复述：皮球	1	0
12. 复述：国旗	1	0
13. 复述：树木	1	0
14. 计算 100－7＝？	1	0
15. 计算 93－7＝？	1	0
16. 计算 86－7＝？	1	0
17. 计算 79－7＝？	1	0
18. 计算 72－7＝？	1	0
19.（请回忆刚才让你记住的 3 件东西）回忆：皮球	1	0
20.（请回忆刚才让你记住的 3 件东西）回忆：国旗	1	0
21.（请回忆刚才让你记住的 3 件东西）回忆：树木	1	0
22.（请说出这是什么）辨认：手表	1	0
23.（请说出这是什么）辨认：铅笔	1	0
24. 复述：44 只石狮子	1	0
25.（按卡片上的指令去做）闭上你的眼睛	1	0
26.（按卡片上的指令去做）用右手拿这张纸	1	0
27.（按卡片上的指令去做）再用双手把纸对折	1	0
28.（按卡片上的指令去做）将纸放在大腿上	1	0
29. 请说一句完整的句子（句子必须有主语、动词、有意义）	1	0
30. 请按样子画画	1	0
总分		

2. 认知障碍严重程度分级（Rancho Los Amigos level of cognitive functioning, RLA）　RLA 于 1979 年由 Hagen、Malkmus 和 Durham 创立，1998 年修订。内容包括知觉、注意力、记忆力、思维、语言和能力等，将认知障碍分为 8 个等级（表 1－5）。

表 1－5　认知障碍严重程度分级（RLA）

分级	标　准
Ⅰ	无反应：患者对刺激完全无反应
Ⅱ	笼统的反应：患者对刺激的反应无特异性，不恒定，也无目的
Ⅲ	集中反应：患者对刺激的反应有特异性，但延迟且不恒定
Ⅳ	言语认知障碍及激动：言语功能不全；短期记忆丧失，注意短暂且无选择性；患者有活动增强的状态，出现稀奇古怪、无目的且不相干的行为

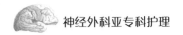

分级	标　准
Ⅴ	言语认知障碍，但不激动：言语功能不全，记忆力、注意力受损，但外表机灵，能对简单的命令发生相当恒定的反应，无激动
Ⅵ	言语认知障碍，但行为尚适当：言语功能不全，短期记忆有问题，可以重新学习以前学过的东西，但不能学新的东西，患者出现有针对性、目的性的行为，但需依赖外界的指引
Ⅶ	言语认知轻度障碍，行为自动和适当言语能力仍不如病前，短期记忆浅淡：能以低于正常的速度学习新事物，但判断仍受损，在熟悉或组织好的环境中能自动地完成每日常规的活动
Ⅷ	言语认知轻度障碍，行为有目的和适当：言语能力仍不如病前，能回忆和综合过去和目前的事且无困难，但抽象推理能力仍较病前差；机灵有定向力，行为有明确的目的

（陆　琳）

第四节　连续性健康照护

连续性健康照护是指以患者为中心，患者随着时间和地点的变化所接受到的连贯医疗护理，是护理服务的一种延伸，即护理服务不受患者出院的限制。具有以下特点：更容易使患者接受，更加了解出院后患者的真实情况，能对患者及其家庭进行健康知识的普及教育，能有效地改善患者和其家庭的生活方式与质量。其核心要素包括 3 个方面：信息的连续、关系的延续及管理的连续。

目前较普遍的方法有电话回访、信件回访。通过回访可以了解患者出院后的一般基本情况、疾病康复情况、出院后对医嘱及护嘱的依从性等，还可以了解患者对医院的满意度，提高护士专业培训质量，加强护理人员的教育、技能、专门知识，改善对患者的照护质量，以提供更优质的护理服务。

一、建立有效的回访渠道

（1）建立出院患者电话回访登记本，填写患者基本信息，包括出院日期、住院号、姓名、性别、年龄、诊断、联系地址、电话。在患者出院时告知回访目的以取得配合。

（2）由专人负责，在患者出院 1～3 个月进行电话回访，通过有效的沟通和交流能够更好地收集患者的相关症状和感受，确认患者的照护需求，增加对患者的心理支持，舒缓不良情绪；而照护提供者之间充分的信息交流能够增强工作的协调性，保证照护的连续性和统一性。

二、连续性健康照护的措施与个性化指导

（1）了解患者出院后疾病康复情况，给予相关指导，关心患者有无头痛、呕吐、视力下降、脑脊液漏、尿量增多等异常情况，以及有无及时就诊。

（2）了解患者出院后用药情况，是否遵嘱进行，是否按时、按量服用，对于依从性差的

患者强化健康指导内容。

（3）了解患者在休息、饮食、功能锻炼等健康指导方面的落实情况,对于有遗漏的方面及时进行补充及再宣教。

（4）提醒患者按时门诊复查,告知其预约方式及流程。

（5）了解患者出院后的放疗、化疗、伽玛刀、射波刀等进一步治疗情况,提供相关指导。

（6）对患者可能出现的跌倒、坠床、压疮、烫伤等进行提前干预,以将损伤降到最低。

（7）对于带导管出院的患者,了解导管的使用情况并提醒患者按时更换。

（8）护士可在电话回访时提供健康咨询,做到有问必答。

（陈　萍）

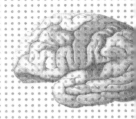

第二章

中枢神经系统肿瘤患者的护理

第一节　中枢神经系统肿瘤的概述和分类

中枢神经系统肿瘤包括脑肿瘤和椎管内肿瘤。从来源看,可分为颅内和椎管内的原发性肿瘤和由颅外或椎管外转移来的继发性肿瘤两大类。由于生长于人体的要害部位,所以不论肿瘤的良恶性,其引起的病残率和病死率在人体肿瘤中是最高的。在过去的数十年里,中枢神经系统肿瘤的诊断和治疗取得了很大进步,基础和转化医学研究有了大量的新发现,但恶性脑肿瘤患者生存期和生活质量得到的改善非常有限。

一、流行病学

原发性颅内肿瘤的年发病率为(4～10)/10 万。近年来,美国脑肿瘤登记中心统计报告(CBTRUS 1998‐2002)颅内肿瘤的年发病率约 14.80/10 万,神经胶质肿瘤的年发病率为 6.42/10 万,男性发病率高于女性。我国尚无全国确切的统计数据,根据上海近 30 年以医院为基数统计的年发病率为(7～8)/10 万,居十大常见人体肿瘤的第 8 位。

根据复旦大学附属华山医院 63 年(1951～2013)对 71 844 例病例的神经病理统计,神经上皮肿瘤年发病率占第 1 位(占总数的 27%),其后依次为脑膜瘤(22%)、垂体瘤(19%)、神经鞘瘤(10%)等。

中枢神经系统肿瘤可发生于任何年龄。各年龄段肿瘤的发病率和病理类型各异。总的原发性脑肿瘤的发病平均年龄是 54 岁,多形性胶质母细胞瘤和脑膜瘤的为 62 岁,少突胶质瘤的为 16 岁。低级别胶质瘤,如星形细胞瘤,在年轻人中更常见;高级别胶质瘤,如胶质母细胞瘤(glioblastoma,GBM),在老年人中更常见。脑肿瘤发生率因地理位置也有明显差异。最发达国家报道的原发性脑肿瘤发生率高于中等发达国家。

原发恶性脑肿瘤患者 2 年和 5 年生存率分别为 36.2% 和 27.6%,年龄和肿瘤病理类型是非常重要的预后因素。例如,毛细胞型星形细胞瘤(一种常见的儿童恶性脑肿瘤)患者 5 年生存率为 87.2%,而 GBM 患者为 3.2%。其他预后因素包括病情、手术切除程度和肿瘤位置等。

二、病因

中枢神经系统肿瘤同其他肿瘤一样,是由于基因组发生遗传改变而引起。大多数发生在体细胞基因组,而非生殖细胞基因组,故一般不会遗传。脑肿瘤的发生、发展涉及多基因的相互作用,是多阶段、多步骤的过程。目前,对中枢神经系统肿瘤的发生起重要作用的危险因素还不很明确(表2-1)。

表2-1 神经上皮、脑膜及淋巴细胞来源原发性脑肿瘤的危险因素

明确的危险因素	可能的危险因素
(1) 电离辐射 (2) 遗传性综合征 (3) 脑肿瘤的家族史 (4) 免疫抑制	(1) 癌症史 (2) 病原体或免疫反应:如病毒、弓形体等感染 (3) 头部外伤 (4) 癫痫、惊厥或抽搐 (5) 饮食:如食用含亚硝胺、亚硝酸胺、硝酸盐、亚硝酸盐类食物 (6) 暴露于烟草烟雾(妇女多见) (7) 职业和工业:如从事合成橡胶、氯乙烯、石油精炼/生产工作,专业杀虫剂应用者,农业工作及其他 (8) 社会人群状况:低级别胶质瘤在富人中多见,高级别胶质瘤在较低社会经济阶层中多见

此外,临床上常见的家族性脑肿瘤综合征患者在出生后就带有1个或多个结构上有缺陷的基因,其发生某些肿瘤的概率要比一般人高。常见的家族性脑肿瘤综合征包括:神经纤维瘤病1型和2型、结节性硬化、视网膜母细胞瘤、斯特奇-韦伯综合征(Sturge-Weber syndrome)、希佩尔·林道综合征(von Hippel-Lindau syndrome)及李-佛美尼综合征(Li-Fraumeni syndrome)等。

三、病理生理

中枢神经系统肿瘤生长于颅腔和椎管内、脑实质内、颅底处、脑室内或蛛网膜下隙。肿瘤本身及瘤周水肿、肿瘤卒中等常破坏脑组织的结构与功能。因此,肿瘤所产生的临床症状取决于肿瘤的部位、生长方式及生长速度。由于脑组织、脑血管及脑脊液在一定时间内可通过代偿机制维持稳定的颅内压,因此相同体积的肿瘤生长迅速的较生长缓慢的更易出现颅高压症状。

神经系统肿瘤可对脑组织产生压迫、浸润或破坏,从而使脑组织缺血、缺氧。同时,肿瘤细胞可与正常脑组织争夺营养物质,改变细胞内的代谢递质及电解质浓度。而且,细胞因子与自由基的扩散改变神经细胞的微环境,均可破坏神经元与神经胶质的功能,以致出现神经功能缺损现象或异常兴奋现象,从而引起癫痫发作。

随着瘤体的不断增大,肿瘤对脑组织压迫不断加重。肿瘤周围脑组织水肿及(或)脑脊液循环受阻,使脑组织顺应性下降,导致颅内压升高。另外,肿瘤对脑组织的浸润、包绕及压迫又可使肿瘤堵塞脑血管,引起静脉淤血、扩张,产生脑组织代谢性障碍,脑血管自动

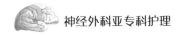
调节功能破坏,使颅内压进一步升高。

此外,当肿瘤长入脑室内,或自外部压迫脑室,或肿瘤异常分泌大量脑脊液,如脉络丛乳头状瘤,也可影响脑脊液的产生与吸收平衡。肿瘤可阻断脑脊液通路,肿瘤出血或坏死碎片可阻碍蛛网膜颗粒对脑脊液的吸收,导致脑室系统扩大及脑积水,加重颅高压。

四、好发部位

(一)颅内肿瘤的好发部位顺序

颅内肿瘤的最好发部位是大脑半球,然后依次为蝶鞍、鞍区周围、桥小脑角、小脑、脑室及脑干。

(二)各种肿瘤的好发部位

1. 神经上皮肿瘤　星形细胞瘤、少突胶质细胞瘤、GBM 好发于大脑半球的皮质下白质内;室管膜瘤好发于脑室壁;髓母细胞瘤好发于小脑蚓部。

2. 脑膜瘤　好发于蛛网膜颗粒的主要分布部位,如静脉窦的壁及静脉分支处、颅底的嗅沟、鞍区、斜坡上部及从第Ⅲ～Ⅳ对脑神经穿出颅腔的骨孔附近。

3. 垂体腺瘤　好发于鞍内。

4. 神经鞘瘤　好发于桥小脑角。

5. 血管母细胞瘤　好发于小脑半球。

6. 颅咽管瘤　好发于鞍上区。

7. 脊索瘤　好发于颅底、鞍背及斜坡。

8. 颅内转移瘤　好发于大脑半球及小脑半球皮质下。

(三)多发部位

某些肿瘤在颅内可生成 2 个以上的多发性肿瘤,例如转移瘤、脑膜瘤及胶质细胞瘤等。

五、临床表现

颅内肿瘤是生长在基本密闭的颅腔内的新生物,其症状取决于脑瘤的部位、性质和肿瘤生长的快慢,并与颅脑解剖及生理的特殊性相关。

颅内肿瘤的临床表现多种多样,早期症状有时不典型,而当颅内肿瘤的基本特征均已具备时,病情往往已属晚期。通常,将颅内肿瘤的症状归纳为颅内压增高和神经定位症状两方面,有时尚可出现内分泌失调及全身症状。

颅内肿瘤发病多缓慢。首发症状可为颅内压增高(如头痛、呕吐)或为神经定位症状(如肌力减退、癫痫)等。数周、数月或数年之后,症状增多,病情加重。也有发病较急的颅内肿瘤,患者于数小时或数日内突然恶化,陷入瘫痪、昏迷。后者见于肿瘤囊性变、瘤出血(瘤卒中)、高度恶性的肿瘤或转移并发弥漫性急性脑水肿,或因瘤体(囊肿)突然阻塞脑脊液循环通路,以致颅内压急剧增高,导致脑疝危象。

六、诊断

颅内肿瘤的诊断有定位和定性诊断两大步骤,包括详尽询问病史、体格检查和神经系统检查,结合有关的辅助性检查(如实验室检查、影像学检查、病理检查等),确定病损可能的部位及性质。

七、治疗

中枢神经系统肿瘤的治疗包括主要治疗(如手术、放疗或放射外科及化疗)、辅助治疗(如免疫治疗、基因治疗、光动力学治疗和热疗等)及对症治疗、康复等,其中手术是脑肿瘤治疗中最重要的手段。

八、病程转归

病程转归取决于颅内肿瘤的性质、发生部位、治疗是否及时和彻底,以及患者的年龄和身体状态。良性肿瘤如能彻底切除可获得根治;如不能彻底切除则其预后将与该部位的恶性肿瘤相似。颅内肿瘤如不治疗,最后均将导致颅内压增高、昏迷、突发脑疝而死亡。多数患者在肿瘤还未威胁生命之前,都因继发性视神经萎缩而双目失明。已有继发性视神经萎缩的患者,虽经手术切除肿瘤,但术后视力仍可继续恶化。肿瘤引起的神经功能障碍(如偏瘫、失语等)在肿瘤彻底切除以后多数可有不同程度恢复。近年来开展的显微神经外科技术、手术中的导航技术,使手术的安全性与疗效均有提高。肿瘤的综合性治疗,特别是有关细胞动力学的认识、化疗的合理方案、免疫学方面的进展、放疗技术上的改进、立体定向放射外科的应用、光动力学治疗和热能治疗等技术的应用均为颅内肿瘤的综合治疗增添了新的方法。

九、中枢神经系统肿瘤的分类

以 Bailey 和 Cushing 的胚胎学说和 Kernohan 的间变学说为框架,1979 年世界卫生组织(World Health Organization,WHO)首次发布了《中枢神经系统肿瘤的组织学分型》,历经 1993 年、2000 年和 2006 年多次修订,于 2007 年发布了第 4 版《WHO 中枢神经系统肿瘤分类》(*WHO Classification of Tumours of the Central Nervous System*)。目前,该分类是世界各国对中枢神经系统肿瘤进行诊断和分类的重要依据。《WHO 中枢神经系统肿瘤分类(2007 版)》中将中枢神经系统肿瘤分成神经上皮组织肿瘤、脑神经和脊旁神经肿瘤、脑(脊)膜肿瘤、淋巴和造血组织肿瘤、生殖细胞肿瘤、蝶鞍区肿瘤和转移性肿瘤七大类,除明确介绍了各类肿瘤的病理特点,还简要描述了流行病学、临床症状与体征、影像学、结局和预测因素。以下简单介绍 2007 版《WHO 中枢神经系统肿瘤分类》中的内容。

1. **神经上皮组织肿瘤** 包括星形细胞肿瘤、胶质母细胞瘤、混合性胶质瘤、少突胶质细胞肿瘤、室管膜肿瘤、脉络丛肿瘤、中央性神经细胞瘤、松果体细胞瘤、髓母细胞瘤等。星形细胞肿瘤包括弥漫型星形细胞瘤、间变性星形细胞瘤、GBM、巨细胞胶质母细胞瘤、胶质肉瘤、毛细胞型星形细胞瘤、多形性黄色星形细胞瘤等；少突胶质细胞肿瘤包括少突胶质细胞瘤、间变性少突胶质细胞瘤等；室管膜肿瘤包括室管膜瘤、间变性室管膜瘤等；脉络丛肿瘤包括脉络丛乳头状瘤、脉络丛癌等；神经元和混合性神经元-胶质肿瘤包括婴儿促纤维增生型星形细胞瘤/节细胞胶质瘤、胚胎发育不良性神经上皮性肿瘤、节细胞胶质瘤和节细胞瘤、副节瘤等；胚胎源性肿瘤包括髓母细胞瘤、幕上中枢神经系统原始神经外胚层肿瘤等；其他神经上皮性肿瘤包括星形母细胞瘤、血管中心性胶质瘤等；松果体区肿瘤包括松果体细胞瘤、松果体母细胞瘤等。

2. 脑神经和脊旁神经肿瘤　包括神经鞘瘤、神经纤维瘤和神经束膜瘤等。

3. 脑（脊）膜肿瘤　包括脑（脊）膜瘤、脂肪瘤、纤维肉瘤、横纹肌瘤、血管瘤、上皮样血管内皮瘤、血管外皮瘤和血管母细胞瘤等。

4. 淋巴瘤和造血系统肿瘤　包括恶性淋巴瘤、浆细胞瘤和粒细胞肉瘤等。

5. 生殖细胞肿瘤　包括生殖细胞瘤、胚胎性癌、绒毛膜癌和畸胎瘤等。

6. 鞍区肿瘤　包括垂体腺瘤、颅咽管瘤等。

7. 转移性肿瘤　在各种肿瘤中，肺癌、胃肠道癌、乳腺癌发生脑转移较多。

（张　铮）

第二节　胶　质　瘤

胶质瘤（glioma）是来源于神经上皮组织最常见的颅内原发性肿瘤。神经上皮组织来源的肿瘤主要是指神经胶质细胞和神经元细胞在不同分化期中所发生的肿瘤，统称为胶质瘤和神经节细胞瘤。神经上皮组织来源的肿瘤占成人原发性颅内肿瘤的 50％～60％，在成人中年发病率为 8/10 万。在各类神经胶质细胞肿瘤中以星形细胞肿瘤最多见（75％），其次分别为少突胶质细胞肿瘤（8.8％）、室管膜细胞肿瘤（7.3％）、髓母细胞瘤（3％），其余各型肿瘤均不到 0.1％。

胶质瘤是最常见的恶性脑肿瘤。以 GBM 为例，尽管采取了积极的手术、放疗和化疗措施，但目前 GBM 患者的预期寿命平均仍为 14 个月。

一、病因与病理

胶质瘤的发病机制尚不明了，目前已确定的两个危险因素为暴露于高剂量电离辐射和与罕见综合征相关的高外显率基因遗传突变。

《WHO 中枢神经系统肿瘤分类（2007 版）》中将胶质瘤分为Ⅰ～Ⅳ级。WHO 分级为Ⅰ～Ⅱ级的星形细胞肿瘤与少突胶质细胞肿瘤统称为低级别胶质瘤，常见的有毛细胞型星形细胞瘤、多形性黄色星形细胞瘤、室管膜下巨细胞型星形细胞瘤、星形细胞瘤、少突胶质细胞瘤、少突星形细胞瘤等。WHO 分级为Ⅲ～Ⅳ级的星形细胞肿瘤与少突胶质细胞肿瘤则统称为高级别胶质瘤，其中以间变性星形细胞瘤、间变少突星形细胞瘤和 GBM 最常见，GBM 约占所有胶质瘤的 50％。

近年来的研究发现,胶质瘤的生长、分化有特定的分子机制,其恶性程度与特定基因的突变、丢失或扩增表达有密切的关系。随着对胶质瘤分子水平的研究日益深入,其分子生物学特性也将作为分级的新标准。

二、临床表现

胶质瘤的临床表现主要包括颅内压增高及神经功能异常表现,因肿瘤性质不同临床表现也不同。

1. 星形细胞瘤　生长缓慢,病程常长达数年,平均为 3.5 年,多数患者呈缓慢进行性发展。癫痫常为首发症状。神经系统检查多数患者有视神经乳头水肿(又称视盘水肿)及脑神经功能障碍。近半数患者出现肢体无力,部分患者出现言语困难、感觉障碍、视野改变。

2. 少突胶质细胞瘤　病程较长,平均 4 年。多以癫痫为首发症状,见于 50% 患者。除癫痫外,患者尚有头痛、精神障碍、肢体无力等表现。主要的神经系统体征为偏瘫及视盘水肿。

3. 毛细胞型星形细胞瘤　一般病程较长。主要表现为视力受损、偏盲、斜视及视神经萎缩、内分泌功能紊乱。大脑半球肿瘤可出现癫痫、颅内压增高及局灶性神经症状。

4. 间变性星形细胞瘤　病程较星形细胞瘤短,平均为 6~24 个月。主要临床症状为头痛、精神症状、肢体无力、呕吐、言语困难、视力改变及嗜睡。神经系统检查可发现偏瘫、视盘水肿、脑神经损害表现、偏盲、偏身感觉缺失。发病呈进行性加重,部分患者可出现突然恶化。

5. GBM　是最常见的高度恶性胶质瘤。生长速度快、病程短,约 50% 患者病程在 3~6 个月。患者主要表现为颅高压及局灶性神经系统症状,如头痛、精神改变、肢体无力、呕吐、意识及言语障碍。神经系统检查可有偏瘫、脑神经损害、视盘水肿、偏身感觉障碍及偏盲。

三、诊断和治疗

(一)诊断

1. 临床表现　颅内压增高及神经功能缺失的症状及体征。

2. 影像学诊断　以磁共振成像(magnetic resonance imaging,MRI)平扫加增强检查为主,电子计算机断层扫描(computed tomography,CT)检查为辅。

(1)CT 检查:有利于检出肿瘤内钙化,对术前定性诊断有很大帮助(图 2-1)。

(2)MRI 平扫加增强检查:可鉴别胶质瘤与部分非肿瘤病变;明确胶质瘤侵犯范围,帮助肿瘤立体定向活检区域选择,有利于手术切除和预后评估。

(3)MRI 特殊功能检查:如多体素磁共振波谱(magnetic

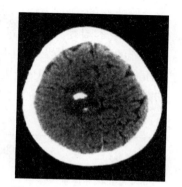

图 2-1　头颅 CT 平扫显示右额顶肿瘤伴颅内钙化

resonance spectroscopy，MRS)(图 2-2A)、弥散张量成像(diffusion tensor imaging，DTI)(图 2-2B)、弥散加权成像(diffusion weighted imaging，DWI)、灌注加权成像(perfusion weighted imaging，PWI)、功能磁共振成像(functional magnetic resonance imaging，fMRI)等检查方法。有助于鉴别诊断、术前评估、疗效评价和术后随访。

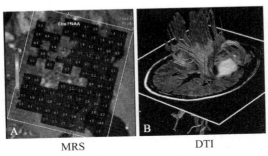

MRS   DTI

图 2-2   MRI 特殊功能检查

（4）正电子发射体层显像(positron emission tomography，PET)、单光子发射计算机体层显像(single photon emission computed tomography，SPECT) 有助于鉴别肿瘤复发和放射性坏死。

3. 病理学诊断及分子生物学标记

（1）病理学诊断：按《WHO 中枢神经系统肿瘤分类(2007 版)》，对胶质瘤进行病理学诊断及分级。

（2）分子生物学标记：分子生物学标记对确定分子亚型、个体化治疗及临床预后判断具有重要意义。为配合胶质瘤患者的治疗、疗效观察及预后判断，可进行分子生物学标记的检测。如异柠檬酸脱氢酶 1(isocitrate dehydrogenase 1，IDH1)和染色体 1p/19q 杂合性缺失(loss of heterozygosity，LOH)、O6-甲基鸟嘌呤-DNA-甲基转移酶(MGMT)和DNA 甲基化等可预测患者预后及是否对放疗和化疗敏感；Ki-67 增殖指数与肿瘤的分化程度、浸润或转移及预后有密切关系，是判断肿瘤预后的重要参考指标之一。

（二）治疗

胶质瘤的治疗以手术切除为主，结合放疗、化疗等治疗的综合疗法。

1. 手术治疗 手术治疗基本原则为最大范围安全切除肿瘤，即在最大限度保存正常神经功能的前提下，最大范围手术切除肿瘤病灶。安全是指术后卡氏功能状态评分(Karnofsky performance status，KPS)(表 2-2)>70 分。对于不能安全全切肿瘤者可酌情采用肿瘤部分切除术、开颅活检术或立体定向(或导航下)穿刺活检术，以明确肿瘤的组织病理学诊断。

表 2-2   卡氏功能状态评分表(KPS)

体力状况	评分
正常，无症状和体征	100 分
能进行正常活动，有轻微症状和体征	90 分
勉强能进行正常活动，有一些症状和体征	80 分

体力状况	评分
生活能自理,但不能维持正常生活和工作	70分
生活能大部分自理,但偶尔需要别人帮助	60分
常需要人照料	50分
生活不能自理,需要特别照顾和帮助	40分
生活严重不能自理	30分
病重,需要住院和积极的支持治疗	20分
重危,临近死亡	10分
死亡	0分

《中国恶性胶质瘤诊断和治疗指南(2012版)》和《美国中枢系统肿瘤治疗指南》均推荐,胶质瘤治疗的首要步骤是采取手术实现影像学的"最大限度安全切除"。"最大限度安全切除"有利于放疗和化疗,有助于延缓复发,延长生存时间,提高生存率。越来越多的文献和证据认为,切除程度(extent of resection,EOR)是影响预后的重要因素。但是,一味地追求功能区肿瘤的全切可能会引起神经功能障碍进而导致患者生活质量下降并最终影响生存期。近年来,神经导航技术、术中MRI(iMRI)、荧光显像和术中电生理等各种辅助技术和方法为实现"最大限度安全切除"提供了保障。

2. 放疗 高级别胶质瘤术后早期放疗可有效提高疗效,肿瘤局部照射标准剂量为54～60Gy。低级别胶质瘤可根据患者预后风险性高低来制订治疗策略。

3. 化疗 应尽量建立在对肿瘤切除后有病理诊断的基础上。常用药物有烷化剂,如替莫唑胺、丙卡巴肼、亚硝脲类,后者的代表药物有洛莫司汀、卡莫司汀及尼莫司汀;长春碱类药物,代表药物有长春新碱和长春碱;鬼臼毒类药物,代表药物有替尼泊苷和依托泊苷;铂类抗肿瘤药物,代表药物有顺铂和卡铂。

4. 生物治疗 如分子靶向治疗、基因治疗及免疫治疗等。

四、围手术期护理

(一)术前护理

1. 心理护理 肿瘤压迫脑部引起局部症状、颅内压升高所致的症状,以及诊断、治疗等操作,除使患者感到焦虑、恐惧之外,高额的治疗费用、后续治疗、肿瘤复发等均会给患者带来极大的压力。护士可以用以下身份给予患者良好的心理护理。

(1)提醒者:提醒患者家庭成员选择出监护人。监护人是家庭中的主要负责人和决策者,他(她)能了解患者的要求,必要时能代替患者做出决定,能为患者说话。

(2)指导者:帮助监护人了解患者的需求,收集必要的信息以做出决策。比如:"什么是最好和最差的情况?""手术后会有什么后遗症? 会对日常生活产生什么影响?""还有其他治疗方法可以选择吗? 都有什么优缺点?"

(3)支持者:当患者或者监护人做出任何决策,护士都应该给予支持,并帮助将决策内容与其他医务人员及患者的家人、朋友分享。

2. 术前评估

（1）基本资料评估：评估患者的一般资料，包括患者的职业、爱好、宗教信仰，是否为孕、产妇等。

（2）身体状况评估：评估患者生命体征、语言沟通能力等。

（3）生活状态评估：劝告患者戒烟酒。指导患者进行有效咳嗽，保持大便通畅，勿用力摒大便。了解患者睡眠状态，去除影响患者睡眠的不利因素，夜间操作应尽量集中进行，以减少对患者休息的干扰。

（4）专科评估：评估患者的意识、瞳孔、GCS 评分及肢体活动情况，有无头痛、恶心、呕吐及颅高压症状，有无癫痫病史等。

（5）营养评估：评估患者的饮食喜好，有无食物过敏史，有无贫血、消瘦、低蛋白血症，根据病情给予营养丰富、易消化饮食，对于不能经口进食者给予肠内营养或静脉补充营养。

（6）基础疾病评估：评估患者的既往史，有无高血压、糖尿病、心脏病等，以及用药史、药物过敏史。

（7）安全评估：评估患者有无跌倒或坠床、压疮发生，有无自行拔管、自伤或伤人、走失等危险因素。

（8）出院计划评估：评估患者及家属对住院及出院后的期望。

3. 饮食指导　给予营养丰富、易消化的食物。对于存在营养不良、脱水、贫血、低蛋白血症等情况的患者，遵医嘱适当输液、输血。对于不能进食或因后组脑神经麻痹有呛咳者，应遵医嘱予以鼻饲流质、输液。纠正水、电解质紊乱，改善全身营养状况。

4. 体位指导　颅内压增高的患者，应抬高床头 15～30°，有利于静脉回流，降低颅内压。

5. 呼吸道准备　术前 2 周戒烟酒，以减少对呼吸道的刺激。

6. 术前病情观察　术前严密观察病情变化，观察有无生命体征及意识状态的改变，有无颅内高压的症状、神经功能障碍及内分泌功能紊乱的症状等。嘱患者勿剧烈咳嗽、用力排便，防止颅内压增高。

7. 安全的护理　肢体无力或偏瘫者需加强生活照料，防止跌倒或坠床；有语言、视力、听力障碍的患者，需加强生活护理；防止因颅内压增高引起头晕、复视、意识模糊、一过性黑朦、神志淡漠或躁动、癫痫发作等。护士要针对不同情况采取相应措施，防止意外发生。

8. 术前教育计划　见表 2-3。对于计划进行唤醒手术的患者，由于唤醒手术的特殊性，需要患者术前有足够的心理预期及极高的配合度。《唤醒状态下切除脑功能区胶质瘤手术技术指南（2014 版）》中指出，良好的、充分的术前沟通，是保证患者术中配合的重要因素之一。具体措施包括入院时以图文资料加讲解的形式向患者介绍唤醒手术概况。术前观看唤醒手术及配合要点的视频教程，告知术中可能出现的不适，解答患者疑虑；并对患者进行图片命名、语言、计算等方面的训练等。

表 2-3 神经外科常规术前教育计划

患者及家属	患者	家庭
● 确认入院处（或医生）提供的一般信息 ● 提供疾病或手术的打印材料，与患者或家属一起翻阅 ● 告知术前准备事项，如血液检查、心电图、胸片、麻醉师访视、术前饮食等 ● 头发的处理	● 指导特殊活动，如腿部活动或深呼吸锻炼 ● 讨论住院及出院后的期望	● 告知等候区域及设施，如电话、休息室、超市、食堂等 ● 术后与医生谈话的地方或电话号码 ● 开颅手术的大致时间（一般时间较长且不确定） ● 如果手术时间延长，告知家属如何得知最新情况 ● 术后患者返回何处，如复苏室或重症监护室（ICU） ● 术前及 ICU 探视时间 ● 患者在 ICU 的可能情况，如导管、监护、静脉通路、头部敷料导致患者外观改变、皮肤瘀斑等

注：人在压力状况下往往有获取信息障碍，应做好重复及加强信息交流的准备

9. **皮肤准备** 开颅术患者术前 1 周每日洗发，保持头部清洁，术日晨或手术室内剃头，检查头部皮肤有无损伤。局部剃发患者，术前连续 3 d 用含抗生素的洗发液清洗头发，在手术室用医用电动备皮器推除手术切口周围 3 cm 毛发。

10. **术前饮食** 无胃肠道动力障碍患者术前 6 h 禁食固体饮食，术前 2 h 禁食清流质。若患者无糖尿病病史，推荐术前 2 h 饮用 400 ml 含 12.5％碳水化合物的饮料，可减缓饥饿、口渴、焦虑情绪，降低术后胰岛素抵抗和高血糖的发生率。

11. **术前准备** 遵医嘱配血或自体采血，以备术中用血；遵医嘱准备术中药物；测量患者生命体征，如有异常或发生其他情况，及时与医生联系；准备患者病历、CT 及 MRI 等影像资料，以便带入手术室；责任护士及手术室工作人员共同核查患者姓名、住院号等信息及交接药物、影像资料等，并护送患者入手术室。

（二）术后护理

1. **体位** 无特殊禁忌证患者术后可抬高床头 15～30°，以利于颅内静脉回流，降低颅内压。幕上肿瘤患者术后第 1～3 d 以半卧位为主，适当增加床上活动；3 d 后可在搀扶下适当屋内活动。幕下肿瘤患者应注意保持头、枕、肩在同一水平线上，避免颈部扭曲，活动循序渐进。给予躁动不安者保护性约束，并加以床栏。

2. **饮食与营养** 术后 6 h 内禁食、禁饮，6 h 后酌情给予流质，以后逐渐改为半流质、普食。提供均衡的饮食，保证营养摄入。对于术后昏迷、吞咽困难、进食呛咳患者，遵医嘱给予鼻饲饮食或肠内营养。对于术后病程较长患者应定时测体重，因为体重的变化是反映身体营养状况的一个重要指标。

3. **术后病情观察**

（1）密切观察病情变化，定时监测患者的意识、瞳孔、血压、脉搏、呼吸、GCS 并记录。必要时还要监测中心静脉压（central venous pressure，CVP）和颅内压。若患者出现意识由清醒转入昏迷，双侧瞳孔大小不等、对侧肢体瘫痪、血压升高、脉搏和呼吸减慢等，提示

有发生颅内血肿或水肿的危险,应立即通知医生,并做好抢救准备。

(2) 肿瘤切除手术后,特别是肿瘤在小脑、延髓等部位时,由于肿瘤切除时的牵拉,以及术后的水肿、缺血等对呼吸中枢的影响,会导致呼吸功能紊乱,主要表现为呼吸频率和节律变化,或突然出现呼吸停止,故应密切观察,及时处理。

(3) 监测体温的变化,及时纠正发热或低温。高热患者应注意水、维生素的补充,维持电解质代谢和酸碱平衡。如术后 3～5 d 出现体温升高,应注意切口、肺部及泌尿系统有无感染,以区别中枢性高热和感染性高热,有利于对症处理。

4. 疼痛护理　术后患者若主诉头痛,应了解和分析头痛的原因、性质和程度,遵医嘱给予镇痛、脱水药物或非药物治疗。提供患者安静舒适的环境。

5. 呼吸道护理　保持呼吸道通畅,及时清除分泌物。观察患者是否有呼吸困难、烦躁不安等呼吸道梗阻的情况,定时协助患者翻身、拍背,必要时按医嘱给予雾化吸入。呕吐时头转向健侧以免误吸,防止肺部感染。

6. 伤口护理　术后应密切观察切口渗血、渗液情况,保持伤口外敷料清洁干燥,发现潮湿污染时及时通知医生更换。

7. 引流管护理　术后患者可留置创腔引流管、脑室外引流管、氧气管、导尿管、中心静脉导管、气管插管等。应严格无菌操作,保持各种管道的通畅,防止外源性感染的发生。

(1) 创腔引流:一般为负压引流管,引流手术创面的血性液体和气体,减少局部积液。遵医嘱给予适当负压。严密观察引流液的颜色、性质、量,若引流液鲜红、黏稠,怀疑活动性出血时,应及时通知医生;若引流液为粉红色水样液,则怀疑为脑脊液,应及时通知医生,遵医嘱调节负压引流的压力。头部导管妥善固定,防止脱落或导管折叠、扭曲和受压,使活动度不受限。每日准确记录引流液的颜色、性质、量。

(2) 脑室外引流:是指经颅骨钻孔穿刺侧脑室,放置引流管将脑脊液引流出体外的医疗措施,通过脑室外引流可达到降低颅内压的目的。导管处理同创腔引流管。脑室引流时间一般不超过 5～7 d,过久引流易引起颅内感染。注意事项如下。

1) 患者取平卧位,保持安静。对意识不清、躁动不安、有精神症状者和小儿患者,应予约束,防止患者自行拔除引流管而发生意外。

2) 脑室引流装置高度应距侧脑室前角水平 7～15 cm 或遵医嘱,而不论患者处于平卧位或半卧位。脑室引流早期要特别注意引流速度,切忌引流过快、过多。因患者原处于颅内高压状态,骤然减压会使脑室塌陷,导致硬脑膜下血肿;对于颅后窝占位性病变者,幕下压力本已偏高,幕上压力骤然降低,小脑中央叶可向上疝入小脑膜裂孔,发生小脑膜裂孔上疝等严重并发症。创腔引流管的高度应低于头部。

3) 严格保持整个引流装置及管道的清洁和无菌,各接头处应用无菌敷料包裹。

4) 保持头部创口或穿刺点敷料干燥,如发现敷料潮湿,应通知医生及时更换。

5) 成人脑脊液生成速度为 0.35 ml/min,每日约生成 500 ml,因此每日引流量不宜超过 500 ml。正常脑脊液无色、透明、无沉淀,术后 1～2 d 脑脊液可略呈血性,以后转为橙黄色。若术后脑脊液中有大量鲜血或术后血性脑脊液的颜色逐渐加深,常提示有脑室内出血,应及时通知医生处理。如引流液呈暗红或鲜红色,为脑室出血;如引流液由清亮变混浊,或毛玻璃样,有絮状物,考虑为脑室内感染,应定时送引流液做脑脊液的常规、生化及细菌培养。

6）定时巡回观察引流管是否通畅。引流管不可受压、扭曲、成角、折叠。如发现堵塞，应及时通知医生处理。

7）拔管前 1 d，可试行抬高引流袋或夹闭引流管，以便了解脑脊液循环是否通畅，颅内压是否有再次升高的情况。夹管后初期应密切观察，如患者出现头痛、呕吐等颅内压增高症状，应立即开放关闭的引流管，并通知医生。拔管后应观察伤口有无脑脊液漏，伤口敷料有无渗血、渗液。如有异常，及时通知医生。

8. 术后并发症的观察和护理

（1）颅内出血：颅内出血是颅脑手术后最危险的并发症，多发生在术后 24～48 h 内。患者往往有意识的改变，表现为意识清醒后又逐渐嗜睡或烦躁、反应迟钝，甚至昏迷。大脑半球肿瘤手术后出血常有幕上血肿表现，或出现小脑幕切迹下疝征象；后颅窝肿瘤手术后具有幕下血肿的特点，常有呼吸抑制甚至枕骨大孔疝表现；脑室内肿瘤手术后可有高热、抽搐、昏迷及生命体征异常。出血以术野及其邻近部位最多见，其次为同侧颅腔或对侧颅腔，有瘤床出血、脑内出血、脑室出血、硬膜外血肿、硬膜下血肿等；术野远隔部位出血少见。术后应密切观察患者的意识、瞳孔、GCS、生命体征、肢体活动的变化，如有异常及时通知医生，做好行急诊 CT 检查及手术的准备。

（2）脑水肿：一般在术后 5 h 出现，48～72 h 达到高峰，维持 5～7 d 后逐渐消退，20～30 d 可恢复正常。也可能进行性加重，继发脑疝，危及生命。患者可术后出现头痛、呕吐等颅高压症状，出现不同程度的意识改变。术后清醒后 1～2 d 出现意识状态进行性下降，如烦躁、淡漠、迟钝、嗜睡，甚至昏迷及发生术后癫痫等。若出现上述临床表现，应根据不同病因，积极给予相应处理。如按医嘱给予甘露醇、呋塞米（速尿）、白蛋白等脱水药物脱水治疗，或按医嘱采取脑脊液外引流、脑室腹腔分流、去骨瓣减压等手术治疗。术后应密切观察患者病情变化，避免增高颅内压的因素。抬高患者头部 30～45°，保持颅内静脉通畅和良好的脑部血供。保持呼吸道通畅。

（3）中枢性尿崩：见于丘脑部位手术，为下视丘-垂体轴异常。患者出现多尿、口渴，尿量＞250 ml/h 或＞4 000 ml/d，尿渗透压 50～150 mmol/L 或尿比重为 1.001～1.005。术后应详细、正确记录患者每小时及 24 h 出入液量。遵医嘱给予垂体后叶素、去氨加压素、鞣酸加压素（长效尿崩停）等药物治疗，用药期间注意观察尿量的变化，药物的疗效及不良反应。按医嘱定时检测尿比重、血清电解质等生化指标，并根据生化检测结果，给予患者相应的饮食指导。对低钾的患者，可指导患者进食香蕉、橙子等含钾丰富的食物。

（4）术后癫痫：有文献报道，胶质瘤术后癫痫的发生率为 20%。术后应观察有无癫痫发生，有癫痫病史的患者禁止测口腔体温，应测腋下体温。避免各种诱发癫痫的刺激。注意患者的安全，按医嘱定时给予抗癫痫药物。

（5）术后感染：详见第八章"神经外科术后感染的预防和处理"。

（6）中枢性高热：见于丘脑部位手术，主要由于手术损伤造成下丘脑体温调节中枢损伤引起，患者表现为体温骤然升高，可达 40℃以上，持续数小时甚至数天，无寒战，全身无汗，躯干温度高，四肢温度低。化学降温效果不佳，需要使用物理降温的方法，如冰袋、酒精擦浴、降温毯或遵医嘱行人工冬眠低温治疗等。使用后应注意检测体温变化，观察降温效果。降温过程中应注意防止冻伤、低温寒战和血管痉挛。

（7）消化道出血：主要由于丘脑下部及脑干受损，加上术后激素的使用，可引起应激性胃黏膜糜烂、溃疡、出血。表现为患者呕吐血性或咖啡色胃内容物、呃逆、腹胀、解柏油样便等。出血量多者可出现脉搏细速、血压下降等休克征象。术后按医嘱应用胃黏膜保护剂，密切观察患者口腔与呼吸道分泌物及呕吐物的颜色、性状和量并准确记录。一旦发现患者出现消化道出血，应禁食，置胃管，予胃肠减压以吸出胃内容物，减少其对胃黏膜的刺激。密切观察患者出血情况、血压、脉搏及腹部体征。按医嘱局部或全身应用止血药物，注意观察药物疗效及不良反应。

（8）深静脉血栓（deep venous thrombosis, DVT）：多见于下肢，上肢较少见。神经外科手术患者因手术时间长、应用激素、卧床时间长、恶性肿瘤、脱水治疗和脑内致血栓形成物质释放等因素可增加静脉血栓发生的机会。DVT 可表现为患肢疼痛、肿胀，患者可有发热、外周血白细胞计数升高等表现。一旦血栓脱落，发生肺及脑栓塞，死亡率极高。以往防止 DVT 的物理方法有早期活动、肢体抬高、弹力袜，但研究发现上述方法对 DVT 无预防作用。近来，在神经外科手术患者中开始使用渐进性充气压力袜（sequential pneumatic compression stocking, SPCS），主张对于高危患者，术前就开始使用，持续至术后完全自主活动。能增加 75% 静脉回流量，并使 DVT 发生率自 20% 降至 10%。

（9）伤口并发症：对于长期使用皮质类固醇激素、放疗、化疗及再次手术的胶质瘤患者，易出现伤口不愈。应注意观察伤口情况，保持伤口敷料清洁干燥，如有异常，及时通知医生。

（10）术后精神症状：额叶前部受损表现为精神、情感、人格、行为和智能障碍。颞叶受损引起人格改变，同时伴有记忆障碍，如精神运动性癫痫、突然发作的行为异常等，患者可出现眩晕、幻视或幻听、幻嗅、不适的内脏感觉、不能控制的深呼吸、预感可怕的事情即将发生等。枕叶病变出现视幻觉等。第四脑室及小脑蚓部手术后常引起缄默。应为患者创造安静、舒适、光线适宜的治疗环境及良好的精神抚慰，在精神状况恢复前给予保护性约束。遵医嘱给予药物治疗，注意观察药物疗效及不良反应。

9. 康复指导

（1）随访：建议低级别胶质瘤患者每 3～6 个月随访 1 次，持续 5 年；以后每年至少随访 1 次。高级别胶质瘤患者在放疗结束后 2～6 周应随访 1 次，以后每 1～3 个月随访 1 次，持续 2～3 年，再以后随访间隔时间可适当延长。随访的内容包括：全身情况、认知和精神心理状况、神经系统体征及体格检查、必要的实验室检查、影像学复查，以及对肿瘤引起或治疗相关性的病征进行监测和处理，包括类固醇激素的使用及其不良反应、抗癫痫药物的使用及其不良反应、放疗和化疗的近期及远期不良反应等。

（2）康复治疗：中枢神经系统胶质瘤所致中枢神经受损引起的功能障碍包括昏迷、疼痛、癫痫、运动功能障碍、感觉功能障碍、抑郁症、焦虑、言语和吞咽功能障碍、认知障碍、视力障碍、精神障碍、二便障碍、日常活动能力减退、社会参与能力减退和生活满意度低下等。康复治疗可有效改善患者的功能和生存质量，方法以个体化方案的综合治疗为主，包括物理治疗、作业治疗、言语治疗、认知障碍治疗、抗痉挛治疗、康复护理、营养支持、娱乐治疗、镇痛、心理治疗和中医学治疗，并可配合相关的药物治疗。

（3）放疗的护理：遵医嘱及时放疗，以获得最佳治疗效果。

1) 常见并发症：放疗的急性毒性反应主要是颅内水肿，通常经过一段时间的放疗，脱水剂和皮质激素应用后可获得缓解。放射性皮炎主要表现为皮肤红肿、色素沉着、脱皮、脱发等，放射性骨髓抑制反应包括疲劳、乏力、嗜睡等。放疗结束后 4～12 周可出现亚急性毒性反应，表现为乏力、嗜睡、头痛、恶心、呕吐或神经系统局部症状加重，应及时行影像学检查，以判断是病变进展早期还是假性进展。后期的放射损伤主要是放射性的脑坏死和神经功能的减退，可发生于放疗后 6 个月至数年内（2～3 年时为高峰值），表现为感觉及行动障碍、视神经炎、垂体功能低下等；严重时呈现器质性神经精神病，表现为认知能力的障碍或减退。

2) 护理措施：在患者放疗期间严密观察病情变化，注意颅高压症状。为防止脑水肿，遵医嘱给予甘露醇及皮质类固醇激素治疗，观察药物疗效及不良反应。放疗期间注意保护照射野皮肤，保持局部清洁干燥，保护患者头发。观察术区切口是否有红肿、变黑、坏死等情况。监测外周血白细胞及血小板计数，密切观察有无口腔黏膜、皮下出血等倾向。指导患者进食富含维生素、矿物质、高蛋白食物。定期随访，特别是放疗后的半年内需要密切随访。

（4）化疗的护理

1) 常见并发症：胃肠道功能紊乱，如恶心、呕吐等；口腔黏膜炎，表现为口腔黏膜溃疡、出现伪膜，伴有疼痛、感染、出血，甚至影响进食；出现外周血血小板、白细胞计数减少的骨髓抑制反应；在化疗过程中，患者还可出现贫血、过敏、肝及肾损害和脱发等不良反应。

2) 护理措施：预防患者呕吐极为重要，化疗期间应鼓励患者进食清淡、营养丰富、易于消化的食物，食物的温度最好是偏凉或接近室温，合理安排饮食比例和时间。餐前 30 min 避免进行口腔护理及治疗。治疗前可遵医嘱使用止吐药物。化疗期间密切观察口腔黏膜情况，保持口腔清洁，加强口腔护理，可用含有氯己定的漱口液漱口。

五、案例导入

患者发作性意识丧失、肢体抽搐伴间歇性言语不清 1 个月余，MRI 检查示左侧颞叶肿瘤，由门诊收治入院。入院后在 iMRI 唤醒麻醉下行左侧颞叶肿瘤切除术，术后病理报告示左侧颞叶胶质母细胞瘤（WHO Ⅳ 级）。患者于术后 2 周行放疗，后采用替莫唑胺进行化疗 12 个疗程，术后患者语言及反应均恢复至基本正常。约 11 个月后开始出现反应迟钝伴头痛、言语不利、表达不清，同时出现四肢无力，复查 MRI（图 2-3）示左侧颞叶胶

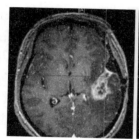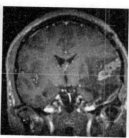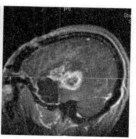

图 2-3 左侧颞叶胶质母细胞瘤复发

MRI 示左侧颞叶原手术区域有被强化的实质性占位病灶，考虑肿瘤复发

质母细胞瘤复发,再次收治入院。入院后患者精神、睡眠、食欲均差,沉默寡言。考虑手术风险及术后生活质量,遵医嘱予替莫唑胺及贝伐珠单抗化疗,甘露醇及地塞米松脱水治疗。化疗第1个疗程结束时患者症状较前明显改善,遵医嘱予以出院。

六、知识链接

（一） iMRI 介绍

MRI 由于具有高度的软组织对比、精确的空间和时间分辨率、任意平面三维成像能力、脑功能成像和无电离辐射等优势,成为术中影像导引手术影像方法的首选。开放式MRI 的出现,使术中实时成像成为可能。最早报道应用 iMRI 的是美国哈佛大学 Black课题组(1996)。经 10 余年努力,iMRI 导航的设备和技术有了很大的发展和提高。根据磁体场强的大小,一般把 MRI 磁体的场强<0.5 T 称为低场强,0.5～1.0 T 为中场强,1.0T～1.5 T 为高场强,>2.0 T 为超高场强。临床应用型 iMRI 最高场强已达 3.0 T。与0.5 T 及 1.5 T 相比,3.0 T iMRI 的优势主要表现为:①图像信噪比高,成像更清晰,尤其适用于手术导航;②成像速度更快,层面更薄、细微神经血管结构显像更清晰、脑功能研究和组织代谢物定量分析更精确;③增加化学位移效应;④磁敏感效应增强,3.0 TiMRI 在脑高级神经功能研究领域具有优势;⑤弛豫时间延长,有助于形成更快、更清晰的 MRA 脑血管成像。因此,3.0 T iMRI 适用于中枢神经系统肿瘤手术。

iMRI 在神经外科手术中的主要应用在于:①纠正导航过程中出现的脑移位;②确认肿瘤残留的解剖部位及大小状态;③脑内病变活检;④功能神经外科;⑤血管病,如iMRI 血管成像技术及灌注成像技术,实时了解动脉瘤夹闭是否完全,并了解动静脉畸形切除后有无责任血管支配区域缺血;⑥多模态磁共振成像功能导航;⑦在 iMRI 引导下聚焦超声波进行病灶毁损,监测及控制肿瘤间质内高温治疗的进程;⑧全脑监测,预防并及早发现手术相关并发症的发生。

自 1994 年第 1 台 iMRI 开始运行,其主要应用于指导胶质瘤的切除,同时有越来越多的 iMRI 指导胶质瘤手术获得更好疗效的报道。复旦大学附属华山医院回顾性分析 158例低场强 iMRI 胶质瘤手术,术后早期高场强 MRI 证实 90.5% 获肿瘤全切除,高于常规神经导航手术全切率(82.7%);患者术后严重致残率(重度偏瘫、完全性失语或植物生存等)为 6.8%,低于常规神经导航手术(15.0%)。

（二） 术中唤醒麻醉介绍

术中唤醒麻醉是指在手术过程中的某个阶段要求患者在清醒状态下配合完成某些神经测试及指令动作的麻醉技术,主要包括局部麻醉联合镇静或真正的术中唤醒全身麻醉(asleep-awake-asleep)技术。在这种方式下进行的手术称为唤醒手术或清醒手术。脑功能区唤醒手术近年来应用广泛。其最大优点是在手术期间能够评价患者神经功能状态,一方面提供了合适的镇静、镇痛深度,稳定的血流动力学,安全有效的气道;另一方面使患者能在清醒状态下配合完成感觉、运动及神经认知的测试,为手术成功提供了可靠保障。

（三）分子靶向治疗介绍

对肿瘤发生与发展、增殖与凋亡、血管生成、侵袭迁移等信号传导通路的研究促进了靶向药物的研发。虽然目前这一领域还未全面成功，但初步数据表明这种方式具有适用性。目前，美国食品药品监督管理局（Food and Drug Administration，FDA）已批准抗人血管内皮生长因子（vascular endothelial growth factor，VEGF）单克隆抗体［贝伐珠单抗（Bevacizumab）］用于治疗复发型胶质母细胞瘤。但是贝伐珠单抗作为抗血管形成的靶向药物，已证明其虽可以延长胶质母细胞瘤患者的无进展生存期，但并不延长总生存期，且有促进肿瘤细胞侵袭迁移的趋向。对恶性脑胶质瘤分子病理学的研究，在未来将可提高治疗靶点的选择，但需要严格的临床前测试，以确定最可能有效和耐受的药物及靶点。虽然最初的结果令人失望，但分子靶向药物治疗拥有巨大的前景。

（四）胶质瘤治疗疗效的判断

可应用影像学方法判定，参考实体肿瘤近期客观疗效评价标准（表2-4）；患者生活质量以通用的KPS来衡量。凡治疗疗程结束后较治疗前KPS增加≥10分者为生活质量改善，减少≥10分者为生活质量下降，不变为稳定。

表2-4　实体肿瘤近期客观疗效评价标准

	完全缓解（CR）	部分缓解（PR）	疾病进展（PD）	疾病稳定（SD）
可测量病灶	所有病灶完全消失	所有病灶的最大垂直双直径乘积之和减少≥50%，且无新病灶出现	所有病灶最大垂直双直径乘积之和增加≥25%，或出现新的病灶	所有其他情况
无法测量病灶	病灶完全消失	病灶明确好转	病灶明确恶化	所有其他情况
皮质类固醇激素使用情况	无须使用	使用剂量稳定或减少	使用剂量稳定或增加	所有其他情况
临床神经学检查	神经学检查情况稳定或改善	神经学检查情况稳定或改善	伴或不伴神经学检查情况恶化	所有其他情况

（张　铮）

第三节　脑　膜　瘤

脑膜瘤（meningioma）一词由 Harvey Gushing 于1922年提出，它是中枢神经系统脑膜、脊膜的良性肿瘤，为发病率第2位的中枢神经系统肿瘤。脑膜瘤起源于蛛网膜内皮细胞，占脑肿瘤的10%～15%，生长缓慢，病程较长，甚至可达10余年。随着年龄的增长，发病率有所增加。儿童发病率低于0.3/10万，成人则可高达8.4/10万；良性脑膜瘤发病率为2.3/10万，恶性脑膜瘤发病率为0.17/10万；男女发病之比为1:2。脑膜瘤的发生与蛛网膜颗粒分布相关，成人颅内脑膜瘤多发生在小脑幕上，占90%，最常见的3个部位是矢状窦旁、大脑凸面、蝶骨嵴。由于脑膜瘤有一种使颅骨增厚的倾向，早在史前的人类

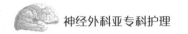

颅骨上就留下了它的印记。

一、脑(脊)膜的解剖

脑和脊髓的表面覆盖3层由结缔组织构成的被膜,由外向内依次为硬膜、蛛网膜和软膜,起保护、支持和营养等多种功能。参见第一章第一节"脑和脊髓的解剖"。

二、脑膜瘤的病理生理

1. 脑膜瘤的流行病学和自然病程　脑膜瘤的具体病因尚不明确,头部外伤、放射损伤、病毒感染、使用性激素及其受体等都可能是其病因。大多数脑膜瘤是良性的,归入WHO Ⅰ级;有些组织学亚型的临床预后较差,可归入WHO Ⅱ级或Ⅲ级。脑膜瘤的质地大体可分为软、硬和韧性。肿瘤的硬度跟血供有密切关系,脑膜瘤的血供往往来源于其附着的硬膜。

2. 脑膜瘤瘤周脑水肿　瘤周脑水肿是颅内肿瘤的一种继发性病理改变,是肿瘤的生物学效应之一,对颅内肿瘤的临床表现、诊断、治疗及预后具有重要影响。颅内肿瘤的瘤周脑水肿血-脑屏障的结构与功能受损为病理基础,水肿液积聚于细胞外间隙。约60%脑膜瘤伴发有不同程度的瘤周脑水肿。由于脑膜瘤发生于脑实质外,且绝大多数为良性,生长缓慢,所以其瘤周脑水肿的发生机制有别于脑内发生、直接破坏血-脑屏障的其他类型颅内肿瘤,对常规治疗的反应也有差异。近年来的研究表明,诸多因素与脑膜瘤瘤周脑水肿的发生、发展密切相关。

三、脑膜瘤的分类

从形态学上分类,包括典型或良性脑膜瘤(WHO Ⅰ级)、非典型性脑膜瘤(WHO Ⅱ级)和恶性脑膜瘤(WHO Ⅲ级)。

1. WHO Ⅰ级　包括脑膜上皮细胞型、纤维型、混合型、沙砾体型、血管瘤型、微囊型、分泌型、血管型等,其中以血管型脑膜瘤最常发生恶变,多次复发者也应考虑恶变可能。

2. WHO Ⅱ级　包括透明细胞型、脊索瘤样型、非典型。

3. WHO Ⅲ级　包括间变型、乳头状型、横纹肌样型。恶性脑膜瘤生长较快,可发生颅外转移,多向肺转移。

四、临床表现

脑膜瘤常以头疼和癫痫为首发症状,尤其老年人,以癫痫发作为首发症状多见,颅压增高症状多不明显。根据肿瘤位置不同,还可出现视力、视野、嗅觉或听觉障碍及肢体运动障碍等。邻近颅骨的脑膜瘤常可造成骨质的变化,好发部位为矢状窦旁、大脑凸面、大脑镰旁、蝶骨嵴、嗅沟、桥小脑角和小脑幕等。

1. 矢状窦旁脑膜瘤　瘤体生长缓慢,一般患者出现症状时,瘤体多已很大,癫痫是本病的首发症状,为局部或大发作;精神障碍表现为痴呆,情感淡漠或欣快,患者出现性格改变;位于枕叶的矢状窦旁脑膜瘤可出现视野障碍。

2. 大脑凸面脑膜瘤　病史一般较长,主要表现为不同程度的头痛、精神障碍、肢体运动障碍及视力、视野的改变;约60%患者半年后可出现颅压增高症状,部分患者可出现局部癫痫、面及手抽搐,大发作不常见。

3. 大脑镰旁脑膜瘤　因其位置较深,肿瘤较小时一般不引发明显的临床症状,因此发病时肿瘤往往已长得较大。一旦出现运动障碍,表现为从足部开始,逐渐影响整个下肢,继而上肢肌力障碍,最后波及头面部。如肿瘤向大脑镰两侧生长,患者可出现双侧肌力下降并伴有排尿障碍。该部位肿瘤的另一个重要的临床症状是癫痫发作,多以对侧肢体或面部局限性发作开始,逐渐形成全身大发作。另外,大脑镰前部肿瘤还可引发精神症状,而大脑镰后部癫痫发生率较低,发生于后部的巨大镰旁脑膜瘤可压迫双侧枕叶距状裂,造成失明。

4. 蝶骨嵴脑膜瘤　可出现视力下降,甚至失明,向眶内或眶上侵犯,可出现眼球突出、眼球运动障碍。

5. 鞍结节脑膜瘤　可出现视力、视野障碍,80%以上患者以视力障碍为首发症状。少数患者可出现头痛、嗜睡、记忆力减退、焦虑等精神症状;有的患者可出现内分泌功能障碍,如性欲减退、阳痿、闭经等;也有患者以嗅觉丧失、癫痫、动眼神经麻痹为首发症状就诊。

6. 嗅沟脑膜瘤　早期症状即有嗅觉逐渐丧失,颅内压增高可引起视力障碍,肿瘤影响额叶功能时可有兴奋、幻觉、妄想、迟钝、精神淡漠,少数患者可有癫痫。

7. 桥小脑角脑膜瘤　此部位肿瘤以听神经瘤多见,占70%～80%,脑膜瘤仅占6%～8%,胆脂瘤占4%～5%。临床表现为听力下降、耳鸣、面部麻木、感觉减退等。损害表现为走路不稳、患侧共济失调等。

8. 小脑幕脑膜瘤　表现为共济失调、视野障碍等。

五、辅助检查

1. CT 检查　肿瘤呈圆形、分叶状或扁平状,边界清晰。多数病灶密度均匀,呈等或偏高密度,少数可不均匀或呈囊性变。瘤内钙化多均匀,但可不规则。局部颅骨可增生或破坏。约50%患者在肿瘤附近有不增强的低密度带或水肿(图2-4)。

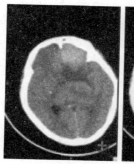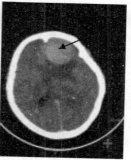

图 2-4　左额镰旁脑膜瘤
左额见团块等密度影,边界尚清

2. MRI 检查 图 2-5 多数病灶 T1WI 等、低信号，T2WI 等高信号。增强后扫描均匀强化，可有脑膜尾征（为增厚的硬脑膜，因像一条从脑膜瘤体上延伸的尾巴而得名）。肿瘤与邻近脑组织间有一低信号蛛网膜界面。T2WI 显示瘤周水肿。MRI 可清晰显示肿瘤与血管、血窦的关系。

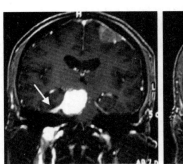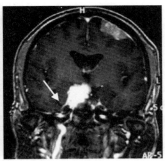

图 2-5 右脑桥小脑角肿瘤

MRI 增强后可见明显均匀强化，伴脑膜尾征（↑）

六、治疗

1. **手术切除** 是最有效的治疗方式。良性脑膜瘤全切效果极佳，但因其生长位置，有 17%～50% 脑膜瘤做不到全切，另外还有少数恶性脑膜瘤无法全切。

2. **放疗** 未能全切肿瘤的患者需在术后进行放疗。恶性脑膜瘤和血管外皮型脑膜瘤对放疗敏感，术后立即大剂量放疗的效果是肯定的。

3. **其他治疗** 如激素治疗、免疫治疗、基因治疗、中医治疗等。

七、护理

（一）术前护理

（1）对于颅内感染和水及电解质、酸碱失衡患者，遵嘱使用抗生素、脱水剂、补充电解质，维持体液平衡。

（2）对于有癫痫史患者，给予床挡保护，禁用口温表测体温，遵医嘱按时按量使用抗癫痫药物。癫痫发作的护理详见第六章"功能神经外科治疗及护理"第三节"癫痫"。

（3）对于吸烟患者应劝其戒烟，以减少对呼吸道的刺激，并指导其有效咳嗽、排痰。

（4）一般术前 6 h 禁食固体饮食，术前 2 h 禁食清流质。

（二）术后护理

（1）癫痫：额、颞部肿瘤术后易发生癫痫，癫痫的护理详见第六章"功能神经外科治疗及护理"第三节"癫痫"。

（2）颅内出血：术后 24～48 h 易发生颅内出血，嘱患者不要用力咳嗽或用力排便。一旦发现患者意识改变、头痛、呕吐、烦躁不安、血压增高，脉搏、呼吸减慢等表现，及时与医生联系。如需再次手术，遵医嘱做好术前准备。

（3）健康指导

1）心理指导：对于记忆力下降、抑郁、暴力倾向、意识障碍等患者，家属应做好陪伴和安慰，防止患者走失，或发生自伤及伤人行为。

2）饮食指导：了解患者及家属的文化程度、地区差异，根据病情给予营养丰富、易消化饮食，忌油腻、辛辣刺激性食物。解大便时勿努挣，解便困难者可予以缓泻剂。

3）锻炼指导：适度锻炼，劳逸结合。对于肢体功能障碍患者，可由健侧肢体或家属对患侧进行按摩和被动运动，应持之以恒，不能急于求成以免引起肢体损伤。

4）言语训练指导：指导失语患者与家属之间进行有效沟通，可通过反复训练常用语、口语练习、对镜子纠正口型以发准音等一系列措施来鼓励其发声。

5）药物指导：抗癫痫药物或者皮质类固醇激素类药物需根据医嘱进行减量或停药。注意观察药物不良反应、注意事项，有不适应及时就诊。

6）门诊随访：督促患者定期门诊随访，随访时带好出院小结及影像学资料，遵嘱进行CT、MRI等检查，如出现头痛、呕吐等情况及时就诊。

八、案例导入

患者，女性，55 岁，因"头痛、头晕，伴突发晕厥 1 周"，CT 及 MRI 检查示"左侧额叶脑膜瘤"（图 2-6），收治入院。查体：GCS 15 分，双瞳孔等大等圆，直径 0.2 cm，对光反射（＋）。完善各项术前准备后，在全身麻醉下行左侧额叶脑膜瘤切除术，术后予脱水、止血、抗感染、抗癫痫、营养支持等治疗。术后第 8 d 病情平稳，拆线后出院回家。3 个月后门诊随访无特殊。

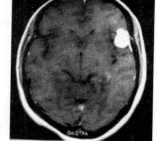

图 2-6　左侧额叶脑膜瘤

（陈　萍）

第四节　垂　体　瘤

垂体瘤是一种良性的颅内内分泌肿瘤，起源于垂体前叶，发病率仅次于胶质瘤和脑膜瘤，占颅内肿瘤的 10%～15%。目前尚缺乏更精确的流行病学调查数据，人群发病率为（8.2～14.7）/10 万。任何年龄都可发病，但在 30～40 岁和 60～70 岁可见两个发病高峰。在各个病理类型中，以泌乳素（prolactin, PRL）型、生长激素（growth hormone, GH）型、促肾上腺皮质激素（adrenocorticotropin, ACTH）型及无功能垂体腺瘤最为常见。

一、解剖

垂体呈卵圆形位于蝶鞍内的垂体窝，周围有颅底硬膜延续包围，上面以床突间的硬膜-鞍膈与颅腔隔开，鞍膈中央有一变异较大的小孔，垂体柄经此孔与下丘脑相连。垂体的血供有赖于垂体上动脉和垂体下动脉供给（图 2-7）。

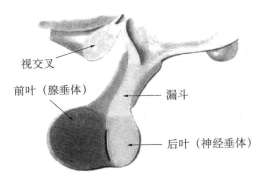

视交叉

前叶（腺垂体）

漏斗

后叶（神经垂体）

图 2 - 7　垂体的基本解剖示意图

二、生理功能及功能调节

（一）垂体的生理功能

垂体前叶由大的多边形细胞构成,分泌的激素有:PRL、GH、ACTH、促甲状腺激素(thyroid-stimulating hormone,TSH)、促性腺激素(黄体生成激素和卵泡刺激素)等;垂体中叶在垂体分泌腺体积占比最小,分泌促黑激素、促脂解素和内啡肽;垂体后叶又称神经垂体,分泌缩宫素(oxytocin)和血管加压素(vasopressin)。

（二）垂体功能调节

垂体在维持身体各部分均匀生长、调节体内各内分泌腺平衡发展及人体内和外环境稳态中起着重要作用,被视为主管内分泌的腺体。垂体通过神经系统由下丘脑进行调节。下丘脑的神经细胞核群兼有神经细胞和内分泌细胞的特性。它们可被电兴奋,对高级神经中枢活动和神经递质起反应,同时它们又具有分泌功能,能合成激素物质。当人体内、外环境发生变化时,可将这些激素释放入血,调节垂体,进而产生相应的代谢反应。同时,垂体激素通过逆向血流对下丘脑进行反馈调节,周围靶腺分泌的激素也通过正、负反馈作用于下丘脑及垂体进行调节,形成高级神经中枢-下丘脑-垂体-靶腺-体内物质代谢之间一个相互依存、相互制约的整体。

三、病理及分类

（一）根据垂体瘤有无分泌功能分类

1. 功能型腺瘤　占全部垂体腺瘤的 65%～80%。主要有 PRL 腺瘤、GH 腺瘤、ACTH 腺瘤、TSH 腺瘤、促性腺激素腺瘤及混合型腺瘤。

2. 无功能型腺瘤　血中激素水平不升高,也无激素过多症状。

（二）根据垂体瘤的部位、大小及生长方式分类

1. 根据部位分类　包括:①鞍内;②鞍外;③异位(罕见)。

2. 根据大小分类　包括:①微腺瘤(直径≤10 mm);②大腺瘤(直径＞10 mm)。

3. 根据部位分类　包括:①非侵袭性;②侵袭性,可见硬膜、骨、神经、血管、周围脑组织的侵犯;③转移(脑、脊髓或全身)。

（三）根据垂体瘤的组织学分类

1. **腺瘤**　包括：①典型；②不典型。

2. **癌**　转移和（或）侵犯脑。

3. **非腺瘤**　包括：①原发或继发于非腺垂体肿瘤；②类似腺瘤的垂体增生。

四、临床表现

主要表现为神经功能障碍及内分泌功能障碍。

（一）神经功能障碍

1. **头痛**　约 2/3 无分泌性垂体瘤患者可有头痛症状，头痛位于双颞部、前额、鼻根部或眼球后部，呈间歇性发作。如出现肿瘤内出血或肿瘤的囊肿破裂可引起急性剧烈头痛。

2. **视神经受压症状**　当垂体腺瘤向上方生长可将鞍膈顶高或突破鞍膈向上压迫视神经交叉，而产生视力、视野改变等，表现为视力减退、视野缺损和视盘萎缩或水肿。

3. **邻近组织压迫症状**　为较大肿瘤向鞍外生长压迫或破坏邻近结构而引起。主要包括第Ⅲ、Ⅳ、Ⅵ对脑神经及三叉神经第 1 支功能障碍、额叶精神症状、下丘脑症状、颅高压症状、鼻出血、脑脊液漏等。

（二）内分泌功能障碍

各型分泌性腺瘤可分泌过多激素，产生不同的内分泌亢进症状。无分泌性腺瘤可压迫及破坏垂体前叶细胞，造成促激素分泌减少及相应靶细胞功能减退，临床产生内分泌功能减退症状。

1. **PRL 腺瘤**　占功能型腺性瘤的 40%～60%，多见于 20～30 岁年轻女性，男性患者约占 15%。女性患者的典型临床表现为闭经-溢乳-不孕三联征（Forbis-Albright 综合征）。在青春期患病者可有发育期延迟、原发性闭经。男性患者表现为性欲减退、阳痿、体重增加及体毛减少等。

2. **GH 腺瘤**　占功能型腺瘤的 20%～30%。GH 腺瘤发生在青春期骨骺闭合以前表现为巨人症；发生在成人则表现为肢端肥大症，患者手、足掌肥厚，手指增粗，远端呈球形，前额隆起，眶嵴、颧骨及下颌明显突出，形成颌突畸形（图 2-8）。可出现心脏肥大，少数患者可发展到心力衰竭。约 35% 患者并发糖尿病，血糖升高。

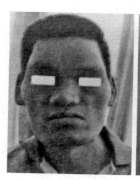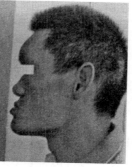

图 2-8　颌突畸形

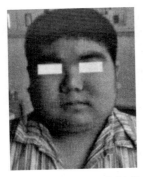

图2-9 库欣综合征的面部表现

3. ACTH 腺瘤 占功能型腺瘤的 5%～14%,多见于青壮年,女性为主。因瘤细胞分泌过量的 ACTH 及相关多肽,导致肾上腺皮质增生,产生高皮质醇血症。后者可造成体内多种物质代谢紊乱,呈典型的库欣综合征(Cushing syndrome)表现,表现为向心性肥胖、满月脸、水牛背、皮肤紫纹等(图 2-9),常伴有高血压。

4. 促性腺激素腺瘤 约占功能型腺瘤的 3.5%。起病缓慢,主要表现为性功能降低,多见于中年以上男性。

5. TSH 腺瘤 单纯 TSH 腺瘤非常罕见,不足功能型腺瘤的 1%,多呈侵袭性。临床症状有甲状腺肿大并可扪及震颤,闻及杂音,有时出现突眼及其他甲状腺功能亢进症状,如性情急躁、易激动、双手颤抖、多汗、心动过速、食欲亢进及消瘦等。

6. 混合型垂体腺瘤 随各种类型肿瘤所分泌不同的多种过多激素而产生相应的内分泌亢进症状。

7. 无功能型腺瘤 占垂体腺瘤功能的 20%～35%,多见于 30～50 岁,男性略多于女性。此型肿瘤生长较缓慢,早期内分泌障碍症状不明显,而以视力减退为主要表现。

五、诊断和治疗

(一)诊断

1. CT 检查 冠状面增强扫描可见:①正常垂体直径 2～9 mm,如局部隆起高度＞10 mm,结合血中相关激素水平升高,应考虑有微腺瘤可能;②微腺瘤常呈低密度或少许增强的圆形病灶,大腺瘤大多为等或略高密度,均匀及不均匀增强或混合密度,肿瘤有时伴有坏死、囊变、出血等;③鞍底局限下陷、倾斜或局限性骨质吸收破坏;④垂体柄移位;⑤占位征象,如鞍上池充盈缺损、闭塞,第三脑室和侧脑室受压等(图 2-10)。

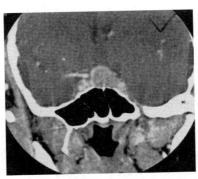

图 2-10 垂体腺瘤 CT 表现(冠状位)

2. MRI 检查 MRI 是目前诊断垂体瘤最主要的影像学检查方法,显示肿瘤大小、形状、生长方向及与正常垂体和周边神经、血管之间的关系比 CT 检查更清晰。肿瘤在 T1WI 上为低信号,T2WI 上为等或高信号,增强后呈均匀强化(图 2-11)。

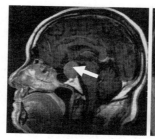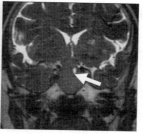

T1WI　　　　　T2WI

图 2 - 11　垂体腺瘤 MRI 表现

3. **内分泌检查**　三碘甲状腺原氨酸(T_3)、甲状腺素(T_4)、TSH、血浆皮质醇和血糖检查在大多数垂体腺瘤为正常,巨大垂体腺瘤或垂体瘤卒中可出现功能减退。血清 PRL >200 mg/ml(正常值为 25~30 mg/ml),可确诊为 PRL 腺瘤。GH 腺瘤基础生长激素 >2.5 μg/L,且活动期血磷常增高,血钙减低。ACTH 腺瘤患者血浆和尿皮质醇、ACTH 均升高。

4. **其他检查**　包括视力、视野和眼底检查及眼科电生理测定。

(二)治疗

垂体瘤的治疗方法包括药物治疗、手术治疗、放疗和观察随访。手术治疗主要包括经鼻蝶手术、开颅手术和经眶手术 3 种方式。

六、围手术期护理

(一)术前护理

1. **心理护理**　垂体瘤患者由于内分泌紊乱,造成生理、心理很大压力。如部分患者因肿瘤压迫视神经而产生视力和视野的改变;部分患者因肥胖、溢乳、皮肤粗糙,造成形象较前丑陋;部分患者出现阳痿、性功能减退,影响正常生活,使心理上蒙受巨大的压力,会出现性情暴躁、自卑、抑郁、焦虑等一系列不良心理障碍。护士应向患者及家属详细、耐心地做好解释工作,改善其心理状态,增强治疗信心。

2. **病情观察**　评估患者的视觉、听力、活动能力、营养状况等。遵医嘱准确记录 24 h 出入液量。必要时遵医嘱监测患者的血糖和血压。

3. **对症护理**　垂体瘤患者多有视力减退及视野缺损,入院后应帮助他们尽早熟悉病房环境,保持病室内环境整洁,地面做好防滑措施。请家属陪伴并妥善保管锐利物品,日常生活用品摆放于固定位置,避免患者发生跌倒和坠床等意外伤害。对有癫痫史患者,详细了解患者的癫痫发作症状、诱因及目前用药,同时指导患者及家属掌握癫痫发作时应采取的应急措施。

4. **术前宣教**　指导经口鼻蝶入路手术患者练习经口呼吸。告诉患者术前一晚的晚餐宜清淡,勿过饱。一般术前 6 h 禁食固体饮食,术前 2 h 禁食清流质。无糖尿病病史患者术前 2 h 可饮用 400 ml 含 12.5%碳水化合物的饮料,以减缓口渴症状。将术后可能出现的不适,如活动受限、睡眠障碍、体位不适、留置尿管不适、沟通障碍等,告知患者及家属,以减轻患者术后不必要的焦虑和恐惧,使之能积极配合治疗。

5. 皮肤准备　开颅手术患者剃头(参见本章第二节),经眶手术患者清洗术侧的眉毛,经鼻蝶窦入路患者,术前1 d要清洁鼻孔并剪除鼻毛。

(二) 术后护理

1. 病情观察　严密观察患者的生命体征变化、意识、瞳孔、血氧饱和度的变化,注意观察患者视觉有无改善,视觉减退明显者应考虑鞍内出血的可能,严重时血肿向鞍上压迫可影响患者意识。一旦发生,及时通知医生,急诊行CT检查,对证实鞍内血肿的患者应做好急诊清除血肿的手术准备。

2. 卧位　开颅手术与经眶手术患者如无特殊禁忌证,术后抬高床头15~30°,以利颅内静脉回流,保持呼吸道通畅。经鼻蝶手术患者手术后平卧2~3 d,术中有脑脊液漏者,应平卧7 d。

3. 伤口护理　观察伤口引流液,若引流液为鲜红、黏稠则有活动性出血可能;若引流液呈水样液为脑脊液,均应及时通知医生。保持伤口敷料清洁干燥,拔去引流管后注意有无脑脊液漏的现象。经鼻蝶手术患者,术后约48 h取出鼻腔填塞纱条,给予滴鼻液滴鼻。鼻腔内干燥可用消毒液状石蜡(石蜡油)点滴,切勿挖鼻。饭后漱口,保持口腔清洁,预防颅内感染。

4. 饮食护理　术后第1 d起遵医嘱可进食流质,并逐渐过渡到半流质、普食。

5. 并发症的护理

(1) 尿崩症:垂体瘤术后尿崩症大多数为一过性尿崩,手术后1周内逐渐恢复,10%患者可能持续2周以上。永久性尿崩症患者少见。患者表现为尿量增多、烦渴、尿比重降低、尿色变淡。严密观察患者尿量和颜色的变化,询问口渴程度、饮水量。准确记录每小时尿量及24 h出入量,若每小时尿量>250 ml连续2 h应及时报告医生,遵嘱给予口服或注射去氨加压素控制尿量,永久性尿崩症患者可给予鞣酸加压素深部肌内注射。

(2) 体温调节失常:术后下丘脑后部受损多表现为低体温(35~36℃),少数患者可有寒战现象;下丘脑前部受影响可致中枢性高热(39~40℃)。中枢性高热常表现为躯干体表高热,呼吸、脉搏增快,外周血白细胞计数正常,使用一般退热剂无效等特点,持续时间与脑损害的程度成正比,因此对中枢性高热患者应尽快降温。可采用物理降温措施,如温水擦浴、降温毯持续降温等。降温毯使用过程中应防止冻伤、低温寒战和血管痉挛;另外,高热使患者机体代谢增高、口腔唾液分泌减少,易并发口腔炎和口腔黏膜溃疡,应协助做好口腔护理。

(3) 视力、视野障碍加重:视力、视野障碍是鞍区肿瘤压迫视神经的结果,也可能是手术时牵拉视神经而加重视神经的损伤,常为单侧。应做好解释工作和心理安慰,遵医嘱给予神经营养药物。同时做好生活护理,将生活用品放置在患者视力好的一侧,以方便拿取,防止碰伤或烫伤。

(4) 水、电解质平衡紊乱:多为下丘脑功能失调及尿崩症所致,少数由手术后患者进食过少所致。术后常规监测出入液量、血电解质及血、尿渗透压。有尿崩症表现或电解质异常的患者需每日测定血钠、血钾和血糖,及时补充水和电解质。少数患者系下丘脑受累,致使抗利尿激素分泌过多引起,此现象称为抗利尿激素分泌失调综合征,患者表现为口渴、神志恍惚、小便量不增加。脑性盐耗综合征患者表现为低血钠、CVP 低,治疗以补充血容量为先;抗利尿激素分泌失调综合征表现为低血钠、CVP 正常或升高,治疗以限水为先。注意补钠速度不宜过快,以免引起脑桥中央髓鞘溶解症,造成脑损害,甚至死亡。

对高钠血症的患者,血钠 150～160 mmol/L 时以限制钠的摄入为主,进食低盐饮食;血钠>160 mmol/L 时,除严格限钠外,每天饮用 150～200 ml 蒸馏水 4～6 次。护士须及时了解电解质检查结果,主动向医生报告危急值。对于血钠异常的患儿,要注意有无低血钙引起的局部或全身肌肉抽搐,与癫痫相区分。

(5)激素替代治疗的护理:选择在早晨静脉滴注或口服激素药物,使激素水平的波动符合生理周期,减少不良反应。应用制酸剂预防应激性溃疡,并增加优质蛋白饮食,以减少激素的蛋白分解作用所致营养不良。大剂量使用激素时需严格监测生命体征。注意在激素减量过程中患者的意识状况,如意识由清醒转为嗜睡、淡漠,甚至昏迷时需及时通知医生,同时监测血糖。

(6)消化道出血:因丘脑下部损伤使自主神经功能发生紊乱,主要表现为交感神经麻痹和迷走神经兴奋,加上术后激素的应用,常引起胃黏膜血管痉挛出血或梗死出血,常表现为咖啡色胃液和柏油样便,重者可出现脉搏细速、血压下降等休克征象。术后应常规应用胃黏膜保护剂。其护理见本章第二节胶质瘤"围手术期护理"。

(7)糖代谢紊乱:常见于大型垂体瘤术后。轻者仅表现为尿糖增加、血糖升高,重者表现为多饮、多尿。按医嘱定时监测血糖,一旦出现血糖增高,及时通知医生,给予低糖或无糖饮食,补液中少用葡萄糖或用胰岛素中和。

(8)脑脊液鼻漏的观察:脑脊液鼻漏多因手术中鞍膈破损所致。术后应注意观察患者鼻腔有无不明原因的清水样液体流出或苦涩液体自鼻腔流入口腔。出现脑脊液漏时,可嘱患者平卧或患侧卧位,借重力作用使脑组织与撕裂脑膜处紧密贴附,以利自行闭合。不能愈合者,可行腰大池置管持续体外引流。保持鼻腔局部清洁,严禁堵塞,任其流出,禁冲洗、滴药,避免用力咳嗽、擤鼻涕,禁从鼻腔吸痰或插胃管,以免细菌逆行入颅内而造成感染。经上述处理不愈者,需做脑脊液漏修补术。

(9)腰大池置管持续引流的护理:妥善固定引流装置,腰椎穿刺持续引流管高度为引流管滴管滴口处距腰椎管水平上方 3～4 cm 或遵医嘱,引流袋低于腰椎水平。搬动或转运患者前先夹闭引流管,搬运结束后及时开放引流装置。改变体位后,由医生重新调节引流管高度。保持引流管通畅,不可扭曲受压。保持穿刺点及各个接口处的敷料干燥,如有潮湿,及时通知医生。观察引流液的色、质、量,如有异常及时通知医生。拔管前遵医嘱抬高引流管高度或夹闭引流管,同时密切观察患者有无发热、头痛及呕吐等颅高压症状。若出现上述症状,立即降低引流管高度或开放引流,并通知医生。拔管后观察伤口有无脑脊液漏。

七、康复指导

患者的预后与垂体瘤的大小、患者年龄、术前下丘脑功能损害程度及肿瘤反复复发有关。大多数垂体瘤全切后预后较好。

1. 饮食　以清淡为宜,不吃辛辣食物,戒烟酒。垂体瘤术后部分患者会出现尿崩症,需及时补充水分,以保持出入液量的平衡。口渴时喝水要慢,以延长水分在体内逗留的时间。血钠过低的患者,可在水里加少许盐,饮食宜偏咸,以补充丢失的盐分。

2. 药物　术后患者可能仍然需要各种药物治疗,如激素替代治疗、抗尿崩治疗或抗癫痫治疗等,应详细交代药物的服用剂量,嘱患者勿自行停药或减量。特别是激素药物须严格按照医嘱逐步减量,以免产生反跳现象。

3. 特殊情况　经鼻蝶入路手术的患者,鼻塞症状约持续数月,可用2%呋麻滴鼻液滴鼻,每日数次;鼻腔干燥者可用消毒液状石蜡滴鼻,若发现涕中带血丝属正常现象;若站立或坐位时鼻腔内有无色透明的液体流出,应立即去枕平卧,并留取标本,及时与医生联系,检验标本,以确定是否发生脑脊液漏。

4. 定期随访　一般出院后半年内每月复查内分泌指标,3个月后复查MRI并逐年随访。

八、案例导入

患者,女性,25岁,近2年出现满月脸、向心性肥胖、痤疮、腹部紫纹,高血压、糖尿病,MRI检查示"鞍区占位"(图2-12),经内分泌科及神经外科多学科联合门诊,诊断为"库欣综合征,垂体ACTH腺瘤可能",予进一步岩下窦采血明确诊断。患者岩下窦采血检查结果为:岩下窦内血样和股静脉血样的促肾上腺皮质激素比值>2,提示促肾上腺皮质激素来源于垂体。由门诊收治入院。入院后在全身麻醉下行经鼻蝶肿瘤切除术,术后给予抗感染、止血、激素、抑酸等治疗。术后病理检查示:垂体ACTH腺瘤。患者恢复好,于术后7 d遵医嘱出院。

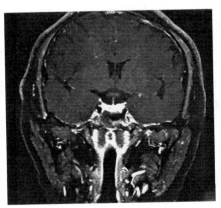

图2-12　垂体ACTH腺瘤MRI表现

九、知识链接

岩下窦采血

岩下窦采血(图2-13)采用静脉血管造影技术,先进行股静脉穿刺,再将导管分别置入左右两侧股静脉中,利用透视技术,将导管自股静脉,经右心房插入颈内静脉,然后进入岩下窦中。通过导管抽取左右两侧岩下窦内血样和股静脉血样,将两侧促肾上腺皮质激素水平的较高值与股静脉血样的促肾上腺皮质激素水平进行比较,如果比值>2,即提示促肾上腺皮质激素来源于垂体。将两侧促肾上腺皮质激素水平进行比较,如果比值>1.4,则提示占有优势分泌侧即为肿瘤所在部位;如果两侧比值≤1.4,则考虑肿瘤位于垂体中线部位或呈弥漫性增生。

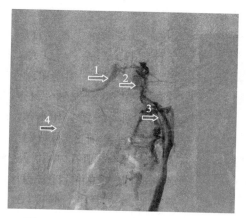

图 2 - 13 双侧岩下窦采血 DSA 表现
↑1~2 示双侧岩下窦,↑3~4 示双侧采血用微导管

(任 琳)

第五节 颅咽管瘤

颅咽管瘤(craniopharyngioma)是一种好发于儿童的颅内先天性良性肿瘤。占颅内肿瘤的 4.7%~6.5%,在鞍区肿瘤中居第 2 位。发病年龄 1~70 岁,尤以 5~10 岁为发病年龄的最高峰,第 2 发病年龄高峰为 55~65 岁。在小儿鞍区肿瘤中,颅咽管瘤约占 54%;而在成人,则占鞍区肿瘤的 20%。男女发病比例约为 1.5:1。目前未明确颅咽管瘤的发病与遗传是否有关。

一、解剖

在胚胎发育初期,原始口腔顶部的上皮组织发生突起向背侧内凹,并逐渐增大向后上伸长、扩大,形成一小憩室称颅颊囊。此囊紧贴间脑底部,同时间脑底部也增厚向下生长形成漏斗,两者相遇构成垂体。颅颊囊与原始口腔连接的细长管道称为颅咽管,或称垂体管。该管在胚胎发育过程中逐渐退化消失,同时由于蝶骨的形成将垂体与口腔隔开。之后颅颊囊的前壁迅速增殖,占据囊腔大部,形成垂体前叶和结节部,后壁形成在人类不发育的垂体中间部,而漏斗形成垂体后叶。在退化的颅咽管部位,颅颊囊前壁残留部分,尤其是垂体前叶结节部,有残存的鳞状上皮细胞,是颅咽管瘤发生的最常见部位。Erdheim认为肿瘤即起源于这些残存的鳞状上皮细胞。至今,多数学者认同这一理论。

二、病理和分型

(一)病理

颅咽管瘤大体形态常呈球形、不规则形,或结节扩张生长,边界清楚,范围大小差异明显,大多为囊性多房状或部分囊性,少数为实质性,只含少数小囊腔。肿瘤组织形态可分为牙釉质型、鳞形乳头型和混合型。颅咽管瘤的血供因肿瘤发生部位不同而有差异,鞍上肿瘤的血供主要来自于 Willis 环前循环的小动脉,也有人认为有直接来自颈内动脉、后交通动脉的供血。鞍内肿瘤的血供来自海绵窦内颈内动脉的小穿通动脉。

(二)分型

颅咽管瘤大多起源于鞍上垂体结节部上端的残余上皮细胞,少数起源于鞍内垂体前、后叶之间的残余颅颊裂,偶可见发生在鼻咽部、蝶窦及蝶骨内的残余颅颊管组织内。也有人认为肿瘤的根部主要在垂体柄和垂体前叶。一般根据肿瘤生长部位及形态可分为 4 型。

1. 鞍上型肿瘤　约占病例总数的 80%,位于基底池蛛网膜内,蝶鞍和垂体常不受损害。

2. 鞍内型肿瘤　占病例总数的 10%～15%。肿瘤在鞍内生长使蝶鞍扩大,垂体移向下方,早期受压损伤产生内分泌紊乱症状。

3. 巨大型肿瘤　多见于儿童,呈多结节状,可长至视交叉前、后及向鞍外生长。

4. 非典型部位肿瘤　少见,可长在蝶窦、斜坡、咽后壁、颅后窝及松果体等处。

三、临床表现

颅咽管瘤是缓慢生长的良性肿瘤,通常在出现临床症状前肿瘤已相当大,尤其是儿童患者。临床上,主要可见以下症状。

1. 颅内压增高症状　儿童患者多见,也是部分患者的首发症状,临床表现为头痛、呕吐、视盘水肿、展神经麻痹、精神状态改变等。在儿童骨缝未闭合前可见骨缝分开、头围增大、头部叩击呈破罐声、头皮静脉怒张等。晚期颅内高压加重可出现嗜睡乃至昏迷。

2. 视神经功能障碍　可表现为视力减退、视野缺损和眼底变化等,常为成年患者的首发症状。儿童患者对早期视野缺损多不注意,直至视力发生严重障碍时才被发现。

3. 内分泌功能障碍　主要是增大的肿瘤压迫垂体和(或)下丘脑所致。

(1)垂体功能低下:垂体前叶受压导致 GH、促性腺激素分泌不足,出现生长发育障碍,使身材矮小,称之为垂体性侏儒。患者虽已到成年体型仍如儿童,但面貌似成人;表现为食欲减退、乏力倦怠、基础代谢率低下、注意力不能集中等;至青春期有性器官发育障碍,无第二性征,性欲低下。女性患者月经失调或停经;男性患者则有阳痿。

(2)下丘脑损害症状:可表现为体温偏低、尿崩、嗜睡、肥胖性生殖不能综合征。

(3)邻近症状:肿瘤向鞍旁生长者可产生海绵窦综合征;向蝶窦、筛窦生长者可致鼻出血、脑脊液鼻漏等；向颅前窝生长者可产生精神症状，如记忆力减退、定向力差、大小便不能自理，以及癫痫、嗅觉障碍等；向颅中窝生长者可产生颞叶复杂性精神运动性癫痫发作；少数患者肿瘤可向后生长而产生脑干症状，甚至长到颅后窝引起小脑症状等。

四、辅助检查和诊断

（一）辅助检查

1. **CT检查**　头颅水平位及冠状位扫描通常显示肿瘤囊变区呈低密度影，但也有因囊液中含有蛋白和胆固醇呈等、高密度（图2-14）。85%～90%患儿和40%～50%成人患者可见钙化灶。术前CT检查发现钙化灶对术后评估肿瘤全切除和预测肿瘤的复发有重要意义。

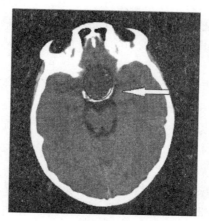

图2-14　颅咽管瘤的CT表现
↑显示肿瘤，鞍上区低密度影，周边有钙化

2. **MRI检查**　目前MRI检查已是诊断颅咽管瘤的首选方法。典型颅咽管瘤因有囊性部分和实质性部分，囊内成分（如胆固醇含量）不同，成像可呈多种信号影，而钙化部分常不能显示。MRI三维空间成像检查较CT检查能更清楚地显示肿瘤向各方向生长的范围，及其与视交叉、漏斗、下丘脑、第三脑室和重要血管的关系，有利于术前分型和手术入路的选择（图2-15）。

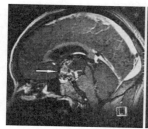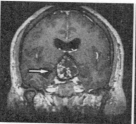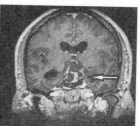

图2-15　颅咽管瘤的MRI表现
鞍上区占位，增强扫描后显示不规则强化

3. 内分泌检查 颅咽管瘤患者的血清 GH、LH、FSH、ACTH、TSH、T_3、T_4、皮质醇等均可不同程度低下。因垂体柄受压，可有 PRL 的轻、中度升高。

(二) 诊断

根据颅咽管瘤的好发年龄及临床症状、蝶鞍改变、CT 及 MRI 等检查所见，多数患者可以确诊。

五、治疗及预后

(一) 治疗

1. 手术治疗 为本病的主要和首选治疗方法。通过切除肿瘤达到解除对视神经及其他神经组织的压迫，解除颅高压。目前有主张争取最大限度切除肿瘤而不遗留严重并发症，称之为积极手术，可更恰当表达手术目的和要求。近年来，经鼻内镜下颅咽管瘤切除术日趋成熟，在一些适合的患者中成为除开颅手术外的另一种选择，并具有切除率相当、创伤更小的特点。

2. 放疗 肿瘤全切除者无须放疗，而手术未全切者可辅以放疗。放疗可杀死有分泌能力和形成囊肿的细胞，减少肿瘤的血供，抑制肿瘤生长。虽然放疗不能防止肿瘤复发，但可延长肿瘤复发时间，延长生存期。目前常规采用的颅外放疗有 ^{60}Co（钴-60）、直线加速器等。较新的方法有立体定向放疗（stereotactic radiosurgery）及囊内放射粒子植入放疗。

3. 化疗 目前尚无特殊有效的化疗药物。Takahashi 应用博来霉素注入肿瘤囊腔，有使囊内的分泌减少、肿瘤细胞退化的作用。Cavalheiro 等向囊腔多次注射博来霉素，钙化灶几近消失。但该药漏出囊外可能会对周围正常组织造成损伤。

4. 激素替代治疗 颅咽管瘤患者多伴有垂体功能低下，激素替代治疗是保证患者安全度过围手术期和提高术后生存质量的重要保证。

(二) 预后

预后与患者术前的全身状态、肿瘤切除程度、术后神经功能、内分泌功能及辅助治疗等有关。

六、围手术期的护理

(一) 术前护理

1. 心理支持 颅咽管瘤患者由于内分泌紊乱，造成心理、生理上的巨大压力，如出现肥胖性生殖无能综合征、闭经溢乳综合征等，造成自卑、焦虑等不良心理障碍。患者入院后即应开始评估患者及家属的心理状态和对疾病的认知度。配合医生客观地告知手术难度大、存在并发症等，以取得患者及家属的理解和配合，避免因期望值过高而产生失望心理。并通过家属的心理支持，使患者减轻顾虑，增加治疗信心，以最佳的心理状态迎接手术。

2. 病情观察

（1）患者入院后 8 h 内全面评估其视觉、听力、疼痛、活动能力等。

（2）对已存在尿崩的患者发放食物水分含量说明表、量杯以便于正确记录 24 h 出入量。通过血、尿生化的检查尽早发现并纠正水、电解质失衡。

（3）15％～30％患者在术前已经有阻塞性脑积水。患者颅高压症状明显，需严密观察患者的生命体征、意识、瞳孔并详细记录，有病情变化时及时通知医生。

3. 安全管理　部分患者因肿瘤压迫视神经、视交叉而出现视力、视野障碍。部分患儿由于年龄小而缺乏生活自理能力等。入院后应帮助患者尽快熟悉病房环境，地面做好防滑措施，避免患者跌倒、坠床等意外伤害。对有癫痫史的患者，应保持周围环境的安全，指导家属掌握癫痫发作时的应急措施。

（二）术后护理

1. 病情观察　严密观察生命体征、意识、瞳孔、血氧饱和度等的变化。

2. 卧位　开颅手术患者如无特殊禁忌证，术后应抬高床头 15～30°以利颅内静脉回流，保持呼吸道通畅。经鼻蝶内镜手术患者手术后平卧 7 d。

3. 饮食护理　术后第 1 d 起遵医嘱可逐渐给予患者流质、半流质、普食。

4. 伤口护理　观察伤口引流液。若引流液为鲜红、黏稠应怀疑活动性出血；若引流液呈水样液为脑脊液，均应及时通知医生。保持伤口敷料清洁干燥，拔去引流管后注意有无脑脊液漏的现象。经鼻蝶内镜手术患者，术后约 48 h 取出鼻腔填塞海绵，给予 2％呋麻滴鼻液滴鼻。鼻腔内干燥者可用消毒液状石蜡点滴，切勿挖鼻。后鼻腔填塞的碘仿纱条需术后 2 周拔除。做好口腔护理有利于预防颅内感染。

5. 并发症的观察和护理

（1）体温调节异常：为手术时下丘脑损伤所致。中枢性高热患者表现为高热持续不退，应积极给予物理降温，必要时遵医嘱给予常温治疗。少数患者也可表现为体温不升，呈危重状态，预后不佳，需警惕，做好保暖工作的同时预防烫伤。

（2）尿崩症：为肿瘤全切除或根治性次全切除时损伤垂体柄所致。肿瘤的切除程度与颅咽管瘤术后尿崩症的发生有关。

1）遵医嘱观察记录 24 h 出入量及每小时尿量：当尿量增多（尿量＞250 ml/h，连续2 h）、尿相对密度明显改变（尿比重＜1.005 及尿色变浅）时，警惕尿崩症发生。排除引起多尿的因素，如脱水剂的应用，大量饮水，过量、过快补液等导致尿量增多。按医嘱定时监测电解质，血、尿渗透压及体重。注意患者出现的脱水症状，一旦发现及早补液。

2）指导口服补液：选择含钾、钠的饮料，如橙子、香蕉或鲜榨果汁。禁忌摄入含糖高的食物，以免血糖升高，产生渗透性利尿，使尿量增多。饮水中加入少量食盐，喝水宜慢。

3）根据医嘱使用药物控制尿量：去氨加压素是治疗术后尿崩症的首选药物，使用中应注意少尿、无尿和低钠血症的观察；垂体后叶素的半衰期短，使用过程中会出现腹痛、腹泻、血压升高等症状；鞣酸加压素因起效慢、剂量不易控制、用量大会造成水中毒等原因，临床已极少使用。抗利尿药物使用过量或对药物敏感的患者均可能导致少尿或无尿,因此,在使用过程中需关注尿量、水及电解质平衡和外周循环的稳定,必要时监测 CVP。

（3）钠代谢紊乱:由于下丘脑功能失调及尿崩症所致,患者表现为低血钠或高血钠。详见第四章"中枢神经系统损伤"第六节"水、电解质失衡及护理"。

（4）激素紊乱:激素类药物的服用要符合皮质激素的昼夜分泌节律,以减少不良反应。口服药物可安排在 8:00 和 17:00～18:00,静脉药物滴注可安排在上午。监测患者血糖的情况,警惕高血糖引起的并发症。按医嘱应用制酸剂预防应激性溃疡,并观察患者有无黑便、呕血等消化道出血的症状。

（5）癫痫发作:与皮质损伤及血钠紊乱等因素有关。应术前、术后给予抗癫痫药物,预防和纠正血钠紊乱。

6. 健康教育

（1）药物指导:患者出院后仍需服用各种药物继续治疗。如激素替代治疗、尿崩症或抗癫痫等药物的治疗。需详细告知患者药物的使用方法,切勿自行减量或停药;同时告知药物可能出现的不良反应及应对措施。

（2）饮食过度及肥胖:儿童患者术后 1～6 个月常见中枢性饮食过度,肥胖的发生率较高,其中 50％儿童极难控制食欲,是下丘脑前部损伤的缘故。应采取劝止及严控饮食方式。

（3）定期随访:术后应定期随访 CT 或 MRI 检查,以及内分泌激素检测。长期随访资料显示,肿瘤复发时间常在术后 2～5 年。复发肿瘤再手术时全切除难度增加,围手术期死亡率增加。故早期发现复发是治疗的关键。

七、案例导入

患者,男性,9 岁。2014 年 4 月起无明显诱因下出现间断性头痛,频率较低。自 6 月起疼痛频率明显增加,伴呕吐。在当地医院就诊,CT 检查提示鞍区异常低密度肿块,周围可见点条状钙化。进一步 MRI 检查提示鞍区异常囊性 T1W1 略高、T2W1 高信号影,边界清晰,增强呈周边强化(图 2 - 16)。患者自 2010 年起生长缓慢,身材矮小,智力正常。无多饮、多尿及视物模糊、复视等症状,为进一步治疗收治入院。完善各项检查后在全身麻醉下行内镜经鼻蝶颅咽管瘤切除术,达到内镜下全切。术后予抗感染、止血、激素等治疗。病理诊断:颅咽管瘤。术后第 3 d 起患者出现精神萎靡,较为烦躁,并有尿崩(尿量 4 700 ml/24 h)、电解质紊乱(低血钠,最低为 121 mmol/L)。经补充钠盐、监测 CVP、补液等处理后,神志清楚,血钠逐渐正常。术后第 5 d 患者突发意识丧失,口角流涎,双眼上翻,1 min 后症状缓解。通知医生后予以抗癫痫治疗。患者于术后第 9 d 出院。

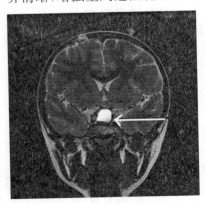

图 2 - 16 颅咽管瘤 MRI 表现(冠状位)

T2WI 显示高信号影

（沈劲松）

第六节 松果体区肿瘤

人类的松果体形似松果,为一灰红色椭圆形小体,长、宽、厚约 7 mm×5 mm×4 mm,重量为 140～200 mg。前部为颅腔正中第三脑室后壁,后部为小脑幕切迹游离缘,上部达胼胝体压部,下部为中脑导水管(图 2-17)。肿瘤除来源于松果体实质细胞外,还可来源于其间质细胞和邻近组织。根据病理类型分为生殖细胞来源性肿瘤、生殖细胞瘤、松果体细胞瘤、神经上皮细胞肿瘤和囊肿等,它们统称为松果体区肿瘤。

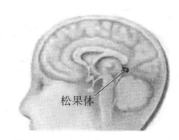

图 2-17 松果体在颅内的位置

松果体区肿瘤在儿童期的发病率较成人高 2 倍以上,男性高发,男女比例为 5.25∶1;其中生殖细胞源性肿瘤的男性高发趋势更为明显,男女比例为 8.33∶1。松果体区肿瘤的平均发病年龄为 20 岁,各病理类型发病高峰:生殖细胞源性肿瘤为 10～14 岁,松果体细胞瘤有 10～14 岁和 65～69 岁两个发病高峰,松果体母细胞瘤为 0～4 岁,神经上皮肿瘤和其他肿瘤则无明显发病年龄高峰。

一、临床表现

1. **颅内压增高** 肿瘤压迫、侵犯中脑导水管和第三脑室后部,可引起梗阻性脑积水和颅内压增高的临床表现,如头痛、呕吐、眼底水肿和意识状态改变等。

2. **神经系统损害** 肿瘤压迫或浸润松果体及其邻近结构,可引起神经系统损害。

(1)四叠体上丘综合征和导水管综合征:肿瘤破坏上丘和顶盖区引起眼球活动障碍,双眼不能上视,瞳孔对光反射障碍。导水管综合征除了双眼不能上视外还伴有瞳孔对光反射改变、眼球会聚功能麻痹或痉挛、眼球震颤等。

(2)四叠体下丘损害:听力障碍。

(3)小脑功能损害:肿瘤压迫或侵犯小脑,引起辨距不良、共济失调、肌张力降低和意向性震颤。

(4)意识障碍:颅内压增高或肿瘤直接侵犯脑干可引起意识障碍,下丘脑后半部或中脑前半部与腹侧受损可致患者嗜睡。

(5)脊髓和马尾神经损害:脊髓播散可引起神经根痛或感觉障碍。

3. **内分泌紊乱症状** 包括:①性发育异常,如性早熟或性发育迟缓;②尿崩症。

二、诊断和治疗

(一)诊断

(1)影像学诊断主要依靠 CT 和 MRI 检查。

(2)内分泌功能检测对肿瘤性质、治疗后效果判定和随访有重要的参考价值。

（3）检查血清及脑脊液中甲胎蛋白和β-促绒毛膜性腺激素,有助于鉴别生殖细胞瘤与生殖细胞性肿瘤,也可判断松果体区肿瘤治疗后效果和监测肿瘤复发。

（二）治疗

1. 手术治疗　可直接切除肿瘤,解除肿瘤压迫导致的阻塞性脑积水和神经症状。

2. 放疗　生殖细胞瘤和低度恶性肿瘤手术后可单独放疗。伽玛刀适用于松果体区肿瘤术后残余肿瘤直径＞3 cm,且无转移的病例。

3. 化疗　可与放疗联合应用于高度恶性肿瘤。

三、围手术期护理

（一）术前护理

1. 心理护理　松果体区肿瘤患者由于内分泌紊乱引发的一系列症状可造成其生理、心理上的巨大压力。护士应向患者及家属详细、耐心地做好解释工作,疏导患者的不良心理情绪,增强治疗信心。

2. 病情观察　评估患者全身情况,尿崩症患者应遵医嘱准确记录24 h出入液量。

3. 对症护理　对于颅内压增高患者,遵医嘱按时、准确输注脱水剂。对于感官功能减退及小脑功能损害患者,协助其生活护理,保持病室内环境整洁,避免患者跌倒和坠床等意外伤害。对于感觉障碍患者,注意防止其烫伤与冻伤。

4. 术前宣教　告知患者及家属术前准备工作和术后可能出现的不适,如活动受限、睡眠障碍、体位不适、留置尿管不适、沟通障碍等,以减轻患者的焦虑和恐惧,使之能积极配合治疗。

（二）术后护理

1. 病情观察　术后严密观察患者的意识、瞳孔、血压、脉搏、呼吸,必要时测氧饱和度、眼球及肢体活动情况。

2. 卧位　血压平稳者可头部抬高30°左右,以利颅内静脉回流,并保持呼吸道通畅。

3. 伤口护理　观察伤口引流液,若引流液为鲜红、黏稠要怀疑活动性出血;若引流液呈水样液为脑脊液,均应及时通知医生。保持伤口敷料清洁干燥。

4. 饮食护理　术后禁食24 h后可逐渐给予流质、半流质、普食。

5. 并发症的护理

（1）脑积水:松果体区肿瘤位于中线部位,易堵塞中脑导水管,形成梗阻性脑积水而导致颅内压增高,患者可出现进行性头痛、呕吐、意识改变甚至呼吸停止。一旦出现神志、瞳孔及生命体征变化,要及时报告医生予以紧急降颅压处理。

（2）眼球活动障碍:松果体区肿瘤患者术中动眼神经受损,术后可能会出现瞳孔改变和上视困难。术后瞳孔变化应与意识改变结合起来观察。

（3）尿崩症:严密观察患者尿量和颜色的变化,询问口渴程度、饮水量。准确记录每小时尿量及24 h出入液量。如每小时尿量＞250 ml且连续2 h应及时报告医生,遵医嘱给予口服或注射去氨加压素控制尿量。

（4）水、电解质平衡紊乱:术后严密监测患者的血电解质及血、尿渗透压。有尿崩现象或电解质异常的患者应每天测定血钠、血钾和血糖,及时补充水和电解质。

（5）激素替代治疗：选择在早晨静脉滴注或口服激素药物,使激素水平的波动符合生理周期,减少不良反应。应用制酸剂预防应激性溃疡,并增加优质蛋白饮食,以减少激素的蛋白分解作用所致营养不良。大剂量使用激素需严格监测生命体征。注意在激素减量过程中患者的意识变化,如意识由清醒转为嗜睡、淡漠甚至昏迷需及时报告医生,同时监测血糖水平。

（6）精神症状：患者术后出现精神症状时,需做好安全措施,必要时可给予约束或镇静剂,防止患者发生意外伤害。

（三）康复指导

（1）指导患者勿食辛辣刺激性食物。对于尿崩症患者,出院后仍需准确记录出入液量,保持水、电解质的平衡。指导患者喝水、进食速度不宜过快,要少量多次,以免诱发尿崩症。

（2）指导患者遵医嘱按时、按量服药,切勿自行停药或减量。

（3）术后需要联合放疗和化疗的患者,需定期复查血常规,并注意营养补充。

（4）出院后定期复查 MRI,严密观察放疗和化疗的治疗效果及肿瘤有无复发。

四、案例导入

患者,女,23 岁。主诉 1 个月前无明显诱因下出现头痛,无明显头晕、恶心、呕吐、肢体无力、意识不清等不适,也无面容改变、性功能减退等症状。患者在外院行 CT 及 MRI 检查示松果体区见类圆形异常信号,大小为 2.4 cm×2.1 cm,内见部分囊变区,增强后见大部分明显强化,囊变区未见强化,侧脑室、第三脑室扩张,考虑松果体占位、生殖细胞瘤可能(图 2-18)。为进一步诊治,收治入院。完善各项术前检查后,在全身麻醉下行神经内镜辅助肿瘤活体组织检查加第三脑室底造瘘术。病理报告：生殖细胞瘤。患者恢复良好,于术后第 10 d 出院后继续放疗。

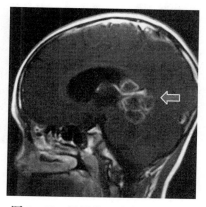

图 2-18　松果体区肿瘤 MRI 表现

五、知识链接

神经内镜技术

神经内镜技术是微创神经外科理念的突出代表。以神经内镜技术处理神经系统疾病,具有创伤小、安全性高、恢复快和费用低等优点。神经内镜手术按内镜工作环境与操作特点分为以下两大类。

1. **水环境神经内镜手术**　以脑脊液为光束媒介,应用鞘式内镜及与之配套的微型内镜器械操作,器械通过鞘内通道与内镜同轴平行到达脑室内或脑脊液样囊肿腔内进行手术。

2. **空气环境神经内镜手术**　以空气为光束媒介,应用观察内镜及显微神经外科器械操作,器械在镜体之外与内镜分离成角而到达脑表面或颅底进行手术。

(任　琳)

第七节　后颅肿瘤

后颅肿瘤是指生长在小脑幕下包括小脑、脑干、第四脑室的脑内肿瘤及桥小脑角、斜坡上的肿瘤。后颅肿瘤巨大者(直径＞4 cm)往往向内压迫脑干,与第 Ⅴ、Ⅵ、Ⅶ、Ⅷ、Ⅸ、Ⅹ、Ⅺ对脑神经关系密切。后颅肿瘤占颅内肿瘤的28％～33％,以胶质瘤最常见,其中又以室管膜瘤和星形细胞瘤为多见,其次为髓母细胞瘤。发生于桥小脑角的听神经瘤占第2位,血管网状细胞瘤占第3位。后颅肿瘤主要表现为四大症状:小脑半球症状、小脑蚓部症状、脑干症状和桥小脑角症状。

一、常见后颅肿瘤

(一) 前庭神经瘤

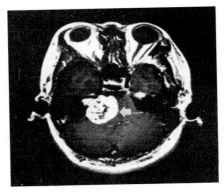

图2-19　右侧前庭神经瘤增强 MRI 表现

听神经包括前庭神经和耳蜗神经,与面神经共同走行于内听道中。肿瘤最常见起源于下前庭神经,然后是上前庭神经和耳蜗支。这些肿瘤过去文献统称为听神经瘤,由于组成听神经的前庭神经比耳蜗支更易发生肿瘤,因此现在多称为前庭神经瘤(图2-19)。前庭神经瘤为颅内良性肿瘤,迄今未见恶性报道。前庭神经瘤是颅内神经鞘瘤中最多见者,约占颅内神经鞘瘤的90％以上,占桥小脑角肿瘤的75％～95％。男女发病比例为0.8∶1。前庭神经瘤大多数位于一侧,少数双侧型见于神经纤维瘤病Ⅱ型。

1. 临床表现　前庭神经瘤的病程进展缓慢,从发病到住院治疗平均时间为3.6～4.9年。首发症状主要是前庭耳蜗神经受损的症状,包括头昏、眩晕、单侧耳鸣和耳聋等,占70％以上。前庭神经瘤主要引起桥小脑角综合征,包括听神经及邻近各脑神经的刺激或麻痹症状、小脑症状、脑干症状和颅内压增高等症状。

2. 肿瘤分期　前庭神经瘤临床表现的演变与肿瘤的大小发展有关,故常将肿瘤的表现分为4期。

第1期:肿瘤直径≤1 cm,仅有听神经受损的表现,除眩晕、耳鸣、听力减退和眼球震颤外,无其他症状,故常被患者忽视或求医于耳科,临床上与听神经炎不易鉴别。

第2期:肿瘤直径＜2 cm,除听神经受损症状外出现邻近脑神经症状,如三叉神经、小脑半球症状。一般无颅内压增高,内听道可扩大。

第3期：肿瘤直径在2～4 cm，除上述症状外可有后组脑神经（第Ⅸ、Ⅹ、Ⅺ对脑神经等）及脑干推移受压症状，并有不同程度的颅内压增高，脑脊液蛋白质含量增高，内听道扩大并有骨质吸收。临床诊断已无困难。

第4期：肿瘤直径＞4 cm，病情已到晚期，上述症状更趋严重，语言及吞咽明显障碍，可有对侧脑神经受损症状，有严重的梗阻性脑积水，小脑症状更为明显。有的可出现意识障碍，甚至昏迷，并可有角弓反张等发作，直至呼吸骤停。

（二）三叉神经瘤

三叉神经瘤起源于三叉神经鞘膜，是颅内仅次于前庭神经瘤的另一种常见的神经鞘瘤（图2-20）。三叉神经瘤占颅内肿瘤的0.2%～1%，占颅内神经鞘瘤的0.8%～8%。按肿瘤的发生部位和生长方向，三叉神经瘤可分为中颅窝型、后颅窝型和哑铃型；周围型和混合型。发病年龄分布为14～65岁，男女发病率无明显差别。大致平均分布于左、右侧，病程大多较长，可从数月至10余年。

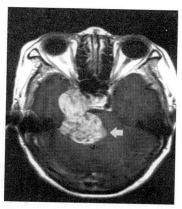

图2-20　右侧三叉神经瘤（哑铃型）MRI增强表现

本病的临床表现取决于肿瘤发源点和生长方向，因此三叉神经瘤常以一侧三叉神经有关的症状发病，其中一侧面部麻木并伴有角膜反射减退或消失最常见，继之为面痛和咀嚼肌的无力和萎缩。面痛多为钝痛和刀割样痛，无扳机点，且持续时间长，多超过30 min，一般药物治疗无效。随着肿瘤增大，可出现相邻结构受损的症状和体征：位于中颅窝者，可出现一侧视力障碍、动眼神经麻痹、同侧眼球的突出等，有时可伴有颞叶癫痫症状；位于后颅窝者，可出现耳鸣、听力下降、复视、面瘫、步态不稳或共济失调等面、听神经及舌咽神经受损的症状。无论肿瘤位于中颅窝还是后颅窝，后期均可出现颅高压症状和脑积水等。

（三）颈静脉孔区肿瘤

颈静脉孔位置深、范围狭小，其内及周围穿行有重要的神经和血管。颈静脉孔区肿瘤（图2-21）属少见肿瘤，发病率低，仅约占神经系统肿瘤的0.3%。除颈静脉球瘤外，以施万细胞瘤和脑膜瘤为主。

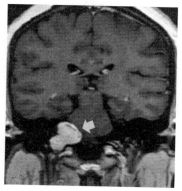

图2-21　右侧颈静脉孔区肿瘤MRI增强表现

由于肿瘤多侵犯或压迫邻近骨性或神经结构，脑神经损伤常为主要临床表现。表现为颈静脉孔综合征（Vernet综合征），即病侧腭和咽喉感觉丧失，声带和软腭肌瘫痪，斜方肌和胸锁乳突肌瘫痪，舌后1/3味觉丧失。可有颈部肿块或舌下偏斜。严重者影响脑脊液循环，出现梗阻性脑积水。如肿瘤向颅外生长，可扪及颈部肿块。

（四）斜坡肿瘤

斜坡肿瘤早期以单侧第Ⅵ及Ⅴ对脑神经受损为多见，表现为复视、患侧眼球内转及面部感觉减退，继而出现颅内压增高症状及锥体束征（图2-22）。斜坡肿瘤主要表现为一侧的第Ⅵ～Ⅻ对脑神经损害的症状，同时可伴有对侧的长束损害表现。因常压迫第三脑室后部和导水管,使之向后上方移位,故可伴有一定程度的脑积水,但颅内压增高的症状因肿瘤生长缓慢而不明显。

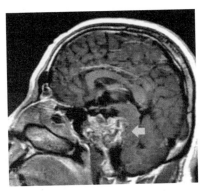

图 2-22　斜坡肿瘤 MRI 增强表现

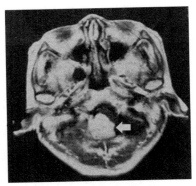

图 2-23　枕大孔区脑膜瘤 MRI 增强表现

(五) 枕大孔区肿瘤

枕骨大孔区肿瘤位于脑干和颈髓衔接的部位(图 2-23),根据肿瘤与延髓、颈髓的关系及其生长方向分为髓内、髓外颅脊及脊颅 3 型。髓内型以胶质瘤多见,髓外型则以脑膜瘤、神经膜瘤多见。该部位的病变既能影响脑干和脑神经的功能,也容易出现脊髓功能障碍。肿瘤大小、生长方向及对延髓、颈髓的压迫程度不同,其临床表现也有所不同。患者多以颈部疼痛为首发症状,表现为颈痛伴一侧肢体麻木和肢体运动障碍。可有轻度后组脑神经受累症状,如呛咳、吞咽困难、咳嗽反射消失、声音嘶哑等症状。

(六) 第四脑室肿瘤

第四脑室肿瘤多发生于儿童及青年人。原发于第四脑室的肿瘤(图 2-24)多为脉络膜乳头状瘤,起源于脑室壁的肿瘤不但侵入第四脑室内生长,而且常侵犯脑干或小脑,如室管膜瘤和血管母细胞瘤等,脑室顶部肿瘤多起于小脑的蚓部,以髓母细胞瘤居多。其临床表现首先表现为脑脊液循环受阻。当肿瘤向脑室周围扩延侵犯或使其周围组织受压时,即产生相应的脑神经受损症状。

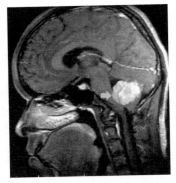

图 2-24　第四脑室室管膜瘤 MRI 表现

(七) 小脑肿瘤

小脑肿瘤(图 2-25)主要表现为肢体共济失调(肢体辨距不良、肌肉出现反跳现象、动作不稳、快复及轮替动作困难等)、构词不清、眼球震颤;肢体肌张力减低、腱反射迟钝或消失;行走步态蹒跚,易向患侧倾倒等。小脑蚓部肿瘤则主要表现为躯干共济失调

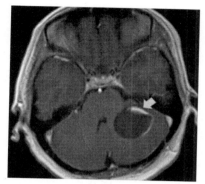

图 2－25　左小脑血管母细胞瘤 MRI
　　　　　增强表现

（步态不稳或行走不能,站立时向后倾倒）,如第四脑室阻塞可出现颅内压增高症状及脑积水表现。

（八）脑干肿瘤

交叉性麻痹是脑干肿瘤（图 2－26）的特有表现,即病侧核性脑神经麻痹和对侧的肢体瘫痪。肿瘤侵犯脑干时,产生受损处双侧脑神经的周围性瘫痪及受损以下的中枢性瘫痪（感觉障碍和双侧长传导束损害症状和体征）。依肿瘤不同部位可产生以下常见的综合征。

1. 中脑底部肿瘤　产生大脑脚综合征,即 Web 综合征,表现为对侧的痉挛性偏瘫及感觉障碍,病侧瞳孔扩大,对光反射消失,上睑下垂及眼外肌的上、下、内直肌及下斜肌瘫痪。肿瘤位于中脑四叠体时,引起帕

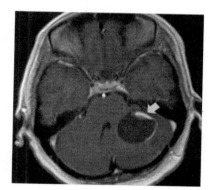

图 2－26　脑干海绵状血管瘤 MRI 表
　　　　　现

里诺综合征,又称上丘脑综合征、中脑顶盖综合征、上仰视性麻痹综合征。由中脑上丘的眼球垂直同向运动皮质下中枢病变而导致的眼球垂直同向运动障碍,累及上丘的破坏性病灶可导致两眼向上同向运动不能。

2. 脑桥肿瘤　产生交叉性外展-面神经麻痹-偏瘫综合征（Millard-Gubler 综合征）,表现为病侧的周围性面瘫及展神经麻痹、复视、对侧偏瘫等。如三叉神经中枢束受累则可有病侧面部感觉减退、角膜反射迟钝或消失、咀嚼无力等。如肿瘤偏于外侧,可见自发眼球震颤。晚期可有双侧共济失调。

3. 延髓外侧肿瘤　可引起延髓背外侧综合征,即 Wallenberg 综合征,累及延髓内侧可引起对侧肢体中枢性瘫痪、偏身感觉障碍和同侧舌肌萎缩。

二、辅助检查

1. CT 检查　图像密度分辨率高,解剖关系显示清楚,病变显示良好,对病变的检出率和诊断的准确率均较高。

2. MRI 检查   是神经外科诊断颅内肿瘤的首选影像学方法。

3. DSA 检查   显示肿瘤供血动脉的来源、数目及其他；局限性或弥漫性血管移位；中线动脉向对侧移位；包绕状血管移位等。

4. PET 检查   对鉴别肿瘤与非肿瘤、良恶性肿瘤、区分肿瘤与坏死，以及肿瘤的全身转移情况有独特的重要价值。

三、治疗

手术治疗是后颅肿瘤的主要治疗方式。根据肿瘤的发生部位及具体部位选择恰当的手术方式可以减少术后并发症的发生。后颅肿瘤手术原则：在保护正常脑组织及神经、血管的前提下，尽可能切除病灶，保持脑脊液循环畅通，缓解脑积水。如果手术为次全切除，术后可配合伽玛刀等射线治疗。病理结果为恶性肿瘤的患者术后接受放疗或化疗。

四、护理

（一）术前护理

1. 心理护理   由于后颅肿瘤病情复杂、手术风险大、术后并发症多，患者及其家属往往会出现较为明显的心理问题，部分患者心理症状可随并发症的出现、住院时间延长而加重，甚至影响治疗和护理的依从性。肿瘤压迫脑部引起局部症状与颅内压升高所致的症状使患者感到焦虑、恐惧，护士应帮助患者以正确的态度面对疾病并接受治疗。

2. 营养支持   因后组脑神经麻痹有呛咳、吞咽困难者，需先进行饮食评估。洼田饮水试验是一种较好的判断患者有无吞咽困难的床旁评估方法。评估前判断患者咳嗽反射，如咳嗽反射敏感，先予 3～5 ml 水漱口清洁口腔；再予 3～5 ml 水试吞咽，如试吞咽过程中未发生呛咳，开始进行功能评估。评估中患者取半坐位，予饮水 30 ml，观察患者的饮水经过，以判断吞咽功能情况。评估结果见表 2 - 5。筛查结果为Ⅰ级者可以正常进食。筛查结果为Ⅱ级者，可以从口腔缓慢进食，进食过程需要严密观察有无呛咳。筛查结果为Ⅲ级及以上者，需要留置胃管，予以鼻饲饮食。

表 2 - 5   洼田饮水试验

分级	表现	评估
Ⅰ	一次喝完，无呛咳	正常
Ⅱ	分 2 次以上喝完，无呛咳	可疑
Ⅲ	能 1 次喝完，但有呛咳	异常
Ⅳ	2 次以上喝完且有呛咳	异常
Ⅴ	常呛咳，难以喝完	异常

3. 病情观察   嘱患者勿剧烈咳嗽和用力排便，防止颅内压升高导致脑疝发生。颅内压增高可引起头晕、复视、一过性黑矇、意识模糊、精神不安或淡漠，也可发生癫痫。护士要针对不同的情况采取相应的措施，维护患者的安全，预防意外跌倒的发生。有脑积水、颅高压者予以脱水治疗或行脑室外引流术。

（二）术后护理

1. **体位**　术后头部抬高30°左右,以利颅内静脉回流,减少充血性脑水肿。术时坐位者,术后应半卧位1～2 d。颅颈交界处肿瘤手术患者翻身时应注意保持头部与身体同时转动,避免颈部扭曲致脑干、椎骨移位,影响呼吸中枢,出现呼吸功能紊乱,翻身时可戴颈托。

2. **严密观察生命体征**　观察患者的生命体征、意识、瞳孔、GCS、SPO₂,每小时1次,共6次,以后每2 h 1次共12次,必要时监测CVP和颅内压,并详细记录。若病情需要,可根据医嘱继续观察。若患者在麻醉药效过后仍未清醒,或麻醉清醒后再次出现昏迷,并有头痛、呕吐剧烈或瞳孔不等大等,都应尽早行头颅CT扫描。一旦发现头颅血肿或水肿,及时行血肿清除术或脑室外引流术等处理。

3. **饮食**　术后患者应采用均衡饮食,并保证营养的摄入。对于术后不能自行进食的患者,为防止呛食引起误吸,予以鼻饲饮食或肠内营养。早期留置胃管不仅可以及时补充营养,同时可以监测消化道出血并及时处理。对于术后病程较长的患者应定时测体重。因为体重的变化是反映身体营养状况的一个重要指标。

4. **伤口护理**　严密观察伤口渗血、渗液情况,保持敷料的干燥,有潮湿及时换药。10～14 d后予以伤口拆线。

5. **并发症的预防及护理**　肿瘤切除术后并发症发生率为20%～35%。并发症主要是颅内出血、急性脑水肿、急性脑积水、后脑神经受损等。

（1）颅内出血:患者术后24～48 h易发生颅内出血,即使体积较小也有可能压迫延髓而造成严重后果。应严密观察患者生命体征、瞳孔大小、对光反射、意识状态、SPO₂及GCS评分情况。如出现GCS评分下降,意识状态由清醒变为淡漠、烦躁不安,心率加快或变慢,血压骤升或下降,呼吸减慢,瞳孔不等大、对光反射消失或减弱,引流液由澄清转变为血性,引流量＞200 ml/h等,均提示有出血可能,应及时通知医生,做好急诊手术准备。

（2）急性脑水肿:由于手术中长时间牵拉脑组织,在术后48～72 h最易发生急性脑水肿,引起颅内压急剧增高而导致脑疝危及生命。特别是肿瘤在小脑、延髓、脑干等部位时,术后脑水肿、缺血等对呼吸中枢的影响会导致呼吸功能的紊乱,主要表现为呼吸频率和节律的变化,甚至发生呼吸骤停。密切观察,保持呼吸道通畅是护理的重点。

（3）急性脑积水:手术中脑过度牵拉等原因引发术后急性脑肿胀,可压迫中脑导水管,导致第四脑室闭塞而引起急性脑积水,在术后3～5 d最易发生。表现为精神差、意识障碍进行性加重、颅内压明显增高、脑疝形成等。尽早行脑室外引流术以缓解颅内压力增高和积水是主要治疗方法。需加强观察,做好相应护理。

（4）小脑性缄默:是一种少见的术后并发症,其发生率占后颅肿瘤术后并发症的6%～8%。患者神志清楚,无语,同时还出现情绪不稳、高音调的哭声、肌张力减退及共济失调等症状。这种情况下,护士应主动与其打招呼,告诉患者目前状况是暂时的,给予患者积极正向的激励。协同心理治疗师或语言治疗师,帮助患者进行心理舒缓及语言发音锻炼,通过语言诱导、图片、肢体动作、表情等刺激患者应答。

（5）吞咽障碍:在进行吞咽评估后指导患者进行基础训练和摄食训练。基础训练包括口唇运动、舌部运动、咀嚼肌运动及空吞咽运动等。在患者熟练掌握基础训练,可以进行连续空咽后,可尝试唾液吞咽实验。在患者舌上给水 1 ml,若能在 30 s 内吞咽 3 次,表示患者的吞咽功能较前有所提高,则可以开始摄食训练。摄食训练需根据患者的营养状况和膳食摄入量制订个性化康复训练计划。

(6)眼睑闭合不全:术后面神经、三叉神经损伤患者,易发生眼睑闭合不全和角膜感觉丧失,处理不当易造成角膜溃疡,严重者有造成失明的风险。2002 年,澳大利亚循证护理中心(JBI)系统提出 4 项护理干预策略:清洁眼部、防止眼部干燥、促使眼睑闭合、眼部护理流程。患眼的清洁可用无菌生理盐水冲洗或擦拭,人工泪液 2 滴随时或每 2 h 1 次滴眼可以湿润眼部,贴敷聚乙烯薄膜或水凝胶,必要时遵医嘱应用抗生素滴眼液、眼药膏。长期眼睑不能闭合的患者,忌用眼罩,可缝合眼睑外 1/3。

(7)肺部感染:由于吞咽反射减弱或消失,加之全身麻醉插管刺激,气管黏膜水肿,分泌物不能及时排出,患者易并发肺部感染,好发于术后 1 周左右。意识障碍致咳嗽反射减弱或消失,应用脱水剂致痰液黏稠,均可导致排痰功能降低,是坠积性肺炎的诱发因素。密切观察患者的呼吸状况、保持呼吸道通畅是护理的重点。对于神志清醒的患者,教会其正确的排痰方法,鼓励咳嗽。对于意识障碍者,头部抬高 15～30°,背部垫软枕,颈部伸展拉直气道以畅通呼吸道,可有效防止误吸。严格掌握吸痰指征,有效吸痰。遵医嘱给予雾化吸入稀释痰液。此外,鼓励患者尽早下床活动也可降低肺部感染发生的风险。

(三)康复指导

后颅肿瘤手术后患者存在肢体偏瘫、缄默性失语、吞咽障碍、失用性功能障碍等。故手术后应尽早开始各种康复训练,可减轻患者功能障碍的程度,提高患者的生活质量。患者在生命体征稳定 48 h 后,即可在康复医生的指导下开始进行康复训练。

1. 脑神经受损 脑神经不同程度受损出现吞咽反射消失或减退,软腭运动障碍,声带麻痹而声嘶、舌肌萎缩等。伸舌运动:把嘴唇推开,将舌尽力向前、后、左、右、上、下各个方向伸出,并向侧方做主动运动及抗压舌板阻力的抗阻运动;舌上卷上抬的主动运动及抗压舌板阻力的抗阻运动。咀嚼肌运动:反复做张口闭口上、下牙齿互叩及咀嚼运动。早期张口困难者,闭口做磨牙状咬动,分别于三餐饭前进行,每次 5～10 min。软腭上抬训练:早期护士用压舌板压下舌,暴露软腭,用冰冻过的湿棉签在不能主动运动的软腭上迅速地做抚摸动作,然后立即让患者发"啊"等短而尖的声音,以提升软腭,当软腭能主动运动时,让患者用吸管做吸吮动作。喉活动训练:主要是发音与吞咽训练,先利用单音、单字进行训练,让患者发"啊""依""噢"等声音做喉的主动运动。

2. 面瘫 面瘫患者面肌功能康复训练应尽早进行。治疗方法包括面部针灸及超短波理疗等物理治疗,面肌功能训练。以下额、眼周、鼻、口周 4 个部位面肌训练动作可作为在家的训练项目,每日 2～4 次,每次 3～5 min。方法是:额部尽力皱眉、抬眉,不能运动时可在眉的内侧角处加力,协助运动;眼部用力闭眼,如不能完全闭合,可用手指加力帮助,紧闭眼与轻闭眼交替进行。鼻孔扩大与缩小鼻孔交替,用力皱鼻,在鼻根处形成皱纹,力量不够时可以用手指帮助。唇部用手指压住嘴角两边,前伸嘴唇,像是在发"U"音。用手指压住嘴角两边,后拉嘴唇,像是在发"I"音。运动上唇,做显露上牙龈状动作。运动下唇,做显露下牙龈状动作,此时可感到颈部肌肉的紧张。两唇之间衔一物,并左右移动及向外拉。

3. 缄默症 缄默症患者训练形式多样化,如文字阅读训练、发音训练、图片发音训练、复述训练、口形模仿等,可选择患者容易接受的交流方式,内容根据患者爱好及习惯制订。进行训练时采用循序渐进教学法或运用刺激法,使患者注意力集中,情绪稳定。在训练过程中,训练患者说出熟悉的常用物品名称及作用,以训练其口语及对话能力,也可应用讲故事、提问、手势语等形式,以提高趣味性。进行语言训练时应循序渐进、反复进行。重视对患者的解释和健康教育,增加患者的舒适感,有利于缄默症患者的康复。

五、案例导入

患者,女性,36 岁。出现右侧听力下降 2 年,吞咽呛咳、右侧面部麻痹,走路不稳 1 个月余。在外院行头部 MRI 检查发现"右侧桥小脑角肿瘤"(图 2-27)。于 8 月 12 日收治入院。入院查体:神志清楚,双侧瞳孔等大等圆,直径 2.5 mm,对光反射灵敏。右眼角膜反射减弱,右面部感觉迟钝,额纹对称,右侧鼻唇沟稍浅,右耳聋,韦伯试验偏左。伸舌居中,吞咽呛咳,声音无嘶哑,咽反射减退,行走欠平稳,闭目能立。颈软,脑膜刺激征阴性。生理反射存在,病理反射未引出。完善各项术前检查后于 8 月 17 日在全身麻醉下行右侧桥小脑角肿瘤切除术。术后予以抗感染、止血、脱水治

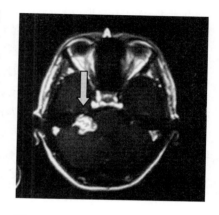

图 2-27 右桥小脑角肿瘤 MRI 表现

疗。术后患者闭眼时出现右眼睑不能完全闭合,右侧嘴角轻度歪斜。术后第 1 d 进行吞咽评估,洼田饮水试验评级为Ⅳ级,予以留置胃管、鼻饲流质。患者于 8 月 31 日出院。出院时患者胃管未拔,带管出院。

(杨 育)

第八节 颅内转移瘤及原发性中枢神经系统淋巴瘤

一、颅内转移瘤

颅内转移瘤(brain metastatic tumor)是指身体其他部位的恶性肿瘤转移到颅内者。好发于 40~60 岁成人。脑转移瘤的原发灶最常见的为肺癌,其次为乳腺癌,其他原发病灶在国外以肾癌和黑色素瘤等多见,国内则以结肠直肠癌和肝癌为多。男性多见于女性,性别之比为 2.1:1。转移灶的分布部位与中枢神经系统各分区的体积和血液供应有关,80%~85%转移灶分布在大脑半球,10%~15%分布在小脑半球,5%位于脑干。血行播散和直接浸润是两条主要的颅内转移途径,淋巴转移和脑脊液转移较少见。

(一)病理

转移灶在脑内的分布与脑血管的解剖特征有关。由于脑血管在脑灰质与白质交界处突然变细,阻止癌细胞栓子进一步向前移动,因此转移灶多位于灰质与白质交界处,并且常位于脑内大血管分布的交界区。转移灶按转移瘤的数目和分布可分单发性、多发性和

弥漫性 3 种,大部分脑转移瘤是多发的,单个转移灶较少见,弥漫性更少见。形成转移灶数目不一的原因可能与原发肿瘤的性质有关,但目前详细机制不清。

转移灶的病理表现可分为皮质结节、脑膜皮质、粟粒和脑神经 4 型,前 2 型适合手术治疗。皮质结节型最常见,呈圆形、结节状,有时呈楔形,大小不一,但边界多清楚。肿瘤附近脑水肿或肿胀严重,水肿程度与肿瘤大小不成比例为其特点。

(二) 临床表现

对于每个颅内转移瘤患者,其临床表现应包括原发肿瘤、脑和脑外转移灶的表现。脑内的症状类似于其他颅内占位性病变,具体可因转移灶出现的时间、病变部位、数目等因素而不同。80％患者在原发瘤已经治疗或切除后才出现脑转移瘤症状,间隔时间可从数月至 15 年,也有患者在发现原发肿瘤的同时即可出现脑转移瘤的症状。单发脑转移瘤的表现同一般原发脑瘤,以颅高压征和局灶征为主要表现。多发脑转移瘤则一般发展迅速,颅高压征显著,患者一般情况差,早期即出现恶病质。

1. 颅内压升高症状 头痛为最常见的症状,也是多数患者的早期症状,常出现于晨间,开始为局限性头痛,多位于病变侧(与脑转移瘤累及硬脑膜有关),以后发展为弥漫性头痛(与脑水肿和肿瘤毒性反应有关)。此时头痛剧烈并呈持续性,伴恶心、呕吐。在病变晚期,患者出现恶病质时,头痛反而减轻。

2. 癫痫 各种发作形式均可出现,约见于 40％患者,以全面性强直阵挛发作和局灶性癫痫多见。早期出现的局灶性癫痫具有定位意义,如局灶性运动性癫痫往往提示病灶位于运动区,局灶性感觉发作提示病变累及感觉区。

3. 神经、精神症状 见于 20％～66％患者,特别见于额叶和脑膜弥漫转移者,可为首发症状。表现为科尔萨可夫(Korsakoff)综合征(即遗忘综合征,以记忆障碍、虚构和定向障碍为特征)、痴呆、攻击行为等。65％患者会出现智能和认知障碍。

4. 常见体征 根据颅内转移瘤所在的部位和病灶的多少,可出现不同的体征,且定位体征多数在头痛等颅高压症状出现后的数天至数周出现。对侧肢体无力的发生率仅次于头痛,居第 2 位。常见有偏瘫、偏身感觉障碍、失语、脑神经麻痹、小脑体征、脑膜刺激征、视盘水肿等。

(三) 诊断和治疗

1. 诊断

(1) MRI 检查:首选。MRI 的 3D 成像优点为可显示 CT 检查难以发现的小转移瘤及脑膜、小脑及脑干的转移瘤。

(2) CT 检查:目前常在无 MRI 设备或患者禁忌行 MRI 检查(体内有心脏起搏器或其他带磁植入物)时,才考虑做 CT 检查。全身 CT 检查可发现原发肿瘤和颅外其他转移灶。

(3) X 线检查:头颅 X 线检查可有颅内压增高表现,对颅骨转移瘤有一定诊断价值。由于肺癌是最常见的原发肿瘤,对怀疑脑转移瘤的患者应常规做胸部 X 线检查。

(4) 脑脊液检查:是脑膜转移瘤诊断的一种主要方法。

(5) CTA、MRA 和 DSA 检查:在某些转移瘤(如甲状腺癌或肾腺癌转移),为了解肿瘤血供,或者在某些出血性转移灶与其他出血病变鉴别时,CTA、MRA 和 DSA 有时还是重要的检查方法。

（6）立体定向穿刺活检：对经以上各种检查仍不能明确诊断者，可行立体定向活检术。

（7）PET/CT 检查：核素成像在转移瘤部位可见放射性核素浓集区，对鉴别诊断有一定帮助。

2. 治疗　推荐个体化治疗，根据具体病情确定治疗方案。采用综合治疗措施，包括类固醇激素、外科手术、立体定向放射外科、肿瘤内治疗和化疗等。

预后评估可以帮助医生制订治疗方案。目前，美国肿瘤放射治疗协作组（The Radiation Therapy Oncology Group，RTOG)预测颅内转移瘤预后的最新标准是《预后分级评估表》(Graded Prognostic Assessment，GPA)（表 2 - 6)，从年龄、KPS、脑转移灶数目及现有/曾有脑外肿瘤，这 4 项进行评价，最高分值 4 分。

表 2 - 6　预后分级评估表(GPA)

	0	0.5	1	等级	平均生存期(月)
年龄（岁）	>60	50～59	<50	3.5～4	11.0
KPS	<70	70～80	90～100	3	6.9
脑转移灶数目	>3	2～3	1	1.5～2.5	3.8
现有/曾有脑外肿瘤	现有	—	曾有	0～1	2.6

二、原发性中枢神经系统淋巴瘤

原发性中枢神经系统淋巴瘤（primary central nervous system lymphoma，PCNSL)是淋巴结外的非霍奇金淋巴瘤，占颅内肿瘤的 1%～4%。<10%患者同时合并有系统性淋巴瘤，PCNSL 发展为全身系统性淋巴瘤的比例类似。罹患免疫缺陷疾病（如 AIDS)者患病风险最高，其次是接受免疫抑制治疗的器官移植者，近年来免疫正常人群中淋巴瘤的发病率也显著增高。非 AIDS 患者的发病年龄高峰为 50～70 岁，男性所占比例略高。

（一）解剖

PCNSL 可发生于软脑膜、脑、脊髓或眼睛的任何部位，无内脏或淋巴结受累(图 2 - 28)。

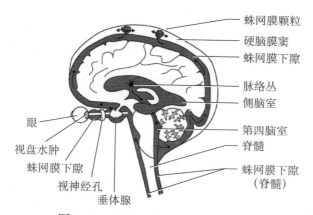

图 2 - 28　涉及 PCNSL 的解剖结构图

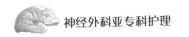

（二）病理

90%～95%的 PCNSL 属于弥漫性大 B 细胞淋巴瘤,肿瘤增殖指数常＞50%,恶性程度很高。

（三）临床表现

PCNSL 病程较短,多在半年以内。肿瘤可导致认知功能障碍、精神运动迟缓、人格改变及定向力障碍。50%以上患者有颅内高压症状(病灶周围伴随弥漫性水肿所致)及局灶症状。10%～40%患者存在脑干、小脑症状和脑神经功能障碍。2%～33%患者有癫痫症状,尤其是 AIDS 者。

部分 PCNSL 患者可有眼部表现,与脑膜淋巴瘤相关,可能与早期复发有关,但与总生存率无关。临床表现为漂浮感、视物模糊、视力减退及红眼疼痛。

（四）诊断和治疗

1. 诊断

（1）MRI 检查:是最敏感的非侵袭性检查,具有特异性。

（2）立体定向活检:对于 CT 或 MRI 检查怀疑 PCNSL 者,活检标本做病理学检查可确诊。术前避免注射皮质类固醇激素,以免影响诊断。

（3）脑脊液检查:可发现淋巴细胞增多和蛋白含量增加。

（4）分级诊断:通过裂隙灯检查是否累及眼部;FDG - PET 有助于判断 PCNSL 的颅外受累情况;全身影像学检查、睾丸超声及骨髓活检以除外全身其他系统受累;HIV、HBV、HCV 等病毒学的相关检查及免疫功能的评价。

2. 治疗

年龄＞60 岁和 KPS 评分是重要的预后相关因素,而多发病灶、软脑膜累及与预后相关性不大。罹患 PCNSL 的 AIDS 患者如无特殊治疗,生存期＜2 个月,50%以上患者死于机会性感染。仅应用类固醇激素或支持治疗,中位生存时间只有 3 个月。

（1）手术治疗:PCNSL 的切除手术不能延长患者的生存期。穿刺活检可获得病理诊断,手术病残率和病死率低。

（2）化疗:目前常用甲氨蝶呤联合其他化疗药物如阿糖胞苷、烷化剂、亚硝脲类及替莫唑胺等,以期延长生存时间。中位生存时间≥60 个月,60～65 岁以下年龄较轻的患者 5 年生存率接近 70%。

（3）放疗:对化疗无效或有禁忌的患者,40～50 Gy 全脑放疗仍然是治疗的选择,但很少能达到治愈效果,中位生存时间为 10～18 个月。

（4）其他:干细胞移植、人 CD20 抗原的单克隆抗体(利妥昔单抗)治疗。

三、护理要点

1. 原发肿瘤的护理　由于颅内转移瘤患者多为肿瘤晚期状态,大多已接受了原发肿瘤的治疗,护士需了解患者的既往史,目前的治疗及用药史,以做好相应护理。如肺癌患者易出现气短、乏力、胸闷等症状;肺癌放疗可导致放射性肺炎,常发生于放疗开始后 1 个月左右,临床表现为刺激性咳嗽、气促、发热、胸闷、气急且常伴肺部感染。乳腺癌术后可出现患侧肢体障碍、第二性征受损。骨转移患者易致病理性骨折,伴或不伴疼痛。

2. 姑息护理 脑转移瘤患者(年龄<65 岁,KPS≥70 分,原发病灶得到控制,无脑外转移)治疗后的平均生存期为 7.1 个月。罹患 PCNSL 的 AIDS 患者如无特殊治疗,生存期少于 2 个月,半数以上死于机会性感染;仅应用皮质类固醇激素或支持治疗,PCNSL 患者的中位生存时间只有 3 个月;全脑放疗后患者生存期为 12~18 个月;60~65 岁以下年龄较轻的患者 5 年生存率接近 70%。

研究表明,恶性脑肿瘤终末期的常见症状有:吞咽困难、嗜睡、头痛、癫痫发作、谵妄和临终呼吸道分泌物梗阻。化疗及放疗也会导致神经毒性和潜在的认知障碍。护士需协助医患双方就患者的营养、镇静、镇痛、抢救等措施达成一致。

四、案例导入

患者,女性,33 岁。反复癫痫发作伴明显消瘦半年,剧烈头痛 2 个月。外院诊断为"左顶叶占位伴脑积水"行脑室腹腔分流术,脑脊液脱落细胞检查检出异性细胞,但细胞量少,无法定性,至上级医院拟行活检以进一步治疗。查体:身高 156 cm,体重 35 kg,右侧肢体肌力Ⅳ°,KPS 评分 20 分。嗜睡,GCS 14(M4V6E5);双侧瞳孔直径为 2.5 mm,等大等圆,对光反射灵敏。白细胞计数 $7.73×10^9$/L,红细胞计数 $3.6×10^{12}$/L,血红蛋白116 g/L,血小板计数 $91×10^9$/L。中性粒细胞81.5%,淋巴细胞10%。总蛋白58 g/L,白蛋白38 g/L。影像学资料见图 2-29。在完善各项检查及术前准备后,于全身麻醉导航下行脑左中央叶病灶穿刺活检术。病理检查显示:肺来源的左顶叶转移性腺癌。个体化治疗方案采用选择性表皮生长因子受体(epidermal growth factor receptor, EGFR)拮抗剂吉非替尼鼻饲,转康复医院继续治疗。2 周后患者 GCS 15 分,可自主进食,肌力同术前,KPS 评分 70 分。

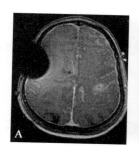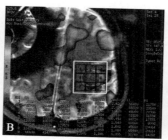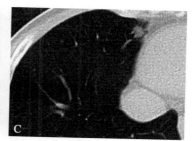

图 2-29 左顶叶占位伴脑积水

A. MRI 增强扫描提示左中央叶病灶,强化明显,伴弥漫性硬脑膜及软脑膜强化,考虑肿瘤广泛播散;B. MRS 检查提示胆碱明显升高,N-乙酰天门冬氨酸降低;C. 肺 CT 检查示右肺下叶前基底段磨玻璃密度结节影,周围见短毛刺,提示肺癌

五、知识链接

肿瘤分子靶向治疗药物吉非替尼的临床应用及护理

吉非替尼是唯一拥有充分一致亚洲证据的 EGFR 酪氨酸激酶抑制剂,中国晚期非小细胞肺癌的二线标准治疗方案。通过选择性的酶抑制剂可阻断酪氨酸激酶活化,从而抑

制 EGFR 激活,达到抑制细胞周期进程、加速细胞凋亡、抑制血管生成、抑制肿瘤细胞浸润和转移、增强化疗和放疗效果的作用。

吉非替尼最常见的不良反应是皮疹、腹泻和皮肤干燥,一般见于服药后 1 个月内,通常是可逆性的。最严重的不良反应是间质性肺炎,病死率为 50%,临床以活动性呼吸困难、胸部 X 线检查示弥漫阴影、限制性通气障碍、弥散功能降低和低氧血症为特征。其他不良反应包括便秘、呕吐、厌食、肝功能异常等。

(石卫琳)

第九节　脊髓和脊柱肿瘤

一、脊髓肿瘤

脊髓肿瘤(spinal cord tumor)是指生长于脊髓、神经根、硬脊膜、脂肪组织及血管的肿瘤,又可称为椎管内肿瘤。脊髓肿瘤以髓外居多,根据肿瘤与脊髓、硬脊膜的关系,脊髓肿瘤可分为髓内和髓外肿瘤。年发病率为(0.9～2.5)/10 万,占中枢神经系统肿瘤的 10%～20%。男性发病多于女性,约为 1.65∶1。好发年龄为 20～50 岁。

(一) 分类

1. **按肿瘤起源分类**

(1) 原发性:起源于椎管内本身的组织,如脊神经瘤、脊膜瘤等,占椎管内肿瘤的 75%～95%。

(2) 继发性:由椎管外肿瘤侵入椎管内所致,占椎管内肿瘤的 5%～25%。

2. **按解剖部位分类**　包括:①颈段肿瘤,占 13%～26%;②胸段肿瘤,占 42%～67%;③腰骶段肿瘤,占 12%～28%。

3. **根据肿瘤与脊髓、硬脊膜的关系**　可分为髓内和髓外肿瘤。髓外肿瘤又可分为硬脊膜外肿瘤和硬脊膜下肿瘤。

(1) 髓内肿瘤(图 2-30):髓内肿瘤占椎管内肿瘤的 20%左右,为中枢神经系统常见

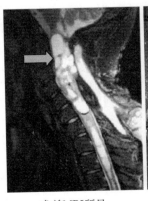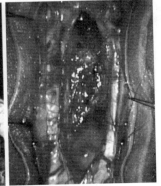

术前MRI所见　　　　　术中显示肿瘤

图 2-30　颈段髓内室管膜瘤

肿瘤之一,主要有室管膜瘤、星形胶质细胞瘤和血管母细胞瘤等,少数为先天性肿瘤、转移瘤、神经鞘瘤。

（2）髓外肿瘤(图2-31)

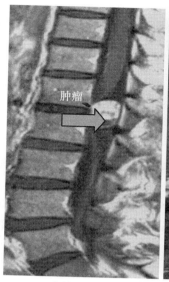
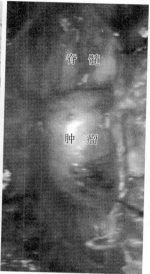

术前MRI所见 　　　　　　术中显示肿瘤

图2-31　髓外神经鞘瘤

1）硬脊膜外肿瘤:可发生于硬脊膜、神经根、硬脊膜外脂肪组织及血管等。组织学类型有:神经纤维(鞘)瘤、脊膜瘤、血管瘤、肉瘤、转移瘤等,大多为良性肿瘤,部分为恶性肿瘤。手术效果大多良好。

2）硬脊膜下肿瘤:此类肿瘤最为常见,主要是神经鞘瘤、脊膜瘤及先天性肿瘤。绝大部分为良性肿瘤,手术切除效果良好。

（二）临床表现

1. 节段脊髓肿瘤主要纵向定位症状

（1）高颈段肿瘤(C1～C4):枕颈区呈放射性痛,颈项强直,强迫头位,四肢痉挛性瘫痪,后枕部及同侧面部感觉障碍,也可出现呼吸障碍。

（2）颈膨大段肿瘤(C5～T1):肩及上肢呈放射性痛,上肢迟缓性瘫痪,下肢痉挛性瘫痪,病灶以下感觉障碍。

（3）胸髓段肿瘤(T2～T12):腰背部放射痛,少数胸腹部放射痛和束带感,上肢正常,下肢痉挛瘫痪,感觉障碍。

（4）腰膨大段肿瘤(L1～S2):下肢放射性痛,弛缓性瘫痪及感觉障碍,会阴部感觉障碍,明显者可有括约肌功能障碍。

2. 髓内、髓外肿瘤的不同临床表现　见表2-7。

表 2 - 7 髓内、髓外肿瘤临床表现的区别

	髓内肿瘤	髓外肿瘤
好发部位	颈段、胸段，其次为腰段	颈段、腰段
常见肿瘤性质	恶性多见	良性多见
首发症状	根性痛少见，分离性感觉障碍明显	神经根痛多见
感觉障碍	自上而下（下行麻痹）	自下而上（上行麻痹）
括约肌障碍	出现早	出现晚

（三）疾病分期

随着疾病发展，可将症状演变分为 3 期：刺激期、脊髓部分受压期和脊髓完全受压期。

1. 刺激期　病变较小，仅引起相应结构的刺激症状，主要表现为根性疼痛、异常感觉或节段性运动障碍。

2. 脊髓部分受压期　病变在椎管内继续发展，脊髓受压，出现脊髓传导束障碍。

3. 脊髓完全受压期　为晚期，压迫遍及整个横断面，表现为病变平面以下的感觉、运动完全丧失和自主神经功能障碍。

（四）诊断和治疗

1. 诊断　MRI 是首选的检查方法，必要时行 CT 或脊髓血管造影。

2. 治疗　手术治疗为首选，对于恶性肿瘤术后应配合放疗或化疗。脊髓肿瘤的预后取决于肿瘤的部位及性质、术前神经系统的功能状态、治疗的方法、手术后的护理与康复及患者的一般情况。

二、脊柱肿瘤

脊柱肿瘤（spinal tumor）占全身骨肿瘤的 6%～10%。脊柱肿瘤包括原发性脊柱肿瘤和转移性肿瘤，各种类型的骨肿瘤几乎都可以在脊柱见到，如骨肉瘤、骨样骨瘤、动脉瘤样骨囊肿，而转移性骨肿瘤则占脊柱肿瘤 50% 以上。

（一）临床表现

临床症状与肿瘤大小、生长速度及邻近组织受压等因素有关。

1. 背痛　是脊柱肿瘤患者最常见的症状，经常早于其他神经症状数周或数月出现。背痛分为与肿瘤有关的疼痛和机械性疼痛。

（1）与肿瘤有关的疼痛：可能是炎性介质或肿瘤牵张椎体的骨膜所致。主要表现为夜间痛或清晨痛，并且一般在白天因活动而缓解。

（2）机械性疼痛：源于脊柱的结构异常，如病理性压缩骨折导致脊柱的不稳定。与运动有相关性，坐位或站立位可增加脊柱的纵向负荷从而使疼痛加重。除此以外，若患者出现胸椎或胸腰椎压缩骨折造成后突畸形，卧位时会伴发严重疼痛，患者往往有坐位睡觉的病史。胸椎的病理性压缩骨折所致疼痛通常持续数天，如果肿瘤没有侵犯后侧附件，疼痛一般可在数天后缓解。

2. 脊髓受压症状　包括：脊柱活动受限、脊柱侧弯、病变部位椎旁肌痉挛、肢体进行性肌肉萎缩、大小便失禁，以及相应的神经根刺激症状。

（二）常见脊柱肿瘤

1. 骨肿瘤　多为良性肿瘤，软骨瘤可发生恶变。好发于青少年，年龄多在 10～25 岁，男性多于女性。起病隐匿，早期通常症状不明显，当肿瘤增大至一定程度压迫邻近组织时，可出现疼痛。

2. 脊柱血管瘤　为良性骨肿瘤，以胸椎最多见。常见于 40 岁左右的中年人，女性多于男性。其中 66％为单发，34％为多发。患者有局部轻微疼痛不适，全身情况好，仅在 X 线检查时才被发现，随着肿瘤的增大，压迫脊髓可产生相应的症状。

3. 恶性肿瘤　骨肉瘤是最常见的骨源性恶性肿瘤之一，发生在脊柱者仅占 3.7％。好发年龄约 30 岁。本病病程短，病情进展迅速，疼痛是主要特征，开始为间歇性，很快转为持续性，剧痛难忍。随着病变进展，逐渐出现低热、疲乏、进行性消瘦和贫血，最后出现恶病质。

4. 脊柱转移瘤　转移瘤多来自肺癌、肾癌、乳腺癌、甲状腺癌、结肠癌等。在椎管内的任何节段均可发生，但以胸椎最多见，绝大多数发生在硬脊膜外（占 95％）。可经动脉、椎静脉系统、蛛网膜下隙、淋巴系统播散和邻近的病灶直接侵入转移至椎管。早期可侵犯脊髓神经根，故疼痛是最常见的首发症状。病程短，50％患者生存期仅 1～3 月，最长者 6 个月。

5. 脊柱非肿瘤性肿块　骨囊肿好发于 20 岁以下的儿童及青少年，男性多于女性。患者一般症状轻微，仅有隐痛，多数行 X 线检查才被发现。脊柱动脉瘤样骨囊肿发病年龄以 10～20 岁最多见，男女发病比例无差异。迅速膨胀性生长、破坏性病变和神经功能障碍是本病的特点。初期病变部位轻度疼痛，至晚期时患者可出现脊髓压迫症状。

（三）诊断和治疗

1. 诊断　X 线摄片是脊柱肿瘤首选的检查方法，活检可以明确诊断。

2. 治疗　原发性脊柱肿瘤首选手术治疗。对于脊柱转移瘤的治疗主要有 3 种方法：化疗、放疗和手术治疗。内、外科治疗脊柱转移瘤的目标都是最大限度改善患者的生活质量。一旦转移瘤的诊断确立，则手术或手术联合其他治疗手段所能发挥的作用就是缓解疼痛、改善或维持神经功能和恢复脊柱结构完整性。确定脊柱转移瘤的治疗方案需要肿瘤内科、内科、放射科、放疗科、神经科和骨科等多学科参与。

三、围手术期护理

（一）术前护理

1. 安全护理　由于患者部分肢体冷、热、痛感觉迟钝或消失，护士及家属应防止患者烫伤、压伤、冻伤，禁用热水袋。对步态不稳、行走无力者，要有专人陪护防止跌倒、坠床等意外发生。

2. 皮肤准备　术前 1 d 沐浴，勿抓伤皮肤。

（二）术后护理

1. 病情观察　全身麻醉术后观察患者意识、瞳孔、肌力、血压、脉搏、呼吸，必要时测氧饱和度。肌力观察主要依据0～Ⅴ°分级标准。严密观察呼吸频率、方式。发现呼吸频率、方式改变或呼吸无力时,及时汇报医生。在观察过程中,发现感觉障碍平面上升或四肢肌力减退,应考虑脊髓出血或水肿,必须立即报告医生采取措施。①颈位手术:麻醉清醒后观察四肢肌力活动,严密观察呼吸变化,术后可能会出现颈交感神经节损伤症(霍纳综合征:患侧瞳孔缩小,眼睑下垂,眼球凹陷)一般不需处理;②胸椎手术:如术后出现腹胀、排泄困难,可肌内注射新斯的明0.5 mg或肛管排气;③腰椎手术:观察下肢肌力和肛周皮肤有无感觉异常。

2. 移动　搬动患者时要保持脊髓水平位置,尤其是在搬运高颈位手术患者时,更应注意颈部不能过伸过屈。最好能佩戴颈托,避免搬动造成脊髓损伤。搬运时应采取3人平托法:3位搬运员同时位于患者外侧,分别托起患者头颈、躯干、下肢,保持患者身体轴线平直不扭曲,将患者轻轻放置在病床上(图2-32)。

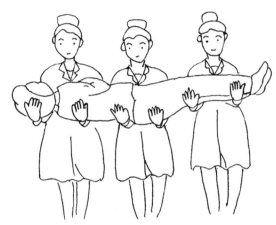

图2-32　3人平托法

3. 体位　术后宜取侧卧位,以睡木板床或硬垫床为佳。

4. 引流管护理　保持伤口引流管的通畅,观察引流液的颜色、性质及量,翻身时避免引流管脱出,一般引流管在手术后2～3 d拔除。术后不能自行解尿者应给予留置导尿管,保持导尿管的通畅,观察尿液的颜色、性质及尿量,定时夹放引流管,以训练膀胱功能。鼓励患者多饮水,预防泌尿道感染。

5. 伤口护理　下颈上胸段术后患者,禁止做拥抱用力动作,以免伤口崩裂。注意术后伤口感染征象,保持敷料的干燥,尤其是骶尾部。污染衣裤及时更换。伤口感染常在术后3～7 d出现,表现为局部搏动性疼痛,皮肤潮红、肿胀、皮温升高,压痛明显,并伴有体温升高,应及时报告医生,检查伤口情况。

6. 神经麻痹护理　术后可能出现神经麻痹,对各种温、痛感觉消失或减退,应禁用热水袋,避免烫伤。

7. 疼痛护理　少数患者术后会出现较持久的肢体或躯干的剧烈疼痛,产生的原因不明,可能与感觉传导束受刺激有关。应做好疼痛评估,及时报告医生给予适当的止痛剂并配合心理治疗,减轻患者痛苦。

8. 并发症护理

（1）呼吸道感染：保持室内空气清新，定时开窗通风。对于高位截瘫者，要按时翻身、拍背，每次拍背时用空掌从患者背部肺底部由下向上、由外向内，拍击到肺尖部；帮助患者咳嗽排痰，增强后背部血液循环。指导患者做深呼吸及扩胸运动，有利于肺复张。有气管插管的患者要做好插管护理，及时吸痰，并监测血氧饱和度。床旁备吸引器，必要时备呼吸机。

（2）泌尿系统感染：对于长期留置导尿管者，应鼓励多饮水，稀释尿液，借助排尿冲洗膀胱尿道，减少细菌繁殖，预防泌尿系统感染。每日尿量应保持在 1 500～2 000 ml。保持会阴部清洁，按时做好尿道口护理。定时夹放导尿管，白天 2～3 h 一次，夜间 4～5 h 一次，使膀胱保持节律性充盈和排空，防止膀胱痉挛和缩小。开放导尿管时，嘱患者做用力排小便动作，促进功能恢复。也可做间歇插管，每 3～6 h 插管导尿一次，使膀胱周期性排空，减少感染，促进功能恢复。

（3）压疮：卧床患者避免软组织长期受压，按时翻身、拍背，使用气垫床；每日用温水擦浴，保持皮肤清洁；保持床单平整、干燥；保证全身营养摄入，防止压疮的形成。

（4）关节挛缩：指导患者及时进行功能锻炼，保持肢体的功能位。卧位姿势不得压迫患肢，下肢瘫痪者防止关节畸形。足下垂者，应穿功能鞋（图 2 - 33），保持双足功能位。

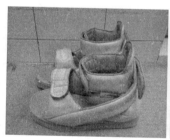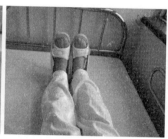

图 2 - 33　功能鞋

（5）下肢静脉血栓形成：做好下肢被动运动，保持肌肉柔韧性，防止血栓形成。有条件的患者，可穿医用弹力袜，应用压力循环泵促进下肢血液循环。

（6）排便障碍：通常是由于脊髓损伤后肛门的感觉或动力异常及手术后长期卧床肠蠕动减少引起。对于脊髓损伤后排便障碍的患者，可用肛门指诊让患者模拟排便和紧缩的动作时对肛门直肠肌肉的力量与协调性做出评估，用肛门直肠测压评估肛门内、外括约肌的功能与直肠壁的感觉功能和顺应性等。对于手术后长期卧床排便障碍的患者，可听诊肠蠕动以评估排便情况。

1）指导患者养成定时排便习惯，如每日早餐后 30 min 排便。可在患者进餐结束时在直肠内置甘油栓剂，以促发反射性排便，建立条件反射。

2）饮食指导：指导患者少吃油腻或油炸食物，多吃水果（如苹果、香蕉）、蔬菜（如芹菜）等富含粗纤维的食物，以促进肠道蠕动。保证每日饮水量，以防止大便干结。

3）功能训练：指导患者早期在床上进行增强腹肌运动，每天在早、中、晚餐后训练腹式呼吸，每次 15～20 min，饭后 30 min 内沿着结肠走向按摩下腹部，以促进肠蠕动而产生

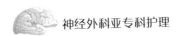

便意。进行肛门盆底肌运动的训练,以增加肛部神经的敏感度,刺激肛门括约肌收缩。可按医嘱给予口服乳果糖等药物通便。

9. **心理指导**　脊髓功能的恢复是一个缓慢的过程,部分患者常会因效果不明显而失去耐心,在情绪上常有伤感、易激动的表现。医护人员要告诉患者脊髓恢复的过程,增强患者的自信心,积极主动参与康复目标制订的全过程。

10. **饮食指导**　营养是机体生长、组织修复和维持正常生理功能的物质基础,是患者康复不可缺少的条件。形成良好的饮食习惯,多进食高蛋白、高维生素、高纤维素的易消化食物,避免辛辣饮食,对功能的恢复和避免并发症的发生有积极的意义。

11. **康复指导**　脊髓肿瘤的切除是一种较复杂的手术,手术可能对呼吸中枢、肢体运动、感觉带来一定影响,患者术后出现暂时或永久的劳动力丧失、感觉功能障碍,需要长时间、正确有效的锻炼才可能恢复。因此帮助、指导患者进行早期的康复运动,对于功能的恢复、自我形象的重建起着十分重要的作用。

12. **功能锻炼**

(1) 按摩:对瘫痪的肌肉用柔软、缓慢的中等力度进行按摩、揉捏。对拮抗肌给予按摩,使其放松。

(2) 被动运动:鼓励患者尽量用健侧肢体带领患肢做被动运动,或由家属帮助运动患肢,完成关节全幅活动。

(3) 主动运动

1) 进行本体促进法训练。在主动运动恢复之前,利用各种本体反射(如浅伸反射、屈曲反射)进行训练,以诱发主动运动。

2) 瘫痪肌肉先做假想运动,然后再做助力运动。

3) 患肢主动运动,保持肌力,防止萎缩。

4) 进行坐起锻炼。先将床头摇起 30~60°,1 周内可以坐起,最初由他人辅助,以后患者可凭借绳带坐起,进而双腿下垂坐在床边,最后下地坐椅。

5) 瘫痪肢体理疗可改善患肢血液循环,促进功能恢复,延缓和防止肌肉萎缩。

四、案例导入

患者,男性,43 岁,半年前无明显诱因下出现四肢麻木,当时未治疗,后症状逐渐加重并伴下肢乏力,至当地医院查颈椎 MRI 示"C3~T3 髓内占位,T1WI 低信号,T2WI 高信号,增强扫描后不均匀强化"(图 2-34),双下肢肌力Ⅳ°,为进一步诊治收住入院。完善各项术前检查后,在全身麻醉下行 C3~T3 髓内占位 C1~2 髓内肿瘤切除术。术后患者 GCS15,双下肢肌力Ⅳ°。痰液较多,不易咳出,次日起给予体位引流协助排痰,雾化吸入,咳痰改善。术后第 10 d 能在家属搀扶下下床如厕,未发生肺炎等并发症,给予出院。

五、知识链接

颈髓肿瘤术后体位引流

颈髓肿瘤术后体位引流时间一般选择在早餐前,以免患者呕吐胃内容物而引起误吸。

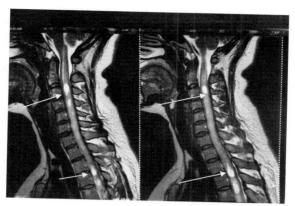

图 2-34 C3～T3 髓内肿瘤 MRI 表现(箭头)

持续时间不超过 15 min。引流时,患者佩戴颈托,给予头低脚高俯卧位,以利用重力作用使肺、支气管内分泌物排出体外。同时,结合叩背振动排痰,叩背时手指并拢拱成杯状,腕部放松,迅速而规则地叩击胸部各肺叶,先从痰液较多的部位开始,然后进行另一部位的叩击,每一肺叶要反复叩击 1～3 min。叩击力量要适中,叩击时发出空而深的拍击音,以不使患者感到疼痛为宜,注意需避开骨突起部位,如胸骨、肩胛骨及脊柱。

(殷志雯)

第十节　儿童中枢神经系统肿瘤

　　儿童中枢神经系统肿瘤发生于儿童期各年龄段,常见于 1～4 岁及 15～18 岁。多为原发性,在中枢神经系统的任何部位都可以生长,主要好发于后颅窝、鞍区、大脑半球和松果体区等中线部位。常见肿瘤性质依次是胶质瘤、髓母细胞瘤和颅内生殖细胞肿瘤。成人多见的胶质母细胞瘤、脑膜瘤、垂体腺瘤等在儿童却少见。

　　在小儿,位于各部位的肿瘤有其特殊性。小儿大脑半球的肿瘤多见为毛细胞型星形细胞瘤和原始神经外胚叶肿瘤;丘脑-基底节区肿瘤多见为生殖细胞肿瘤与毛细胞型星形细胞瘤;鞍区肿瘤多为颅咽管瘤、生殖细胞瘤、视路-下丘脑低级别胶质瘤;小脑半球肿瘤为毛细胞型星形细胞瘤;第四脑室肿瘤多为髓母细胞瘤和室管膜肿瘤(表 2-8)。

表 2-8　WHO(2007)常见儿童中枢神经系统肿瘤

神经上皮组织肿瘤	星形细胞肿瘤	毛细胞型星形细胞瘤
		毛细胞黏液样型星形细胞瘤
室管膜肿瘤		室管膜瘤
		黏液乳突型室管膜瘤
		间变性室管膜瘤
脉络丛肿瘤		脉络丛乳头状瘤

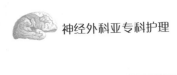

续 表

神经上皮组织肿瘤	星形细胞肿瘤	毛细胞型星形细胞瘤
	神经元和混合性神经元-胶质肿瘤	婴儿多纤维型星形细胞瘤/节细胞胶质瘤
		神经节胶质瘤
	松果体区肿瘤	松果体母细胞瘤
	胚胎性肿瘤	
脑膜瘤	乳头型和间变性脑膜瘤（WHO Ⅲ级）	
间叶性肿瘤	尤文肉瘤-PNET	
胚生殖细胞肿瘤		
颅咽管瘤		

一、解剖

儿童中枢神经系统肿瘤给神经外科医护人员带来了特殊的挑战：儿童中枢神经系统的解剖、生理与成人的有实质性差异；儿童的生长和成熟过程中中枢神经系统的对应发展更是医护人员的进一步挑战。因儿童颅盖骨含软骨的成分多，相较成人更柔韧；越低龄的儿童，其颅盖骨的血供也越丰富。

（一）囟门

观察囟门可了解颅内压增高的情况，系统性疾病或遗传病可导致囟门早闭或延迟，如甲状腺功能减退及狭颅症。正常情况下，后囟门直径1～2 cm，在出生后2个月闭合；前囟门直径4～6 cm，在出生后4～26个月闭合（图2-35）。

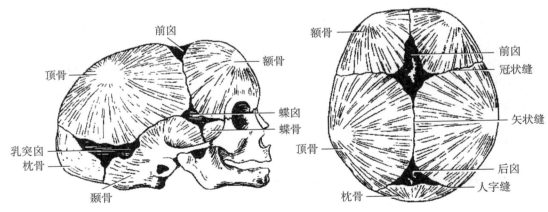

图 2-35 新生儿颅

（二）颅内容物

足月新生儿的正常颅内压为2～6 mmHg，儿童略高。儿童颅内容物与成人相似，脑和细胞间液占80%，脑脊液占10%，血液占10%。颅顶的高柔顺性使得颅内顺应性增高，脑室容量曲线右偏(图2-36),脑容量在颅内压快速增高被观察到之前得以增加。需注意的是,未闭合的颅缝及囟门并不能排除快速颅内压增高导致脑疝的可能。

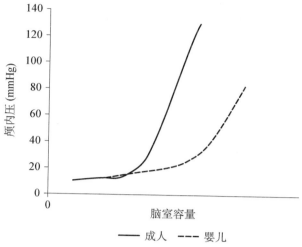

图2-36 颅内顺应性

注意婴儿颅盖骨柔韧性的增加(虚线)

婴儿的脑血流量与成人类似,约50 ml/100 g脑组织。随着年龄的增加,3~8岁时脑血流量达到高峰,约70 ml/100 g脑组织。然后在青春期的中晚期下降到成人水平。尽管婴儿与成人的脑血流率相似,但婴儿从心脏输出到脑的血容量(25%)远远高于成人(15%)。维持脑血流量以满足脑代谢需求的过程称为自动调节,通过几方面进行调节。其中压力自动调节是指通过范围内的平均动脉压维持脑灌注以保证脑代谢的需求。成人的正常平均动脉压为50~150 mmHg,儿童略低。健康新生儿的平均动脉压低于48 mmHg,早产儿更低。目前,儿童脑自动调节的低限值还不明确,早产儿的脑血流可能存在被动灌注模式,在利用脑灌注压直接压力灌注治疗重症颅脑外伤患儿时需要注意。化学自动调节是指局部动脉二氧化碳分压与脑血流含氧量之间的关系,动脉二氧化碳分压增加使脑间质pH降低,导致脑血管扩张、脑血流及脑血容量增加。通常,健康儿童对高碳酸血症的容忍性比成人高。动脉血氧分压一般不影响脑血流,低于50 mmHg时可致脑血管扩张。

注意麻醉药对脑自动调节功能的影响。麻醉状态下,脑血流依赖于灌注压(被动血流),危重情况时化学自动调节随之改变。通常,强效吸入麻醉剂比静脉用药的影响效应大。大多数情况下,芬太尼衍生物可保留自动调节功能。

(三) 脊髓

脊髓的解剖随着儿童发育的不同阶段而随之改变。脊髓圆锥在新生儿阶段较低,位于L3;1岁时到成人L1水平。儿童的骶骨较窄平,在腰椎穿刺时更易抵达蛛网膜下隙。出现骶骨窝(sacral dimple)提示有脊髓异常的可能,需要进一步行超声或MRI检查。儿童颈部肌肉较弱,更易引起颈部和颈髓损伤。

二、病因病理

肿瘤的发生原因仍未完全清楚,可能与以下因素有关。

1. 胚胎残余组织 胚胎发育早期,受身体内、外环境因素影响,细胞移行,异常分化增殖成为肿瘤。如颅咽管瘤、畸胎瘤等。

2. 遗传因素 儿童可因遗传了突变基因而致病;遗传因素还可影响患者对致瘤因素的敏感性,但具体过程尚不清楚。

3. 化学物质及放射线 被确认的具有致肿瘤可能的是放射线。在化学因素中,甲基胆蒽、多环烃类与烷化剂等在一些动物试验中可诱发脑瘤。

4. 病毒的作用 带有癌基因的病毒感染动物或人的细胞后,可将癌基因整合到后两者细胞的基因中,引起细胞发生瘤性转化,异常增殖形成肿瘤。

三、临床表现

(一) 症状

在婴儿期,颅内肿瘤所产生的症状可能只是激惹与生长发育不良。儿童期,由于发育中的脑顺应性大及骨性颅腔可扩张的特点,当占位体积尚未足够大时并不产生明显症状与体征;加之儿童不像成人主诉症状早和明确,大多数儿童颅内肿瘤发现时往往已经非常大。总的来讲,儿童脑肿瘤主要有 3 类症状:颅内压增高、局灶症状和癫痫。

1. 颅内压增高 颅内压增高常引起患儿情绪改变,表现为烦躁、易激惹、淡漠或嗜睡。头痛可随病程的延长逐渐加重,婴幼儿不能主诉头痛但可表现为双手抱头、抓头或阵发性哭闹不安。呕吐以清晨或早餐后多见,常在呕吐后能立即进食其后又很快呕吐。颅内压增高还可引起双侧展神经麻痹,表现为复视及眼球内斜视,双侧性视盘水肿可致视力减退。

2. 癫痫发作 良性或偏良性的胶质瘤可引起小儿癫痫。但由于小儿幕下肿瘤较多、恶性肿瘤发病急,小儿颅内肿瘤引发癫痫的发病率较低,为 10%~20%。

3. 局灶症状 肿瘤对周围脑组织的压迫、破坏可引起相应部位的功能异常。

(1) 小脑共济失调:见于后颅肿瘤。患儿走路摇摆、蹒跚、双足距宽、容易摔倒、不能闭目站立,坐时需双臂支撑于身体两侧;肢体动作笨拙、指鼻不准。此外,还可出现眼球震颤、言语不清晰、肌张力低下、正常生理反射减弱等现象。

(2) 脑干症状:脑干肿瘤或后颅肿瘤侵犯或压迫脑干,可产生一侧脑神经麻痹及对侧肢体瘫痪的表现。脑神经麻痹时,患儿可出现眼睑不能闭合、斜视、复视、嘴歪、流涎、听力下降、喝水呛咳等表现。压迫脑干时,患者可出现头部固定位,并可出现突然意识丧失、呼吸停止而死亡。

(3) 视觉障碍:蝶鞍部位肿瘤压迫视神经可引起患儿视神经萎缩、视力减退及视野缺损。

(4) 内分泌紊乱:发生于蝶鞍区的肿瘤,如颅咽管瘤,常可侵犯脑垂体和下丘脑,引起神经内分泌功能紊乱。患者可有生长发育迟缓、肥胖、尿崩症等表现,而松果体区肿瘤可引起患者生长发育加速。

（5）其他表现：患者由于体温调节中枢受影响而出现发热或体温低于正常,肿瘤组织出血、坏死也可致发热。

(二)体征

1. 头颅增大　婴幼儿因其颅缝愈合不全或纤维性愈合,颅内压增高可致颅缝分离、头围增大,叩诊可闻及破罐音。1岁以内的婴儿也可见前囟膨隆及头皮静脉怒张,但不如先天性脑积水者严重。某些位于大脑半球凸面者,尚可见头颅局部隆起或外观不对称。

2. 颈部抵抗或强迫头位　小儿颅内肿瘤有强迫头位者多见于第三脑室、第四脑室或枕大孔区肿瘤。第三脑室肿瘤患儿可呈膝胸卧位,后颅窝肿瘤患儿则头向一侧偏斜以保持脑脊液循环通畅。后颅窝肿瘤因慢性小脑扁桃体下疝或肿瘤向下生长压迫和刺激上颈神经根可引起颈部抵抗,需予以警惕。

四、诊断和治疗

(一)诊断

1. CT检查　CT不仅可以精确定位,还可了解肿瘤大小、囊实性、有无钙化、血运是否丰富、瘤周水肿及脑积水情况等。此外,由于CT检查速度快,对婴幼儿检查方便,容易实施。

2. MRI检查　对中线和后颅窝肿瘤显示尤为清晰,但对钙化和骨质显示不如CT检查。因检查较耗时,易哭吵的小儿需应用镇静剂后实施。

3. DSA检查　高度怀疑血管母细胞瘤的患儿,常需做脑血管造影检查,包括CTA或DSA。血供丰富的肿瘤可见肿瘤异常染色,并可择机行肿瘤的供血动脉栓塞,以利手术切除。

当上述检查已明确颅内肿瘤时,对婴幼儿不建议行额外的带放射线检查。

(二)治疗

儿童颅内肿瘤以手术治疗为主,手术目的是切除肿瘤或活检明确病理性质。根据病理性质,术后可辅以放疗和化疗。化疗原则上用于恶性肿瘤术后,与放疗协同进行,复发颅内恶性肿瘤也是化疗的指征。对于年龄<3岁的患儿不主张放疗,因其对发育脑组织的长期副作用,可引起放射性脑坏死、甲状腺功能低下、生长发育迟缓、智商降低等并发症。恶性胶质瘤尚可用免疫治疗。

五、常见儿童脑肿瘤

1. 胶质瘤　囊性星形细胞瘤具有分界较清楚的囊壁和结节,多见于10岁左右儿童的小脑半球内,如能将瘤壁结节完全切除可望获得根治;儿童脑干胶质瘤可进行显微手术切除,术后根据病理类型进行放疗和化疗。

2. 髓母细胞瘤　好发于2～10岁儿童。髓母细胞瘤是一种生长快、恶性度高的胶质瘤。可发生在脑组织的任何部位,但以后颅最多见。绝大多数生长在第四脑室顶上方的

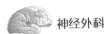

小脑蚓部,并可向第四脑室生长,使脑脊液循环受阻,造成梗阻性脑积水,引起颅内压力增高。患儿常以头痛、呕吐为首发症状,并有视盘水肿等。瘤细胞如自肿瘤上脱落下来,还可沿脑脊液通道转移到椎管内出现脊髓转移或颅内转移,产生肢体瘫痪、感觉障碍、抽搐等症状,这多已是疾病晚期。治疗主要是手术切除加全脑脊髓放疗,并辅以化疗。脊髓内播散种植时,化疗可为首选方法。

3. 颅内生殖细胞肿瘤　发病高峰为 10~12 岁,男女发病比例为(2~5):1。肿瘤多位于中线,其中以松果体区最多见,约占 50%,其次是鞍上区。90%患者在 20 岁前出现症状,鞍区以内分泌功能异常最为常见;松果体区病程较短,约几个月,主要临床表现包括上丘脑综合征,性早熟及颅内高压。成熟畸胎瘤是生殖细胞肿瘤中唯一的良性肿瘤,其余类型均为恶性。肿瘤细胞可通过直接转移或脑脊液播散,经血运转移至颅外的少见。怀疑生殖细胞肿瘤时,应做血浆及脑脊液的甲胎蛋白(AFP)、人绒毛膜促性腺激素 β(β-HCG)及胚胎碱性磷酸酶(PLP)检查。活检手术是生殖细胞肿瘤诊疗重要手段,放疗应列为术后常规辅助治疗。

4. 室管膜瘤　多见于儿童,发病高峰年龄为 5~15 岁。幕下好发。主要表现为发作性恶心、呕吐及头痛,以后可出现步态不稳、眩晕及言语障碍。第四脑室室管膜瘤最常见的症状为步态异常。2 岁以下的儿童症状特殊,主要为激惹、嗜睡、食欲差、头围增大、前囟饱满、颈项硬、发育迟缓及体重不增。本病也有种植性转移倾向。手术切除后仍会复发,术后需放疗及化疗。

5. 颅咽管瘤　肿瘤多位于鞍上区,可向第三脑室、下丘脑、脚间池、额叶底及鞍内等方向发展,引起视神经及视交叉压迫,阻塞脑脊液循环而导致脑积水。主要表现有视力障碍、视野缺损、尿崩、肥胖、发育延迟等。治疗以手术切除为主,残余肿瘤的术后放疗效果肯定,对降低术后复发率有重要作用。

六、围手术期护理

(一) 术前护理

1. 心理护理　患儿因疾病导致环境、生活方式、活动范围等的改变及限制,可产生各种心理及行为问题。亚洲儿童更倾向表现为退缩等内向性行为问题,其中男童常见交往不良、社交退缩和攻击性表现,女童常见抑郁、社交退缩和分裂样。文献显示,家庭成员安排家庭活动和责任的组织性及结构性越强,儿童越不容易发生心理行为问题。医务人员应首先了解患儿家庭的成员结构及一般状况,使家长认识家庭内部支持和外部支持的重要性,认识维持家庭日常生活平衡的重要性及如何寻求帮助,认识应对疾病和情感问题的方法。详细阐述疾病的发病原因、临床症状、治疗方案和药物的不良反应等。积极与患儿及家长交流,鼓励提问并耐心解答。

2. 体格检查　术前应进行简单的神经功能评估,包括:意识水平、运动和感觉功能、正常和病理反射、脑神经功能,以及有无颅高压的症状和体征。正确测量患儿的体重。

(1) 意识状态的评估:婴儿及儿童格拉斯哥评分表(GCS)见表 2-9。

表 2-9　改良婴儿及儿童格拉斯哥(GCS)评分

	分值	<2 岁	≥2 岁	
眼动	4	自动睁眼	自动睁眼	
	3	对说话有反应	对言语指令有反应	
	2	对疼痛有反应	对疼痛有反应	
	1	无反应	无反应	
活动	6	正常/自动活动	遵嘱活动	
	5	碰触回缩	疼痛定位	
	4	疼痛回缩	肢体回缩	
	3	肢体屈曲	肢体屈曲	
	2	肢体伸直	肢体伸直	
	1	无反应	无反应	
		<2 岁	2～5 岁	≥5 岁
言语	5	适当哭泣,牙牙学语	适当言语	定向力正常
	4	烦躁哭泣	不当言语	混乱
	3	不当哭泣,尖叫	尖叫	不当言语
	2	呻吟	呻吟	难以理解的言语
	1	无反应	无反应	无反应

(2) 各年龄段神经系统状况评估:实施检查时遵循从头到脚、从无痛到有痛或侵入性操作的原则,尽量由父母陪同。

1) 婴儿期:出生后 30 d～12 个月。囟门检查时患儿应处于正坐位,触诊微凹、有脉冲感。囟门微凸可见于迷走神经兴奋,如哭泣、咳嗽或呕吐时;囟门饱满需怀疑患儿有颅内高压、脑积水或脑室-腹腔分流管堵塞。囟门凹陷严重可能由脱水、脑脊液引流过度等引起。严重的脱水状况有静脉窦血栓引起颅内压增高的危险,需严密观察。拥抱反射一般在出生后 4～6 个月消失,吸吮、觅食及安放反射在婴儿后期逐渐消失。若出现持续低音调、持续四肢过伸或弯曲、角弓反张、剪刀样腿、不对称运动或反射、强迫头位等,有中枢神经系统疾病或生长发育障碍的可能。尤其是强迫头位、屈颈困难,有脑部重要结构因颅内压增高而进入颈椎椎管内,随时有呼吸、心跳停止的可能。搬动患儿时要注意保护头颈部,并及时采取措施。

2) 学步期:1～3 岁。2 岁时脑皮质发育程度约为成年人的 75%,因此各项神经反射与成人相似。3 岁是开始认知评估的最佳时间。较多的神经系统检查可以采用非触摸形式,观察儿童玩耍、与环境互动,如躲猫猫、拿玩具或看铃响的方向。

3) 学前期:3～5 岁。4 岁时脑皮质完全发育。偏手性一般在 3 岁时出现,如出现过早,应怀疑偏瘫或痉挛。尿床一般在男孩 5 岁、女孩 4 岁时停止,若延迟,存在脊髓畸形引起神经源性膀胱的可能,如脊髓栓系综合征。该阶段儿童环境控制力差,易发脾气,若每次时间超过 15 min 或规律性超过 3 次/日,可能存在言语延迟或潜在的医疗、情绪及社会问题。检查时可向患儿展示或演示使用的设备,采用游戏或诱导的方式,如"让我看看你漂亮的牙齿"。

4) 学龄期:5～12 岁。此阶段儿童的生活基本能自理,进入学校使之认知能力进一步扩展。生理残疾的儿童可能面临特殊的压力。颅脑外伤、癫痫或听力障碍等导致沉默少言的儿童因日常或急性压力,可与同伴关系紧张及在学校表现较差。

5) 青春期:当儿童的身高、体型、生理及心理等快速改变时,就进入了青春期,特征性表现是第二性征发育。该阶段由于体内激素水平变化,存在已知或未知癫痫低发作阈值,易引起癫痫发作。有慢性神经功能障碍的患者还存在从儿科转入成人科的问题。

3. 疼痛评估 年龄<3 岁或不能进行自我评价的患者,可用 FLACC(face, legs, activity, cry, consolability, FLACC)量表法(表 2-10);年龄≥3 岁者可使用 Wong-Baker 面部表情疼痛分级量表;年龄≥12 岁理解数字意义的患者可使用 0~10 数字等级评估法。

表 2-10 FLACC 量表法

项目	评分		
	0	1	2
脸	无特别的表情或微笑	偶尔表情痛苦或皱眉、冷淡,对外界兴趣减弱	易产生持续性下颌颤抖、牙关紧闭
腿	体位正常或放松	不舒服,休息不好,紧张	踢腿或腿伸直
活动	安静平躺,正常体位,活动自如	蠕动,前后移动,紧张	角弓反张、僵硬或抽搐
哭闹	不哭闹(醒着或睡着)	呻吟或抽泣;偶尔抱怨	持续哭泣、尖叫或呜咽,频繁抱怨
可安慰性	满足,放松的	偶尔抚摸、拥抱或谈话可安慰	很难安慰

4. 脑室外引流的护理 约 80% 后颅肿瘤患儿并发脑积水。小脑中部肿瘤及脑干肿瘤,常见髓母细胞瘤和室管膜瘤,较小脑半球肿瘤更易发生脑积水,可能与肿瘤阻塞第四脑室或中脑导水管有关。患儿在肿瘤切除术前可能先实施脑室外引流以降低颅内压。

5. 术前禁食 术前 2 h 禁清澈液体,术前 4 h 禁止母乳及婴儿配方奶粉、牛奶,术前 6 h 禁普通饮食。

6. 术前用药 术前使用抗焦虑药物可减轻儿童外科手术前焦虑,使其遗忘与父母及家人的分离,给麻醉诱导创建一个安静的环境,还有一定的镇痛效果。常用药物包括咪达唑仑、可乐定及地西泮。通常,口服咪达唑仑后 10~20 min,患儿有失忆的表现。可乐定及地西泮一般在口服后 30~40 min 起效。护士应监测患儿的心率、呼吸机血氧饱和度,注意患儿安全;并注意咪达唑仑的不良反应,如加剧焦虑反应,导致攻击或暴力行为、无法控制的哭泣或言语等。在可能的情况下,诱导麻醉前,允许父母怀抱患儿直至进入麻醉状态。

(二) 术后护理

1. 饮食指导 推荐早期肠内营养,可保护胃肠道,减少胃肠道并发症,提高患儿免疫力,缩短住院时间。一旦患儿的神经系统及血流动力学稳定,术后 6~12 h 即可喂给清澈的液体,术后首日可给予少量简单饮食,随后根据患儿年龄给予相应营养支持。喂食期间,需严密观察胃肠道功能。胃潴留是常见的胃肠道并发症,持续性呕吐及阿片类镇痛药的使用也是喂养不耐受的原因。神经功能障碍或喂食不耐受者可经口/鼻管饲,需长期管饲或有误吸高风险的患儿推荐幽门置管。间歇性管饲更符合儿童的生理状况,适用于临床症状稳定的患儿。不能进行早期喂食的患儿,根据其术前营养状况,术后第 3 d 开始需给予肠外营养。目前还没有明确的关于危重患儿的最佳营养指南。

2. 维持水、电解质平衡　为保证患儿的液体摄入,可采用以下公式进行计算:12 个月以内的婴儿为达到充足的体液平衡,所需液体量较大,为 $120\sim150$ ml/(kg·d);1 岁以上的儿童,首 10 kg 体重需液体 4 ml/(kg·h),$11\sim20$ kg 为 2 ml/(kg·h),>20 kg 则为 1 ml/(kg·h)。同时,要考虑呕吐及引流的失液量。静脉输液一般使用 2.5%～5%葡萄糖溶液及 0.45%～0.9%氯化钠溶液,加氯化钾 $1\sim2$ mmol/(kg·d)。不推荐应用低于 0.45%浓度的氯化钠溶液,因为婴儿及儿童术后抗利尿激素分泌异常综合征(syndrome of inappropriate antidiuretic hormone secretion, SIADH)很常见。为预防 SIADH,应严格限制术后入液量为所需量的 70%～80%,并严密监测患儿的血电解质、血糖及出入液量。

3. 疼痛和呕吐　是儿童开颅手术后的常见问题。麻醉药反应是呕吐的主要原因,低颅压和颅内积气也可引起严重的头痛和呕吐,尤其是头高位或后颅坐位手术。按医嘱应用止吐药,茶苯海明口服或直肠用药,静脉使用 5-羟色胺拮抗剂(如昂丹司琼、托烷司琼等)。儿童应用甲氧氯普胺和氟哌利多时需注意可能的锥体外系症状。年龄与疼痛程度呈负相关,年龄越小疼痛感越强。推荐常规镇痛管理,继续做好疼痛评估。常用药物有对乙酰氨基酚、非甾体类消炎药及阿片类。强阿片类药物(如芬太尼、瑞芬太尼)与咪达唑仑合用可用于呼吸机辅助通气的患儿。给药方法包括口腔、直肠及静脉给药。静脉给药时注意如采用自控镇痛,患儿年龄需超过 5 或 6 岁。

4. 不良反应　儿童应用地塞米松的主要不良反应是高血糖和胃肠道并发症,尤其是使新生儿应激性溃疡风险增加。有研究显示,地塞米松初次给药后 $12\sim24$ h 血糖会达到最高峰。推荐术后首日每 4 h 监测一次血糖,血糖>8.3 mmol/L 时通知医生,控制每日糖的摄入,最低值 $4\sim10$ g/(kg·d),并根据年龄调整。静脉输注胰岛素控制者,应微泵给药,严密监测血糖。按医嘱应用抑酸剂,如 H_2 受体拮抗剂或质子泵抑制剂,碱性悬浮液可直接中和胃酸分泌。

5. 康复指导

(1)家庭支持:疾病复发及治疗的"后效应"是中枢神经系统肿瘤患儿家属最担忧的问题。2/3 中枢神经系统肿瘤患儿存在轻至重度的心理或生理健康问题,比如外形改变、器官功能障碍、不孕不育、神经功能障碍、心脏毒性、二次肿瘤、内分泌疾病、肌肉功能障碍及社会交际的挑战。有研究显示,至少有 25%患儿家属需要心理支持、诊断及随访信息帮助其应对治疗后状况。对儿童肿瘤生存者,推荐终身的以风险为基础的照护。

(2)认知训练:中枢神经系统肿瘤患儿术后可能存在注意力、工作记忆、处理速度及执行能力缺陷等,通常会持续数月甚至数年。据报道,可导致认知障碍的因素包括幼龄、颅脑放疗、静脉或肠外使用甲氨蝶呤、女性及治疗前即存在的并发症。因此,中枢神经系统肿瘤患儿术后需要及时进行认知训练。

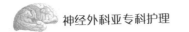
（3）一般情况下，患儿无须限制活动。

七、案例导入

患儿，男性，9岁。无明显诱因下出现阵发性头痛1个月，并逐步加重，表现为只能静坐或平躺，激烈运动后即出现明显头痛。外院头颅 MRI 扫描示"左侧小脑肿瘤，肿瘤边界不清，T1WI 低信号，T2WI 等高信号，增强后部分强化，周边水肿明显，考虑髓母细胞瘤可能性大"（图2-37）。于8月24日收治入院。患儿入院时神清，GCS 15分；双瞳孔等大等圆，直径2.5 mm，对光反射灵敏。体温：37℃，脉搏：78次/分，呼吸：20次/分，血压：110/70 mmHg，身高150 cm，体重45 kg。伸舌居中，吞咽无困难，四肢肌张力及肌力正常，右下肢病理征阳性。8月27日在全身麻醉下 iMRI 术中导航行左小脑髓母细胞瘤全切除术，病理示经典髓母细胞瘤（WHO Ⅳ级）。术后 GCS 15分，四肢活动正常，予以脱水、止血、抗感染、抗癫痫等对症支持治疗。次日改禁食为半流质，并拔除导尿管，能自行解尿。9月6日出院。

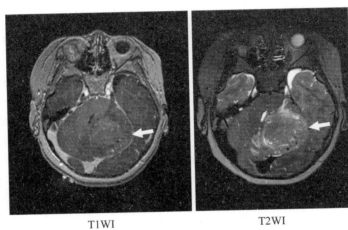

T1WI　　　　　　　　　　T2WI

图2-37　MRI 增强扫描示左小脑髓母细胞瘤

（金煜峰）

第十一节　其他颅内肿瘤

一、软骨瘤与软骨肉瘤

软骨瘤又称为骨软骨瘤（chondroma），是一种良性肿瘤，发生于软骨内骨化的骨骼，主要见于四肢骨和颅底骨，少数可与颅骨无明确关系，游离于颅内如大脑凸面、脑室内脉络膜丛、脑桥内等部位。软骨肉瘤（chondrosarcoma）可由软骨瘤恶变而来，也可直接由间质细胞发展而成，故又称为间质性软骨肉瘤。软骨瘤占颅内肿瘤的不足0.5%，好发于女性，10～30岁多见。软骨肉瘤占颅内肿瘤的0.15%，占颅底肿瘤的6%，无性别差异，可见于任何年龄,但以 30～50 岁好发。

（一）病理

根据生长部位可以将颅内软骨瘤分成 4 类:①生长于颅底,并侵犯鼻咽部,最常见,好发于蝶-枕联合区;②来源于软脑膜;③从脉络膜丛上生长起来的软骨性肿瘤;④来源于硬膜的肿瘤。

软骨肉瘤可分为 5 种类型:普通型、间质型、黏液型、清晰细胞型和间变型。

（二）临床表现

由于肿瘤生长缓慢,病程可从数月至数年不等,甚至长达 10 余年。表现可以有头痛、视力障碍等,取决于肿瘤所在部位,且与其他侵犯同一部位的病变相似,但是其缺乏特征性的症状与体征。生长于颅底软骨瘤的表现与一般生长于颅底的脑膜瘤、颅咽管瘤、脊索瘤等难以鉴别。

（三）诊断

1. X 线检查　软骨瘤的 X 线平片表现为局部的钙化和骨质破坏。

2. CT 检查　软骨瘤表现为高而不均匀密度肿块,呈分叶状(如菜花)或类圆形,界限清楚,瘤内有点片状的钙化,或"C"形、螺纹状钙化。有这种钙化常表明肿瘤为软骨源性,可以是软骨瘤或软骨肉瘤。

3. MRI 检查　显示肿瘤内软骨基质与肌肉信号比,软骨瘤与脊索瘤的主要区别在于前者不常侵犯斜坡。软骨肉瘤的影像学表现基本同软骨瘤,但其体积常较大,溶骨破坏明显,钙化和骨化部分常较少。

（四）治疗

外科手术切除是本病的主要治疗方法,但是由于颅底骨常广泛受累,难以做到全切除,部分或大部切除肿瘤可解除脑神经受压迫症状,可获较长时间缓解。放疗和(或)放射外科可作为术后辅助治疗。

二、黑色素瘤

颅内黑色素瘤是颅内较少见的高度恶性肿瘤,可分为原发性和继发性两类,其发病率低,预后差。黑色素瘤患者术后可存活 1～28 年。恶性黑色素瘤虽然经手术、放疗和化疗,平均生存 5～10 个月,少数可达 3 年。恶性黑色素瘤的预后比转移性颅内黑色素瘤好,转移性者生存期多不超过 1 年。黑色素瘤占颅内原发性肿瘤的 0.18%～0.56%,占颅内转移瘤的 2%～7%。

（一）病理

颅内原发性黑色素瘤多来源于脑底部、脑干底部、视交叉和大脑各脑叶沟裂等处的软脑膜成黑色素细胞(图 2-38)。

黑色素瘤沿脑膜向四周扩散,向脑内、外蔓延,呈浸润性生长;也可脱落并播散于蛛网膜下隙,在软脊膜上形成多发瘤结节。恶性程度高的肿瘤还可侵蚀颅骨和脊椎骨。肿瘤可呈片状或结节状,也有广泛弥散分布于软脑膜上,边界常清楚,大体呈黑色和红棕色,有包膜,呈软或橡皮状肿块,血供丰富,虽然粘着软脑膜、蛛网膜,但一般不侵犯皮质。如果

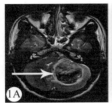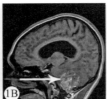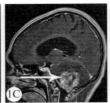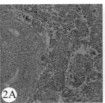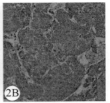

图 2-38　桥小脑角黑色素瘤 MRI 表现及肿瘤标本病理

1A. 水平位 T2WI,左侧小脑半球见类圆形等或略高信号灶,其内混杂斑片状低信号区,肿块周围环绕高信号水肿带,第四脑室受压变形并向右侧移位(↑);1B. 矢状位 T1WI,左侧小脑半球见类圆形较混杂高信号灶,周围可见斑片状低信号水肿(↑);1C. T1WI增强矢状位,左侧小脑半球病灶呈不均匀明显强化,周围水肿无强化(↑);2A. 细胞丰富密集,异型性不明显,可见小核仁,核分裂象少见,伴有黑色素颗粒;2B. 肿瘤细胞呈短梭形、卵圆形,排列呈束状、漩涡状伴坏死

脑实质受累,肿瘤内有坏死,常提示可能为恶性黑色素瘤。

（二）临床表现

临床表现无特异性,除了产生局灶性神经功能障碍外,还可出现头痛、恶心、呕吐和视盘水肿等慢性颅高压症状和体征,以及肿瘤出血造成的急性颅高压症状和继发性癫痫发作等。颅内恶性黑色素瘤临床主要表现为颅内高压和脑积水(43.20%)、局灶性神经功能缺损(34.58%)、脑出血或蛛网膜下隙出血(17.31%)和继发性癫痫发作(11.11%)。

（三）诊断与治疗

1. 诊断　颅内黑色素瘤在 CT 及 MRI 图像上表现各不相同。CT 图像上表现为团块影,可为等密度,也可为高密度,增强后病灶明显强化,病灶周围伴有明显水肿带。MRI 图像上表现不一,可表现为短 T1、短 T2 信号,也可表现为长 T1、长 T2 信号。强化呈现不均匀或不明显。强化时呈环形强化,周围伴有环形水肿带。

Willis 提出诊断原发性黑色素瘤的 3 个基本条件:①皮肤及眼球未发现有黑色素瘤;②上述部位以前未做过黑色素瘤切除术;③内脏无黑色素瘤转移。

2. 治疗　颅内黑色素瘤临床上以手术切除肿瘤为首选方法,特别是黑色素瘤可做全切除。恶性黑色素瘤的预后与手术切除程度有关,因此也应尽量争取肿瘤全切除,包括肿瘤及受累的脑组织,在不影响重要功能的前提下可以考虑扩大切除范围。目前多提倡综合治疗,术后辅以放疗、化疗。放疗可以降低局部复发风险,近年来研究表明,立体定向放射外科治疗颅内黑色素瘤的效果令人鼓舞,明显优于传统的全脑普通放疗。黑色素瘤对化疗药物相对不敏感,但近年来有报道显示替莫唑胺(TMZ)有一定的治疗效果,而且不良反应较少。

（四）案例导入

患者,男性,39 岁。2 个月前因车祸致头部外伤,头部 MRI 扫描示"枕大孔区占位,性质不明"。入院后查体:神志清,GCS 15 分(E4M6V5);双瞳孔等大等圆,直径 3 mm,对光反射灵敏;脑神经未见明显异常,四肢检查无异常。完善各项检查,在全身麻醉下行开颅枕大孔区肿瘤切除术。开颅后发现硬膜与骨质均有发黑,术中冰冻病理报告示:恶性黑色素瘤。术后病理报告:(枕骨大孔区)恶性黑色素瘤。术后予以抗感染、止血、脱水治疗。患者于 4 周后接受化疗,口服 TMZ 联合福莫斯汀治疗。

（五）知识链接

TMZ 近年来应用较为广泛,是治疗恶性黑色素瘤和脑胶质瘤的新药,《中国黑色素瘤诊治指南(2011 版)》推荐可作为转移性黑色素瘤的一线治疗用药。主要通过 DNA 鸟嘌呤 6 号氧的烷基化介导,是一种口服的烷化剂。口服 TMZ 的生物利用率达到 100%,可通过血-脑屏障,脑脊液的生物利用度为血浆的 40%。晚期的黑色素瘤脑转移患者应用 TMZ 的总有效率可达 13%～21%。其毒性轻微,最常见的毒性表现为骨髓中毒、恶心和呕吐,一般不会因为毒性反应而导致停药。

三、眼眶肿瘤

（一）解剖

眼眶是位于颅底骨和颅面骨之间的两个骨腔,在鼻的两侧,左右各一,相互对称。眼眶包括骨壁和眶内容物。眶腔呈梨状,底向前,尖向后。前为眶缘,后为眶尖,眶腔最大径在眶上缘之后 1～1.5 cm,相当于眼球赤道平面。眶内容物包括眼外肌、血管、神经、筋膜、泪腺和脂肪体。

（二）生理功能

眶内神经包括视神经、运动神经、感觉神经、自主神经和睫状神经节。

1. 视神经 视神经是由视网膜神经节细胞的轴突集中形成的神经束,自视盘至视交叉全长约 50 mm,眶内占位病变、手术器械压迫或视神经挫伤肿胀均可影响其血供,致视力丧失。视神经胶质增生可发生胶质瘤,蛛网膜脑膜细胞可发生脑膜瘤。

2. 运动神经 分别是动眼神经、滑车神经和展神经。

3. 感觉神经 眼神经经海绵窦侧壁分为泪腺神经、额神经、鼻睫神经,分别经眶上裂入眶。

4. 自主神经 眶内交感神经纤维司平滑肌和血管的收缩,并有交感根进入睫状神经节,控制眼内血管及瞳孔开大肌的收缩。副交感神经的一部分支配睫状体肌及瞳孔括约肌;另一部分为颧颞神经发出副交感支,汇入泪腺神经,控制泪腺分泌。

5. 睫状神经节 睫状神经节节前有感觉、运动、副交感和交感 3 个根至神经节,运动纤维更换神经细胞,与另 2 根的纤维重新组合,形成 6～10 条睫状短神经,每条短神经均包含运动、感觉和交感纤维 3 种成分。

（三）病理生理

眼眶原发性肿瘤中以海绵状血管瘤多见,此血管瘤实为海绵状血管畸形,是成人最常见的眶内占位病变,占眼眶内肿瘤的 10%～23%。其余可为脑膜瘤、神经鞘瘤、胶质瘤、神经纤维瘤、皮样囊肿与表皮样囊肿、横纹肌肉瘤等。由于眼眶内缺乏淋巴管,因此眶内转移瘤均经血行播散而来,占眼眶肿瘤的 1%～13%。

（四）诊断与治疗

1. 诊断 X 线检查可见溶骨反应;超声检查发现形状不规则、内反射较弱的占位病变、病变内坏死、出血区显示为暗区;CT 检查可发现眶内不规则的肿块和继发水肿、浸润引起眼外肌肥大,常可发现颅内转移灶;MRI 检查对眶内和颅内软组织分辨率更高,其发现肿瘤和鉴别诊断优于 CT 检查。

2. 治疗　原发性眶内肿瘤可采取局部切除肿瘤,保留视力;缝合眼睑,保护角膜。转移至眶内的肿瘤多属晚期,原则上采用化疗延长患者生命。眼部病灶可采取放疗,以减少痛苦。

(五)围手术期护理

1. 术前护理

(1)心理护理:多数患者术前有眼球突出及视力下降,行动不便,影响生活和工作,加之缺乏对疾病的了解,易产生各种不良心理反应,担心手术的效果及术后的恢复情况,年轻女性患者还会担心是否影响容貌。为此,护士应及时与患者沟通,掌握患者的心理状态,用合理、通俗、恰当的语言主动进行安慰、解释,消除患者对疾病和手术的紧张、恐惧心理,帮助其树立战胜疾病的信心。

(2)术前准备:为患者做好手术前的各项实验室检查,如血常规、血型、凝血试验、肝及肾功能、心电图、胸部透视等,并检查视力、视野及眼底情况。眼球突出明显的患者,用眼罩保护其眼球。术前 3 d 用抗生素滴眼液滴眼以预防感染。为视力障碍者做好生活护理,预防意外跌倒发生。给予疼痛者适当处理。术前 12 h 洗发,遵嘱给予局部眼部及眶周皮肤准备,可用抑菌皂清洁眼睑及眼眶周围皮肤,用生理盐水冲洗结膜囊和眼睑。

2. 术后护理

(1)常规护理:术后将患者安置在监护病房,持续动态观察患者的生命体征、GCS 变化。可抬高患者头部 15～30°,以促进静脉回流,减轻脑水肿及眼睑肿胀。遵医嘱应用脱水、抗感染、止血及神经营养药物,并观察药物的疗效。

(2)视功能观察:观察患者的视力、眼球突出是否好转,并与术前情况相比较,认真做好记录。视力丧失是眶内肿瘤切除术后的严重并发症,其原因除视神经直接受损伤外,还可能是视网膜中央动脉闭塞。此外,因止血不善或眶内静脉损伤,导致眶内压增高,引起动脉闭塞均可影响视力。术后当日即检查有无光感,每 2 h 1 次,48 h 后改为 3～4 次/日。给予血管扩张剂、肾上腺皮质激素、脱水剂、营养神经药物等治疗后视力可部分恢复。每当视力或眼球活动有进步,不管进步大小,都要给予患者适当的鼓励。

(3)预防眼部并发症:伤口渗血较为常见,检查有无视力下降及瞳孔改变,局部更换敷料,保持引流通畅,给予止血治疗。术后患者往往出现眼睑及球结膜水肿,或术前眼球突出严重的患者还会出现眼睑闭合不全,导致暴露性角膜炎或角膜溃疡的发生,可给予人工泪液滴眼治疗眼干燥症,可有效缓解眼部不适症状。方法:0.1%环孢素滴眼液联合玻璃酸钠滴眼液滴眼,每次 1 滴,每日 3 次;也可用人工泪液凝胶(0.2%卡波姆滴眼液)滴眼,每次 1 滴,每日 3～5 次;另外联合 0.1%双氯芬酸钠滴眼液,每次 2 滴,每日 3～4 次。眼睑严重闭合不全的患者可根据情况决定是否行眼睑缝合。

(六)案例导入

患者,女性,42 岁。因右眼视力下降、进行性突出伴疼痛 1 年余,近 3 个月出现以额头为主点的扩散性头痛。MRI 扫描示"眶颅沟通海绵状血管瘤"。即收治入院。入院查体:神志清,右眼突出伴球结膜充血水肿,右眼球转动障碍。双瞳孔等大等圆,直径 2 mm,对光反射迟钝。视力检查:左眼视力 1.0,右眼视力 0.4。入院 5 d 后在全身麻醉下行额颞部翼点入路颅眶肿瘤切除术。术后给予抗感染、止血、脱水治疗。右眼球结膜水肿，请眼科会诊，给予人工泪液联合左氧氟沙星滴眼液滴眼，每日3次，每次1滴。术后3d患者突眼情况改善，球结膜水肿减轻。患者术后10d出院。出院后6个月随访复诊，右眼视力上升为0.8。患者恢复良好。

（七）知识链接

根据澳大利亚 Joanna Briggs 循证卫生保健中心（Joanna Briggs Institute，JBI）2011年发布的基于循证的"重症患者眼部护理质量审查标准"，重症患者的眼部护理质量应根据以下7条标准进行评价，并分别按达标、未达标、不确定进行评分：①病房列出了专门针对意识不清、麻醉患者的眼部护理规范和流程（B级推荐）；②对重症患者应进行标准的眼部护理评估，包括医源性眼科并发症的风险评估、患者的眼睑闭合能力的评估，以及是否存在疑似医源性眼科并发症的症状评估（B级推荐）；③眼部护理包括在患者的首次护理计划中（B级推荐）；④遵医嘱给患者应用滴眼药效液（B级推荐）；⑤对于疑似医源性眼部并发症的患者需请眼科会诊（B级推荐）；⑥眼睑不能完全闭合的患者应用胶带、人工眼泪或保鲜膜等方式保护眼睛（B级推荐）；⑦在ICU建立医源性眼部并发症发病率的监测和统计（B级推荐）。

证据分级的含义。A级推荐：来自设计良好的随机对照试验。证据极有效，可推荐给所有临床工作人员。B级推荐：来自设计良好的队列研究或病例-对照研究。证据有效，可建议推荐给临床工作人员。C级推荐：来自病例报告或质量较低的临床试验。证据在一定条件下有效，研究结果在应用时应谨慎。D级推荐：来自专家意见。

（杨　育）

第三章
血管神经外科疾病患者的护理

第一节　自发性蛛网膜下隙出血

自发性蛛网膜下隙出血（subarachnoid hemorrhage，SAH）是指非外伤性颅内血管破裂后，血液进入蛛网膜下隙。

自发性 SAH 发病率存在地区、年龄、性别等差别。地区分布上，中国、印度和美洲中南部的发病率最低，日本和芬兰发病率较高。自发性 SAH 以女性多见，男女发病比例为1:1.24。发病率随年龄增长而增加，并在 60 岁左右达到高峰。约 20% 患者死于抵达医院前，25% 患者死于初次出血或其并发症，20% 患者死于再出血。超过 50% 幸存者有长期神经功能缺陷。

自发性 SAH 的病因最常见为颅内动脉瘤和动静脉畸形破裂（占 57%），其次是高血压脑出血。吸烟是发病的重要相关因素，45%～75% 病例与吸烟有关，并呈量效依赖关系。酗酒也是自发性 SAH 的好发因素，再出血和血管痉挛的发生率明显增高，并影响预后。其余危险因素有高血压、使用可卡因等。

一、病理生理

血液流入蛛网膜下隙使脑脊液红染，在脑池、脑沟内积聚，距出血灶越近积血越多。血液可流入脊髓蛛网膜下隙，甚至逆流入脑室系统。头位也可影响血液的积聚，仰卧位时由于重力影响，血液易积聚在后颅窝。血块如在脑实质、侧裂和大脑纵裂内，可压迫脑组织。出血也可导致动脉管壁狭窄、微血栓形成或栓塞等。具体病理生理表现如下。

（一）颅内改变

由动脉瘤破裂引起的 SAH 在出血时颅内压会急骤升高。出血量多、引起颅内血液循环短暂中断时，临床上往往出现意识障碍。高颅压一方面可阻止进一步出血，有利于止血和防止再出血，另一方面又可引起严重全脑暂时性缺血和脑代谢障碍。由于脑血管痉挛（cerebral vasospasm）、颅内压和脑水肿等因素的影响，SAH 后脑血流供应减少至正常值的 30%～40%，脑氧代谢率降低。出血后 10～14 d 脑血流量下降至最低点，之后缓慢恢复到正常,危重患者此过程更长。颅内压升高,全身血压下降,可引起脑灌注压下降,引起脑缺血。SAH 后脑自动调节功能受损,脑血流随系统血压而波动,导致脑水肿、出血或脑缺血。

(二)全身改变

1. **血电解质失衡** 由于卧床、禁食、呕吐、应用脱水剂、下视丘功能紊乱及血中抗利尿激素增加等,可引起全身电解质异常。其中低血钠最常见,多发生于发病第 2~10 d。引起低血钠的原因主要有脑性盐耗综合征(cerebral salt-wasting syndrome,CSWS)和抗利尿激素分泌异常综合征(SIADH)。前者因尿钠排出过多导致低血钠和低血容量,后者因抗利尿激素(ADH)分泌增多引起稀释性低血钠和水负荷增加。低血钠可加重意识障碍、癫痫及脑水肿。

2. **高血糖** 特别好发于原有糖尿病者,严重高血糖症可并发癫痫及意识障碍,加重缺血缺氧和神经元损伤。

3. **高血压** SAH 时血压升高可能是机体的一种代偿性反应,以增加脑灌注压。疼痛、烦躁和缺氧等因素也可促使全身血压升高。血压升高可诱发再出血。

4. **心律失常** 见于 91%SAH 患者,其中少数可引发室性心动过速、心室颤动等危及患者生命,特别见于老年人、低钾和心电图显示 QT 间期延长者。

5. **胃肠道出血** 约 4%患者有胃肠道出血。

二、临床表现

由于发病年龄、发病部位、病变血管等因素不同,临床表现也各不相同。病情轻者仅有轻度头痛或不适,甚至没有任何临床症状;重者可突然昏迷,并在短期内死亡。起病多骤发或急起,主要有下列症状和体征。

(一)先兆表现

单侧眼眶或球后痛伴动眼神经麻痹是常见的先兆,头痛频率、持续时间或强度改变往往也是动脉瘤破裂先兆,有时伴恶心、呕吐和头晕症状,但脑膜刺激征和畏光症少见。发生于 SAH 前 2 h 至 8 周内。

(二)典型表现

1. **头痛** 见于 80%~95%患者,突发,呈劈裂般剧痛,遍及全头或前额、枕部,再延及颈、肩腰背和下肢等。头痛发作前常有诱因,如剧烈运动、屏气动作或性生活,约占患者数的 20%。屈颈、活动头部、声响和光线等均可加重疼痛,安静卧床可减轻疼痛。

2. **恶心、呕吐** 患者多见恶心、呕吐。

3. **意识障碍** 见于 50%以上患者,可有短暂意识模糊至昏迷。

4. **精神症状** 表现为谵妄、木僵、定向障碍、虚构和痴呆等。

5. **癫痫** 见于 20%患者。

(三)体征

1. **脑膜刺激征** 约 25%患者可有颈痛和颈项强直。在发病数小时至 6 d 内出现,但以 1~2 d 最多见。

2．单侧或双侧锥体束征　患者可见单侧或双侧锥体束征阳性。

3．眼底出血（Terson征）　表现为玻璃体膜下片状出血，多见于前交通动脉瘤破裂。由于眼内出血，患者视力常下降。

4．局灶症状　通常较少，可有一侧动眼神经麻痹，单瘫或偏瘫、失语、感觉障碍、视野缺损等。

三、诊断和治疗

（一）诊断

1．CT检查　头部CT平扫是目前诊断SAH的首选检查，可以明确SAH是否存在及程度，了解伴发的脑内、脑室内出血或阻塞性脑积水。CT灌注可发现早期无症状的脑缺血，计算机体层血管造影（CT angiography，CTA）的灵敏度达77%～97%，特异性87%～100%，可发现直径≥1 mm血管和动脉瘤，腔内成像技术可了解血管流速、动脉瘤壁搏动等情况。

2．脑脊液检查　腰椎穿刺脑脊液检查也是诊断SAH的常用方法，特别是头部CT检查阴性者。一般在SAH后2 h后行腰椎穿刺检查。属有创检查，可诱发再出血或加重症状，故操作前应征求患者及家属的同意并签字。

3．MRI检查　对于SAH亚急性或慢性期扫描结果的显示，MRI不逊于CT，特别是对后颅窝、脑室系统少量出血，以及动脉瘤内血栓形成、多发动脉瘤中破裂瘤体的判断等方面，MRI优于CT。

4．DSA检查　是本病的标准诊断方法。一般出血3 d内病情稳定，或SAH后3周实施检查。首次DSA阴性者，2周后（血管痉挛消退）或6～8周（血栓吸收）后应重复DSA。

5．经颅多普勒超声（transcranial doppler，TCD）检查　对临床SAH后血管痉挛有诊断价值，目前已作为SAH后血管痉挛的常规监测手段。大脑中动脉流速高于120 cm/s，可作为判断脑血管痉挛的参考标准。

6．SAH临床分级　以GCS为基础的世界神经外科联盟分级（表3-1）越来越受到人们的重视。

表3-1　SAH世界神经外科联盟分级（1988）

级别	GCS	运动功能障碍
1	15	无
2	13～14	无
3	13～14	存在
4	7～12	存在或无
5	3～6	存在或无

（二）治疗

1．病因治疗　是SAH的根本治疗方法。

2．内科治疗

(1) 一般处理：包括卧床 14 d，头部抬高 30°，保持呼吸道通畅。减少额外刺激，病室宜安静，光线偏暗。避免各种形式的用力，用轻缓泻剂保持大便通畅，低渣饮食有助于减少大便的次数和大便量。监测血压、血氧饱和度、CVP、血生化和血常规、心电图、颅内压及每天的出入液量等。推荐入住 ICU 后的第 3 d 开始每日监测 TCD，持续 7～10 d。

(2) 镇静、镇痛：焦虑、躁动、精神错乱者可适当镇静，如服用劳拉西泮、氟哌啶醇等；适当给予镇痛剂，大多数患者的头痛可用可待因控制。

(3) 发热的治疗：41%～72%SAH 患者可有发热症状，尤其是出血严重者，且发热是 SAH 患者预后不佳的独立影响因素。积极治疗发热，控制体温<37.5℃。血清降钙素原可帮助鉴别感染与非感染反应，在发热基础上可每 2～3 d 复查一次。据研究，布洛芬和对乙酰氨基酚合用较单独给药可更有效控制体温。药物控制无效者，推荐冰毯/体外降温措施或血管内降温，注意抗寒战治疗。

(4) 维持正常血容量：防治低血容量导致的迟发性缺血性障碍(delayed ischemic deficits, DID)。一般予以 3N 治疗，即维持血容量正常不扩容、维持血液浓度正常不稀释、血压维持正常不升高。维持 CVP 8～10 mmHg 或肺动脉楔压 12～14 mmHg，维持正常血压及血细胞比容在 30% 左右，可有效减少 DID 发生。应在 SAH 后 3 d 内尽早使用钙离子拮抗剂尼莫地平，静脉用药 7～14 d，病情平稳后改口服。也可采用经皮腔内血管成形术(percutaneous transluminal angioplasty, PTA)，一般应在 SAH 后出现血管痉挛 24 h 内进行治疗，60%～80% 患者临床症状可得到显著改善。

(5) 低钠血症的治疗：保证血清钠为 137～147 mmol/L。血清钠<132 mmol/L 时，查血清和尿电解质(包括尿酸)、渗透压，计算尿酸排泄率；经肺热稀释法与心脏舒张末血容量指数有助于容量状况的测定。SIADH 的特征是低钠血症的同时血液稀释，应予以限水补钠。CSWS 的特征为低钠血症的同时血液浓缩，应予以补水、补钠。如用 3% 氯化钠溶液 50～100 ml/h 静脉输注，应每 2 h 1 次监测血钠水平至血钠稳定，并计算尿酸排泄率。尿崩症患者应给予去氨加压素治疗。

(6) 控制颅内压：对Ⅰ、Ⅱ级患者，一般不需降颅内压，头痛可对症服用止痛剂。≥Ⅲ级的患者，当颅内压升高>12 mmHg 时，应适当降低颅内压，一般应用 20% 甘露醇(1 mg/kg)静脉点滴。

(7) 预防癫痫：多主张在围手术期使用抗癫痫药。

(8) 止血的治疗：目前主张在动脉瘤等出血病灶处理前短期应用止血剂，常用 6-氨基己酸(EACA)和氨甲环酸。

(9) 其他并发症的治疗：心电图异常者应给予 α 或 β-肾上腺素受体阻滞剂，如普萘洛尔(心得安)；有高血糖、脑积水等并发症者给予相应的治疗。为预防下肢深静脉血栓形成，患者可穿压力梯度长袜，并使用间隙性气压按摩。

四、护理

(一) 一般护理

患者在出血急性期或有动脉瘤破裂危险时应绝对卧床休息，抬高床头 15～30°，以促进脑部血液回流、减轻脑水肿。保持环境安静,光线柔和。避免各种不良刺激,进食少渣饮食。

(二) 加强监护

床旁心电监测,观察生命体征、GCS、瞳孔、血氧饱和度、中心静脉压、血糖及血电解质的变化。再出血和血管痉挛是 SAH 最严重的并发症,一般首次出血后第 1 个月有 $20\%\sim30\%$ 的再出血可能,其中出血后 $24\sim48\ h$ 为再出血高峰,需注意有无出血征兆。SAH 症状好转后又出现或进行性加重、意识障碍加重、外周血白细胞计数持续增高、持续发热、出现偏瘫伴或不伴感觉减退或偏盲等,是 DID 的先兆症状,均须及时报告医生。

(三) 症状护理

1. 预防血管痉挛的护理　血管痉挛一般发生在 SAH 后 $4\sim21\ d$,高峰期在第 $7\sim8\ d$。危险因素包括脱水、高血糖、高 Fisher 等级及年龄 <50 岁。$60\%\sim70\%$SAH 患者可有血管痉挛,表现为神经功能状态下降和(或)局灶性脑缺血。按医嘱扩容,使用钙离子拮抗剂尼莫地平,使用前需询问过敏史,酒精过敏者禁用。微量泵 $24\ h$ 维持,避光使用。单独使用可发生心率增快、面部潮红、头痛、头晕、胸闷不适等症状,对血管也有一定的刺激,必须与另一路补液同时滴注。同时监测血压,收缩压 $<100\ mmHg$ 时慎用。

2. 镇静、镇痛的护理　评估患者的疼痛分值、烦躁程度,减少各种声响、光线的刺激。按医嘱使用镇静、镇痛药物,并评价其疗效。

3. 低血钠的护理　CSWS 患者不可限制水分摄入,按医嘱输入生理盐水和胶体溶液。SIADH 患者则应限水,饮食偏咸,按医嘱补钠,应用抑制 ADH 的药,如苯妥英钠针剂。

(四) DSA 的护理

1. 检查前

(1) 应对手术中可能出现的感觉(如注射造影剂时的温热感觉等)以及手术操作情况做一简单说明,以获得患者良好的配合。训练在床上大小便,指导其深呼吸、有效咳嗽的方法和技巧,避免剧烈咳嗽、用力排便等增加腹压的因素。

(2) 常规检查血常规、血小板计数、出血和凝血时间,若有明显的凝血机制障碍或出血倾向者禁止检查。

(3) 了解患者双下肢足背动脉搏动情况,以便与术后对比。

(4) 皮肤准备:插管部位通常选股动脉,术前清洗局部皮肤包括阴毛。告知患者进入手术室后,医生可能会剃除手术区域影响操作的毛发以减少感染风险。

(5) 胃肠道准备:一般禁食 $6\ h$,不禁水。如需口服水化治疗,按医嘱指导患者饮水。如对碘或贝类过敏,需报告医生。进入介入室前排空膀胱。

(6) 遵医嘱准备用物及药物。

2. 检查中

(1) 根据患者情况,可局部或全身麻醉。

(2) 准备并检查介入器械及材料。

(3) 协助患者仰卧位,建立静脉通路,遵医嘱给药。

（4）监测脉搏、呼吸、血压变化，配合医生监测患者肝素化情况并记录。

（5）造影结束，医生拔出动脉鞘管后，配合其实施人工压迫止血或使用血管闭合器（vascular closure device，VCD）。人工加压止血需用力压迫股动脉穿刺点，垂直下压 $2\sim3$ cm，持续 $10\sim30$ min，再用弹力绷带加压包扎。

3. 检查后

（1）体位：传统人工压迫止血后要求卧床制动 24 h 或遵医嘱。应用 VCD 者，穿刺肢体严格制动 $4\sim6$ h 或遵医嘱。嘱患者不可将腿弯曲，禁做屈髋、屈膝动作，上下肢角度 $>90°$。

（2）观察：监测患者的意识、瞳孔、GCS、SPO_2、生命体征及肢体活动情况。观察穿刺部位伤口敷料是否渗血、肢体温度及足背动脉搏动，每半小时测足背动脉搏动 1 次，连续 8 次。对使用 7Fr 以上鞘管或手术时间过长的患者，以及有糖尿病、缺血性心脏病史者尤其要加强对缺血倾向的观察。如遇患者主诉头晕、头痛，有呕吐、失语、短暂意识障碍、肌力下降，下肢动脉搏动减弱或不清、温度过低等异常表现，均应立即通知医生。不同穿刺点的优缺点及并发症见表 3-2。

表 3-2 不同穿刺点的优缺点及并发症

穿刺动脉	优点	缺点	可能的并发症
股动脉	① 最常用，符合人体工程学 ② 患者舒适 ③ 可进入全身动脉系统 ④ 压迫股骨头 ⑤ 动脉直径大，易定位 ⑥ 双侧穿刺均方便	① 活动延迟 ② 动脉粥样硬化、肥胖患者穿刺困难 ③ 置管距离较长	① 出血/血肿 ② 假性动脉瘤 ③ 血栓形成 ④ 栓塞
肱动脉	① 适用于动脉粥样硬化患者 ② 相邻动脉直径大 ③ 无活动延迟 ④ 患者舒适	① 动脉不易定位 ② 血管痉挛 ③ 左侧操作更佳 ④ 置管距离较长 ⑤ 导管路径曲折	① 同股动脉并发症，血管痉挛和血栓形成更常见 ② 继发血肿导致神经损伤
桡动脉	① 穿刺方便 ② 压迫止血方便，所需人员少 ③ 并发症少 ④ 无活动延迟 ⑤ 可早期出院	① 血管痉挛 ② 动脉直径小 ③ 左侧操作更佳 ④ 置管距离长 ⑤ 必须进行 Allen 试验	① 出血 ② 血栓形成 ③ 血管痉挛 ④ 手缺血 ⑤ 神经损伤

（3）饮食：检查后常规禁食 $4\sim6$ h 或遵医嘱。

（4）并发症的观察及护理

1）局部出血：伤口渗血，皮肤瘀斑、硬结，穿刺部位血肿，是血管内穿刺插管最常见的并发症。小血肿能自行吸收；出血量大者可压迫血管或神经，有时需输血治疗。必要时可给予其他措施，如弹力绷带包扎髋部可对穿刺点形成 17.5 mmHg 有效压力，2.27 kg 重沙袋的有效压力为 33 mmHg；密切观察穿刺部位及其周围皮肤有无红肿、瘙痒、渗血，有异常时及时报告医生；避免焦虑紧张、激动、烦躁等不良情绪影响，按医嘱予以镇静治疗。

2）假性动脉瘤：诊断性 DSA 时的发生率为 0.1%～0.2%，介入治疗时的发生率为 3%～5%。表现为股动脉穿刺点疼痛、有搏动的团块，听诊有杂音。独立危险因素包括低位（股骨头下方）穿刺、大尺寸鞘及使用抗凝剂。直径＜2 cm 的假性动脉瘤常自行愈合，直径≥2 cm 需行 B 超引导下凝血酶注射或压迫，必要时需予手术修补。

3）造影剂肾病（contrast-media induced nephropathy，CIN）：排除其他原因后，应用造影剂 24～72 h 出现肾功能（包括新发或原有肾功能不全）急剧下降，血肌酐升高≥25% 或绝对值升高≥44.2 μmol/L。在造影剂使用者中的整体发病率为 1%～2%，已成为院内获得性急性肾衰竭的第三大原因。高龄、慢性肾病和糖尿病等是其高危因素。水化治疗是目前公认的有效预防措施，补液方式主要有 3 种：口服、静脉输注、口服和静脉输注相结合。使用造影剂前后 24 h 水化的液体量分别至少为 500 ml 和 2 500 ml，补液起止时间、速度及量需依据患者具体情况（如心、肾功能）和造影剂剂量等进行调整。鼓励患者术后饮水 800～1 200 ml，保证患者使用造影剂当日尿量＞3 000 ml，前 12 h 尿量不少于 1 500 ml，以促进造影剂的排出，减轻肾损害。观察患者是否出现水肿、尿少、乏力等非少尿型急性肾衰竭症状，控制血压在正常范围内。

4）后腹腔出血（retroperitoneal hematoma，RPH）：严重而罕见。常见于行股动脉高位（腹股沟韧带以上）穿刺的女性和瘦小患者，典型表现有腰痛和淤伤。任何股动脉穿刺术后低血压、心动过速或急性贫血者均应怀疑有 RPH 的可能，需立即通知医生。一旦 CT 确诊后，根据医嘱给予支持治疗，做好输血或腔内支架修复术的准备。

5）急性下肢动脉血栓形成：约 2% 应用 VCD 的患者可能出现该并发症，临床表现为"6P"征，即疼痛（pain）、麻木（paresthesia）、苍白（pallor）、无脉（pulseless）、运动障碍（paralysis）和冰冷（poikilothermia）。护士应耐心倾听患者的主诉，加强穿刺部位的观察，每 15～30 分钟检查足背动脉的搏动，如发现肢体变冷、苍白、无脉，则提示血栓形成，应尽早通知医生及时治疗。抬高床头使患肢低于心脏平面 15°左右，以防止体位性缺血及血栓逆流。患肢加盖棉被保暖，切忌用手按摩患肢以免血栓脱落造成肺动脉栓塞。对于诊断明确且患肢疼痛明显的患者可适量给予止痛药，减轻患者的疼痛。做好急诊取栓术的准备工作。

（五）康复指导

（1）禁烟。多饮水，避免酒精和咖啡因的摄入，有助于缓解头痛。

（2）SAH 后，患者可有疲乏、失眠、头痛、感觉异常或消失、味觉异常等改变，随着脑内血块的吸收，会逐渐改善。皮肤温度感障碍的患者，洗浴时应谨慎，避免烫伤。

（3）活动应循序渐进增加，在 72 h 内仍需避免爬楼梯、开车、弯腰等动作。

（4）DSA 检查阴性者，应在 2 周左右复查脑血管造影。

（5）对于使用 VCD 的患者，需向患者说明相关的注意事项。

五、案例导入

患者，女，72 岁。在无明显诱因下突发全脑剧烈胀痛，持续性加重，伴呕吐，无意识障碍。外院 CT 扫描示"SAH 改良 Fisher Ⅲ级"急诊收治入院。患者有糖尿病史 10 余年及缺血性脑卒中(中风)史。入院后查体有颈部抵抗(++),GSC 13 分(E3M6V4),血压 160/95 mmHg,烦躁不安。给予镇静、通便、控制血压及血糖、止血治疗。入院当天 14:00 患者突发胸闷、呼吸困难,SPO$_2$ 90%,予以面罩吸氧、抬高床头,床旁心电图检查示"房颤可能",心内科会诊拟左心衰竭,给予盐酸胺碘酮转复心律。23:20 患者 GCS 9 分(E2M5V2),紧急气管插管,予以呼吸机辅助呼吸,SIMV 模式,潮气量 500 ml,氧浓度 50%。2 d 后患者心衰症状改善,即在全身麻醉下行 DSA 确诊左后交通动脉瘤同时行栓塞术(图 3-1),拔鞘后穿刺点 Angio-Seal 封堵止血妥当。术后 GCS 12 分(E3M6V3),双侧瞳孔等大(直径 2.5 mm),对光反射迟钝,仍予以气管插管、呼吸机辅助呼吸。测 CVP 每 8 h 1 次,给予头孢呋辛抗感染、血凝酶(巴曲酶)止血、尼莫地平预防血管痉挛等对症治疗。

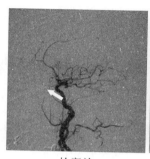

栓塞前　　　　　　栓塞后

图 3-1　DSA 侧位片显示左后交通动脉瘤

六、知识链接

(一)改良 Fisher 分级

Fisher 分级在症状性脑血管痉挛中有预警作用。临床分级越差,CT 图像上出血程度越严重,预后越差。为了更准确识别和分类 SAH 与脑血管痉挛的关系,Zervas 等(1997)提出改良 Fisher 分级(表 3-3)。

表 3-3　改良 Fisher 分级表

Fisher 分级	CT 表现	发生血管痉挛的危险性(%)
0	未见出血或仅脑室内或脑实质内出血	3
1	仅见基底池出血	14
2	仅见周边脑池或侧裂池出血	38
3	广泛蛛网膜下隙出血伴脑实质出血	57
4	基底池、周边脑池、侧裂池较厚积血	57

(二)血管闭合器

血管闭合器(VCD)是一种血管封闭装置。传统上,当介入导管退出动脉后,应用人工压迫法进行穿刺点的止血,其止血相关并发症率在诊断性 DSA 时为 0~1.1%,介入治疗时上升至 1.3%~3.4%。与人工压迫止血相比,VCD 的出血及其他穿刺并发症率无明显降低,但显著缩短制动时间,增加患者的舒适度,促进早期活动,节约医院资源。

VCD 一般分为以下两大类。

1. 主动设备 机械密封以达到立刻止血的目的。单独缝线,如 Perclose AT;单独血管外胶原;缝线与血管外胶原综合,如 Angio-Seal;外科钉或夹子等。

2. 被动设备 不能立刻止血,只起到增强人工压迫的作用。补丁技术需与人工压迫同时使用,如表面涂有促血栓形成材料的体外补丁;血栓形成闭合线设备;辅助压迫器械;沙袋和加压敷料。

(石卫琳)

第二节 颅内动脉瘤

颅内动脉瘤(intracranial aneurysm)是指脑动脉壁的局限性异常扩大造成动脉壁的一种瘤状突出,是造成蛛网膜下隙出血(SAH)的首位病因。

颅内动脉瘤的发生率为 $0.4\%\sim6\%$,男女比例为 $1:1.3$。其中 $10\%\sim30\%$ 为多发性动脉瘤,女性患有多发性颅内动脉瘤的概率为男性的 5 倍。$80\%\sim90\%$ 非外伤性 SAH 由动脉瘤引起。另外,$5\%\sim15\%$ 的脑卒中原因与动脉瘤破裂出血有关。

与颅内动脉瘤发生相关的风险性基因分为两类:家族性遗传综合征和后天性因素。家族性脑动脉瘤是指直系 1、2 级亲属关系内有 2 个或以上个人曾患有颅内动脉瘤。在排除遗传综合征后,因后天各种因素(动脉粥样硬化、炎症、放射损伤等)引发动脉壁结构变化而产生颅内动脉瘤。一些先天性颅内动脉畸形,如永存性三叉动脉及开窗畸形,与囊性动脉瘤发生率增高有关。$5\%\sim40\%$ 常染色体显性遗传性多囊肾病患者可有脑动脉瘤,与脑动脉瘤发生相关的疾病还有肌纤维发育不良、马方综合征、埃勒斯-综合征Ⅳ型、神经纤维瘤病Ⅰ型及脑动静脉畸形等。

一、解剖

供应脑的动脉包括颈内动脉系统和椎-基底动脉系统,前者分布于大脑半球前 2/3 和部分间脑,后者分布于大脑半球后 1/3 和部分间脑、脑干及小脑(图 3-2)。

颈内动脉自颈总动脉发出后垂直上升,通过破裂孔入颅内,沿途发出 5 个主要分支(依次为眼动脉、后交通动脉、脉络膜前动脉),在视交叉两旁分为两个终支(大脑前动脉和大脑中动脉),参与组成脑底动脉环(也称前循环)。临床上将颈内动脉颅内段分成 7 个部分(图 3-3):C7 段(交通段)、C6 段(眼段)、C5 段(前床突段)、C4 段(海绵窦段)、C3 段(破裂孔段)、C2 段(岩段)、C1 段(颈段)。由 C7 段发出大脑前动脉和大脑中动脉参与组成脑底动脉环。

椎动脉(图 3-4)由锁骨下动脉第 1 段发出后,向上穿行第 6 至第 1 颈椎横突孔,向后绕过寰椎侧块,经枕骨大孔入颅,于桥延沟处两侧椎动脉汇合成基底动脉,沿脑桥腹侧上行,至脑桥上端分为左、右大脑后动脉。椎动脉颅内段有 3 个主要分支:脊髓后动脉、小

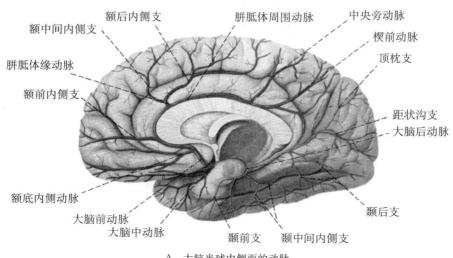

A　大脑半球内侧面的动脉

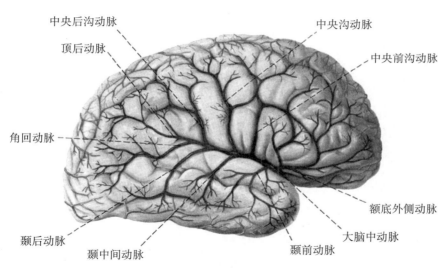

B　大脑半球外侧面的动脉

图 3 - 2　大脑半球的动脉

脑后下动脉和脊髓前动脉。基底动脉自下而上发出 5 个主要分支:小脑前下动脉、迷路动脉、脑桥动脉、小脑上动脉和大脑后动脉。

大脑动脉环(图 3 - 5)为颈内动脉与椎 - 基底动脉在脑底部的吻合,又称 Willis 环。它由左、右大脑后动脉,后交通动脉,颈内动脉,大脑前动脉及 1 条前交通动脉组成,形成脑底主要动脉间的交通结构。但在正常情况下,大脑动脉环两侧的血液是不相混的,它只作为一种潜在的代偿结构。若动脉环某处发育不良,局部血液循环发生障碍时,代偿作用就会受到限制,且易引起动脉瘤。因此,动脉环解剖结构正常是发挥代偿作用的前提。

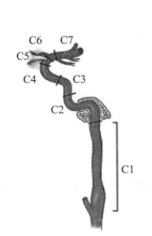

图 3 - 3　颈内动脉分段图
（引自：Bouthillier,
et al. 1996）

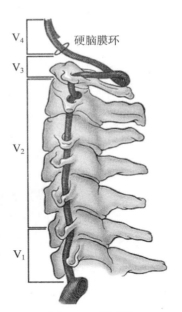

图 3 - 4　椎动脉

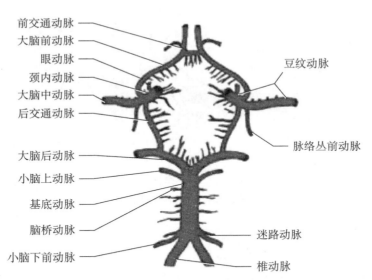

前交通动脉

大脑前动脉

眼动脉

颈内动脉

大脑中动脉

后交通动脉

大脑后动脉

小脑上动脉

基底动脉

脑桥动脉

小脑下前动脉

豆纹动脉

脉络丛前动脉

迷路动脉

椎动脉

图 3 - 5　大脑动脉环（Willis 环）

二、病理生理

　　正常脑动脉壁由 3 部分构成：内膜（最内层）、肌层（中层）及外膜（外层的结缔组织）。

　　最常见的囊性动脉瘤，也被称为"真正的动脉瘤"，有正常血管的内膜和外膜，但从动脉瘤颈部开始缺乏肌肉及内弹力层（图 3 - 6）。假性动脉瘤的血管壁由结缔组织形成，缺少动脉壁的成分，因为它由血肿机化后形成。86％囊性动脉瘤位于前循环：30％位于前交通动脉,25％位于后交通动脉,20％位于大脑中动脉分叉处,7.5％位于颈内动脉末段,大脑前动脉胼周/胼缘动脉分叉占4％。10％脑动脉瘤位于后循环:7％发生于基底动脉分叉,3％位于小脑后下动脉起源,3.5％位于小脑上动脉及小脑前下动脉起源。外伤及感染引起的动脉瘤常位于脑循环的远端部位。

宽颈动脉瘤是指颈-顶直径比<2 mm或颈部直径>4 mm。

间层动脉瘤和梭形动脉瘤以椎-基底动脉好发,它们大多沿血管长轴异常扩大。梭形动脉瘤是母血管的袋状扩张,影响至少270°的管腔周长,无颈部,常继发动脉粥样硬化。间层动脉瘤可位于内膜与肌层或肌层与外膜之间,由于动脉壁剥离,引起真管腔狭窄。

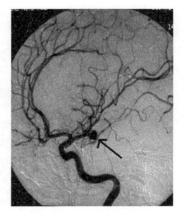

图3-6　DSA侧位片显示囊状动脉瘤

三、分类及分级

(一)按动脉瘤的大小、部位、病因和病理进行分类

1. 根据动脉瘤的大小分类

(1)小型动脉瘤:瘤径≤1.4 cm。

(2)大型动脉瘤:瘤径1.5～2.4 cm。

(3)巨型动脉瘤:瘤径≥2.5 cm。

动脉瘤的破裂与其大小有一定关系,一般认为直径<6 mm的动脉瘤不易出血。现在发现约1/3巨大动脉瘤以出血为首发症状。

2. 根据动脉瘤的部位分类　包括:①颈动脉系统,有颈内动脉、大脑前动脉、大脑中动脉;②椎-基底动脉系统。

3. 根据动脉瘤的病理分类　可分为囊状动脉瘤、间层(夹层)动脉瘤及梭形动脉瘤。

(二)临床分级

SAH世界神经外科联盟分级可评估患者的预后及手术的风险性。

四、临床表现

90％患者在动脉瘤破裂出血前无明显的症状和体征。一旦破裂出血,SAH是最常见的症状,7％患者可有急性或亚急性的"生命中最糟糕的头痛"。伴随有局灶性神经功能障碍、恶心、呕吐、畏光或昏迷。女性发生SAH的概率是男性的2倍,高峰年龄为55～60岁。发生SAH 30 d内死亡率为45％,30％幸存者存在中、重度残疾。

未破裂动脉瘤可见相应部位的占位及压迫表现,最常见的是第Ⅲ对脑神经麻痹急性发作,可见于后交通动脉瘤、基底动脉末端瘤、脉络膜前动脉瘤和颈内动脉海绵窦段动脉瘤。大型或部分血栓性动脉瘤可导致癫痫、头痛、短暂性脑缺血发作、远端血栓继发脑梗死。

以下是常见的颅内动脉瘤及其临床表现(图3-7)。

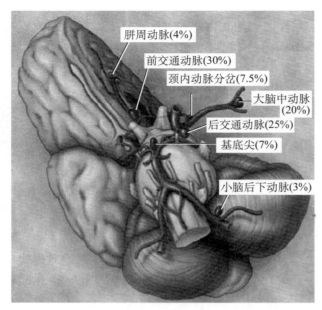

图 3-7 常见颅内动脉瘤发生部位

1. 前交通动脉(anterior communicating artery，A-comm)瘤　79％患者表现为大脑纵裂内出血,25％患者表现为急性脑积水。该瘤破裂的患者发生低血钠症(51％)的概率也比其他部位动脉瘤破裂高很多。动脉瘤破裂出血后常见的另一症状是认知障碍,也被称为前交通综合征,即大脑基底部受损导致的短期记忆障碍、人格改变和虚构。

2. 大脑中动脉(middle cerebral artery，MCA)瘤　多为无症状动脉瘤,40％患者动脉瘤破裂出血。脑缺血症状,如脑卒中和短暂性脑缺血发作(TIA),较其他动脉瘤多见。

3. 后交通动脉(posterior communicating artery，PCoA)瘤　是引起 SAH 的常见原因。未破裂的 PCoA 则是导致急性动眼神经麻痹的常见原因。

4. 颈内动脉(internal carotid artery，ICA)瘤　约 4％ ICA 瘤发自于海绵窦段,且92％患者为女性,临床多表现为复视、三叉神经痛或动脉瘤破裂导致颈内动脉海绵窦瘘;有症状的眼段颈内动脉瘤半数存在视觉症状,另一半则表现为 SAH。

5. 基底动脉顶端(basilar apex)动脉瘤　50％后循环动脉瘤位于基底顶端。如肿瘤较大,可引起动眼神经麻痹及脑干压迫症状。

6. 大脑前动脉胼周动脉(pericallosal artery)瘤　位于大脑前动脉 A2-A3 结合点,属于远端大脑前动脉瘤。该部位的动脉瘤多为多发性,且外伤性动脉瘤好发。50％动脉瘤破裂出血患者临床表现为脑室出血或半球间硬膜下血肿,临床级别较差。

7. 小脑后下动脉(posterior inferior cerebellar artery，PICA)瘤　SAH 是最常见的表现,95％患者可有脑室出血及急性脑水肿。

五、诊断与治疗

(一)诊断

1. CT检查 头颅 CT 平扫是目前诊断脑动脉瘤破裂引起 SAH 的首选检查方法,可以明确出血程度、出血部位、范围和出血量,以及是否伴发脑内、脑室内出血及阻塞性脑积水等,也可鉴别脑水肿和脑梗死(图 3-8)。

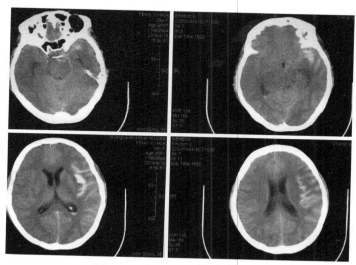

图 3-8 脑动脉瘤出血 CT 表现

2. 脑脊液检查 是诊断有无蛛网膜下隙出血的一种简易方法。特别是 CT 检查阴性者,但应掌握腰椎穿刺时机。SAH 后 1~2 h 腰椎穿刺所得脑脊液仍可能清亮,所以应在 SAH 2 h 后进行腰椎穿刺检查。

3. MRI检查 MRI 对颅后窝、脑室系统少量出血,以及动脉瘤内血栓形成、判断多发动脉瘤中破裂瘤体等方面优于 CT 检查。MRI 检查还可用于鉴别诊断血管畸形、肿瘤、颅内巨大动脉瘤等。

4. MRA和CTA检查 MRA 对脑动脉瘤的检出率可达 81%,但其分辨率和清晰度还有待提高,目前只作为脑血管造影前的一种无创性筛查方法。CTA 可作为常规脑血管造影的一种补充检查手段。

5. 脑血管造影(图 3-9) 脑血管造影是动脉瘤的经典诊断方法。尤其是 DSA,已能查出大多数颅内出血原因。首次 DSA 阴性者,应在 2 周(血管痉挛消退后)或6~8 周(血栓吸收后)复查 DSA。

6. 经颅多普勒超声(transcranial doppler,TCD)检

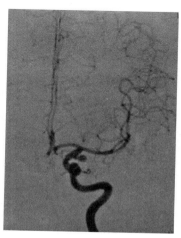

图 3-9 DSA 脑血管造影

查 TCD 可以无创伤地检测脑底大血管的血流速度,用于临床诊断 SAH 后血管痉挛。

(二)治疗

1. 保守治疗 对于发现未破裂动脉瘤的患者来说,其治疗的主要目的不仅在于预防 SAH,更重要的是如何保持及延长高质量的生命状态。在关注患者家族史、合并症、血压及吸烟史的基础上,权衡治疗与否的利弊,是医生需要与患者充分沟通的话题。

2. 动脉瘤破裂出血的紧急处理

(1)监测:患者应在专科或外科重症监护室密切监护。监测生命体征、意识、瞳孔、血氧饱和度、心电图、CVP、血生化和血常规等。

(2)一般治疗:应绝对卧床 14～21 d,头抬高 15～30°,避免额外刺激,保持环境安静,适当予以镇静止痛剂,保持水、电解质平衡等。

(3)止血:目前,欧美指南主张对患脑血管痉挛低风险者、近期手术或介入治疗者用止血剂,术后即停用。对延期手术或不能手术者,应使用抗纤溶剂以防止再出血。但是妊娠、深静脉血栓形成、肺动脉栓塞等为禁忌证。

(4)控制血压:控制血压可以减少再出血危险,但增加继发性脑缺血,因此应维持平均动脉压＞90 mmHg。

(5)预防症状性血管痉挛:防治过程分为 5 步。①防止血管痉挛;②纠正血管狭窄;③防止由血管狭窄引起的脑缺血损害;④纠正脑缺血;⑤防止脑梗死。

(6)对症治疗:颅内压增高者可予以降颅压治疗;血糖＞10 mmol/L 者需控制血糖;高热者予以降温;预防下肢深静脉血栓;对已有癫痫者应给予抗癫痫治疗。

3. 手术治疗

(1)开颅手术:包括动脉瘤直接夹闭(切除)手术、包裹或加固动脉瘤手术、动脉瘤孤立术、近端结扎＋旁路血管重建术、动脉瘤切除术并血管重建等。

(2)血管内介入手术。

六、围手术期护理

(一)术前护理

1. 一般护理 对神志清醒者讲解疾病的相关知识、手术的必要性及手术中需要患者配合的事项,消除其恐惧心理;对有意识障碍者,应做好家属的宣教及指导。

2. 饮食 给予高蛋白、高热量、易消化,低渣饮食,忌食辛辣、刺激性食物,戒烟酒。

3. 密切监护 护士应了解与动脉瘤破裂相关的因素(表 3-4),在临床工作中加以警惕。密切观察生命体征、瞳孔、意识,观察有无头痛加剧、恶心、呕吐;有无眼睑下垂、复视、眼球偏斜、偏瘫、失语和精神症状。若患者骤发劈裂般头痛,并向颈、肩、腰背和下肢延伸,可能发生动脉瘤破裂。

表 3 - 4　与动脉瘤破裂相关的因素

危险因素		年破裂率(%)
总计		1.9
性别	男性	1.3
	女性	2.6
年龄	20～39 岁	0
	40～59 岁	3.5
	60～79 岁	5.7
类型	无症状	0.8
	无症状,有 SAH 史	1.4
	有症状	6.5
位置	大脑前动脉	1.1
	大脑中动脉	1.1
	颈内动脉	1.2
	后循环	4.4
瘤径	≤10 mm	0.7
	>10 mm	4.0

4. 癫痫患者的护理　伴发癫痫的患者应由专人护理,警惕患者有无意识、精神状态或行为的改变。癫痫发作时立即给予侧卧位,移除区域内可能导致患者受伤害的物品。给予吸氧,及时吸出呼吸道分泌物,保持呼吸道通畅。开放静脉通路,根据医嘱给予抗癫痫药。记录癫痫发作的细节、过程及用药情况,谨慎恢复原抗癫痫药的使用。除非患者有自伤或伤人倾向,一般无须约束患者。

5. 预防再出血　动脉瘤破裂出血发生在 SAH 后 24 h 内,尤其是首个 6 h,是再出血的高危期。卧床休息、软化大便及镇痛是降低颅内压、预防再出血的基础措施。

6. 术前准备　根据医嘱,做好开颅或介入术前宣教及准备。支架辅助栓塞的患者一般术前 3 d 开始按医嘱给予口服抗血小板聚集药物。

7. 动脉瘤破裂出血急性期　详见本章第一节"自发性蛛网膜下隙出血"。

(二) 术后护理

1. 病情观察

(1) 介入栓塞术后,重点了解患者术中任何非计划事件,如血栓、穿孔等;动脉瘤有无残留;是否使用支架;是否使用血管闭合器及其类型;既往史及用药史等。24 h 内严密监测生命体征、GCS、瞳孔、腹股沟穿刺点、足背动脉搏动及肢体温度。

(2) 未破裂动脉瘤开颅术后,对于年龄>50 岁,动脉瘤直径>12 mm,位于后循环及解剖复杂的动脉瘤患者,应加强并发症的观察。

(3) 突发意识状态改变的患者,需考虑有无再出血、癫痫、脑积水、脑缺血或脑血管痉挛的可能。

2. 控制血压　血压升高可使动脉瘤再次破裂出血,血压过低会诱发脑缺血,因此应将血压控制在适当范围内,维持平均动脉压≤130 mmHg。支架辅助弹簧圈介入术后的血压允许自由波动。静脉滴注 β-受体阻滞剂控制血压的患者,需从慢速开始,警惕心动过速。

3. 给氧、镇痛、止吐　按医嘱给予给氧、镇痛、止吐等对症治疗。

4. 保持水、电解质平衡　按医嘱补液,准确记录 24 h 出入液量。行介入治疗的患者,按医嘱给予水化治疗,以预防造影剂肾病。维持 CVP 5～12 cmH$_2$O,防止低钠血症,以免加重脑水肿。

5. 并发症的护理　动脉瘤破裂出血行栓塞术的患者,需警惕以下并发症：脑积水、下丘脑功能障碍、癫痫、心律失常、造影剂反应、感染、动脉夹层、假性动脉瘤、动脉闭塞、腹股沟血肿、血栓栓塞,与线圈、支架、球囊相关的破裂出血。

6. 肝素化护理　除急性期血管病(3 d)外,一般择期介入治疗手术中均须行肝素化,以防止血栓形成。术后需肝素化者,以术前白陶土部分凝血活酶时间(KPTT)值 2～3 倍为标准进行。若定时测 KPTT 值高于此标准,及时降低肝素化量;若低于标准,则及时加大肝素化量。注意观察患者出血情况,如皮肤黏膜、口腔黏膜、消化道出血,出现者对症处理,严重者立即停止肝素化。

7. 术后癫痫　15.7% 患者在未破裂动脉瘤夹闭术后出现癫痫症状,参照癫痫护理。

(三) 康复指导

1. 正确对待动脉瘤的预后　各部位动脉瘤术前存在的功能障碍在术后可能依然存在。如颈内动脉眼段动脉瘤术后有 4%～8.7% 的可能视觉未恢复;前交通动脉瘤开颅术后记忆及前额执行功能障碍的概率较栓塞高;基底动脉顶端瘤术后动眼神经麻痹发生率为 32%～52.8%,约 80% 患者在 6 个月内完全缓解。

2. 饮食　饮酒宜少量。减少咖啡的摄入,饮用咖啡＞5 杯/日可增加 SAH 的风险。据研究,吸烟与多发动脉瘤、动脉瘤的生长及破裂、血管痉挛及复发有相关性,故应戒烟。

3. 用药　支架辅助栓塞患者需继续按医嘱服用阿司匹林及氯吡格雷至少 6 周。弹簧圈栓塞术后头痛通常是暂时性的,持续数天至数周,可根据医嘱口服可待因或托吡酯等。避免口服避孕药,因有增加 SAH 的风险。

4. 保守治疗　对于未破裂动脉瘤保守治疗的患者,除了戒烟、戒咖啡及控制血压外,无其他任何禁忌,允许参加普通的运动锻炼。在有些国家可能因此病而不能获取飞行执照。

5. 定期门诊随访　遵嘱复查 CT 或 CTA 检查。一般介入治疗的患者较开颅手术者需要更长久和频繁的复查。

七、案例导入

患者,女,62 岁。1 月前突发剧烈头痛 1 次,CTA 检查示"左颈动脉疑似动脉瘤"(图 3-10)。门诊收治入院。查体：脉搏 65 次/分,呼吸 18 次/分,血压 130/80 mmHg,双侧瞳孔等大等圆(直径 0.25 cm),对光反射灵敏,GCS 15 分(E4M6V5)。DSA 检查示：左颈眼动脉瘤(图 3-11)。完善各项术前准备,全身麻醉下行左颈眼动脉瘤栓塞术(图 3-12)。术后予以抗感染、止血、扩容、防脑血管痉挛、神经营养、对症等治疗。指导患者平卧位,右下肢制动 24 h,观察伤口渗血情况及足温、足背动脉搏动情况,监测血压波动情况,观察言语反应、肢体感觉及运动反应,做好饮食及药物指导,给予心理支持。术后第 2 d,患者自觉右手麻木,血压 120/60 mmHg,通知医生,继续予扩容治疗,监测血压及病情观察,后症状自行缓解。术后第 3 d 予以出院。指导患者伤口护理,饮食及药物指导,血压自我管理,康复锻炼,术后 3 个月门诊随访。

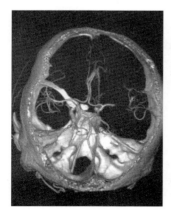
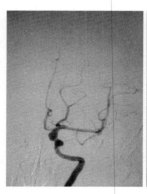

图 3 - 10 CTA 检查示左颈动脉疑似动脉瘤   **图 3 - 11** DSA 示左颈眼动脉瘤

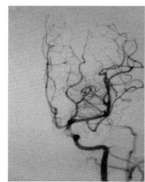
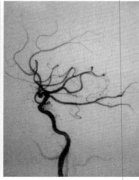
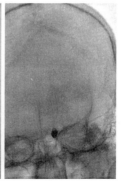

图 3 - 12 术后造影显示动脉瘤栓塞完全(载瘤动脉保持通畅)

(任学芳)

第三节 烟 雾 病

烟雾病(moyamoya disease)是指一种原因不明的脑血管病,由 1969 年日本学者 Suzuki 及 Takaku 首先报道。其以双侧颈内动脉末端、大脑中动脉和大脑前动脉起始部慢性进行性狭窄或闭塞为特征,并继发颅底异常血管网形成。由于这种颅底异常血管网在脑血管造影图像上形似"烟雾",故称为"烟雾病"(图 3 - 13)。

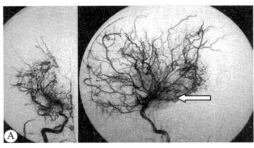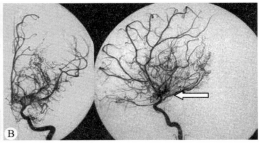

图 3 - 13　烟雾病脑血管造影表现

A. 右侧颈内动脉正侧位；B. 左侧颈内动脉正侧位。箭头显示双侧颈内动脉末端至大脑前动脉、大脑中动脉起始段狭窄，并且颅底可见典型的烟雾状血管

一、解剖

　　脑部血供的侧支系统由以下几部分组成：①脑内侧支吻合系统，形成不同程度的烟雾状血管网。②脑底交通系统，即 Willis 环。烟雾病早期主要累及 Willis 环前半部和邻近的血管，后期可累及 Willis 环的后半部分。③皮质软脑膜血管吻合系统。④硬脑膜血管吻合网，在脑缺血时可为侧支血供的来源。⑤颅外血管网。⑥功能性侧支。⑦颅底侧支吻合。

二、病理生理

　　烟雾状血管是扩张的穿通支，可发生血管壁纤维蛋白沉积、弹力层断裂、中膜变薄，以及微动脉瘤形成等许多病理变化。烟雾状血管也可发生管壁结构的破坏及继发血栓形成。这些病理改变是临床上烟雾病患者既可表现为缺血性症状，又可表现为出血性症状的病理学基础。

　　根据 Suzuki 的分类标准，烟雾病可分为 6 期。

　　Ⅰ期：病变呈缓慢、进行性发展，脑底交通系统（Willis 环）的前半部，颈内动脉狭窄和阻塞，颅内侧支吻合系统起代偿作用，如代偿不足则可引起缺血性发作。

　　Ⅱ期：又称脑底异网症，脑内侧支吻合系统代偿性扩张，在脑底部形成异常血管网。

　　Ⅲ期：颈内动脉血流进一步减少，脑内侧支吻合网变得更为明显，同时从硬脑膜来的侧支开始在脑血管造影中显示出来。

　　Ⅳ期：脑内侧支吻合系统作用逐渐减弱，在脑血管造影上逐渐消失。

　　Ⅴ期和Ⅵ期：通过颈外动脉系统使脑部得到足够血供，使缺血性发作逐渐减少，甚至痊愈。有时由于病程进展较快或脑底部交通系统供血不足，颅内外侧支代偿系统来不及形成，导致脑供血不足而发生不可逆的脑缺血。

三、临床表现

　　烟雾病患儿以缺血症状为主要临床表现，成人患者缺血症状和体征与儿童患者类似，但成人患者常以出血症状为主，具体症状因出血部位而异。中国第 1 个单中心烟雾病流行病学数据显示：平均发病年龄为 28 岁(0.5～77 岁),男女发病率一致,家族性烟雾病患者占 5.2%。

1. 脑缺血

(1) 可表现为短暂性脑缺血发作(TIA)、可逆性神经功能障碍或脑梗死。

(2) TIA 发作常与过度紧张、哭泣、剧烈运动等有关。

(3) 运动性障碍常为早期症状,主要表现为肢体无力甚至偏瘫。

2. 颅内出血　近半数成年患者可出现颅内出血,出血不仅给患者带来严重的神经功能损害,还面临着反复出血的威胁。

3. 癫痫　可表现为部分发作或全身性大发作。

4. 不随意运动　通常出现在一侧肢体表现舞蹈样动作。

5. 头痛　部分患者伴头痛。

6. 智力　由于脑缺血而不同程度存在智力下降。

四、诊断与治疗

(一) 辅助检查

1. 头颅 CT 和 CTA 检查　可见单一或多发性梗死灶。增强 CT 扫描显示颈内动脉远端、大脑前动脉和大脑中动脉近端缺失。病变后期影响到 Willis 环,并且在脑底部出现烟雾状血管。

2. 头颅 MRI 和 MRA 检查　常作为首选的筛选性检查。MRA 是一种有效的诊断手段,但还不能完全替代脑血管造影。

3. 脑电图检查　可表现为"重建现象",是烟雾病的特征性变化。

4. 脑血流和脑代谢评价　SPECT、PET 等检查脑血流评估手段为缺血性脑血管病的诊断提供了新方法,对指导临床医生选择最佳治疗方案及观察疗效也具有十分重要的意义。

5. 脑血管造影　是诊断烟雾病的"金标准"。典型的表现为双侧颈内动脉末端狭窄或闭塞;基底部位纤细的异常血管网,呈烟雾状;广泛的血管吻合。脑血管造影还可用于评价烟雾病的进展变化及血管重建手术后评价。

(二) 诊断

(1) 患者出现自发性脑出血,特别是脑室内出血;儿童或年轻患者出现反复发作的 TIA,应考虑本病,经辅助检查可明确诊断。

(2) 脑血管造影、MRI 及 MRA 扫描提示颈内动脉末端狭窄或闭塞和(或)大脑前动脉及大脑中动脉起始段狭窄或闭塞;出现颅底异常血管网;上述表现为双侧性。

(3) 许多疾病的继发改变与烟雾病相似,应排除下列情形:动脉粥样硬化、自身免疫性疾病、脑膜炎、颅内新生物、唐氏综合征、神经纤维瘤病、颅底创伤、颅脑放疗后、镰刀型红细胞病、结节性硬化症等。

（三）治疗

1. 药物治疗　应用血管扩张剂、抗血小板聚集药物及抗凝药等。癫痫患者可给予抗癫痫药物治疗。

2. 外科治疗　手术治疗效果明显优于药物治疗。烟雾病有进展性，因此诊断明确后即应手术。与缺血型烟雾病相比，出血型发生再出血的风险更高，并且预后更差。外科血流重建能改善脑血流灌注，同时在出血型烟雾病患者中能预防再出血。

（1）直接血管重建手术：①颞浅动脉-大脑中动脉分支吻合术，最常用；②枕动脉-大脑中动脉分支吻合术；③枕动脉-大脑后动脉吻合术。

（2）间接血管重建手术：①脑-硬脑膜-动脉血管融合术；②脑-肌肉血管融合术；③脑-肌肉-动脉血管融合术；④脑-硬脑膜-动脉-肌肉血管融合术；⑤环锯钻孔，蛛网膜切开硬脑膜敷贴术；⑥大网膜移植术。

（3）直接与间接血管重建组合手术：颞浅动脉-大脑中动脉分支吻合术结合脑-硬脑膜-肌肉血管融合术较常用。

五、护理

（一）术前护理

1. 一般护理

（1）患者如在出血期或已发生过出血，应卧床休息，翻身时保护头部，动作宜慢，以免加重出血。同时，抬高床头 15～30°，以减轻脑水肿。

（2）保持患者情绪稳定，避免各类不良刺激诱发血压升高。

（3）年幼患儿应避免哭闹，以免过度换气，诱发 TIA。

（4）烟雾病患者有焦虑、抑郁等精神障碍，应根据不同患者心理需求，针对性地进行心理疏导。

2. 病情观察

（1）注意观察患者有无头痛、意识障碍、偏瘫、失语等症状，配合生命体征及瞳孔观察，及时发现病情变化。

（2）血压监测尤为重要，遵嘱控制血压。血压过低引起脑血流灌注不足会加重脑缺血、脑水肿，血压过高则易引起再出血。

（3）对于 TIA 者，应注意保持环境安全，预防跌倒、坠床等意外发生，一般发作持续数分钟，30 min 内可完全恢复。

（4）对于肢体瘫痪者，保持肢体功能位，注意保暖，勿烫伤。

（5）癫痫发作时，做好患者的癫痫护理，防止继发性损害。

（二）术后护理

（1）开颅术后患者清醒，给予抬高头部 15～30°，偏向健侧，禁止头部过于扭向患侧；禁用弹力帽，以免压迫重建血管，阻碍侧支循环形成。

（2）动态监测意识、瞳孔及生命体征，尤其关注血压变化。血压过高易引起出血；血容量不足，血压过低则造成脑灌注过低，出现脑梗死。血压应维持在术前的基础水平或略高。

（3）观察 TIA 发作时间、持续时间，如反复发作、持续时间长且不可恢复者，应考虑脑梗死可能。

（4）严密体温监测，因高热可使患者耗氧量增加而诱发 TIA、抽搐、惊厥等症状。

（5）并发症的预防及护理

1）继发性出血：多发生在术后 24～48 h。按医嘱使用药物控制血压。限制探视人数，减少不必要的搬动，保持环境安静，保证足够睡眠。若出现渐进性意识障碍、肢体活动障碍、瞳孔不等大、血压持续升高，应及时通知医生行头颅 CT 检查进行确诊。

2）脑缺血：注意观察患者有无神经功能缺失表现，如意识障碍、一侧肢体无力或偏瘫、感觉障碍、失语或偏盲等。匀速输液，维持 CVP 在 0.8～1.18 kPa(8～12 cmH$_2$O)，有助于增加脑灌注压，降低血黏度，改善脑供氧。

3）脑动脉痉挛：观察原有神经功能障碍是否加重或出现新的神经功能障碍，注意神志、视力、言语、感觉及肢体活动等情况。遵医嘱使用预防血管痉挛药物及清除氧自由基、保护脑组织类药物。

4）过度灌注综合征(hyperperfusion syndrome，HS)：直接搭桥术有可能导致脑血流动力学改变，引起高灌注综合征，是颅内动脉搭桥术后特有的危险并发症，常发生在术后数小时至数天。可表现为同侧额颞和眶周的波动性头痛或弥漫性头痛、高血压、高颅压、脑水肿及癫痫等。降低血压是预防和治疗 HS 的直接方法。血压应严格控制在正常血压范围(120～140 mmHg)，甚至更低范围(90～120 mmHg)。合理安排补液速度及量，监测血压及平均动脉压、CVP。观察患者意识、瞳孔，倾听患者主诉，遵医嘱使用脱水剂、扩容药物，保证血压的平稳是护理的重点。

5）癫痫：癫痫发作是影响烟雾病患者预后的重要因素。严格遵医嘱给予抗癫痫药物，注意观察癫痫先兆。

（6）康复指导

1）保护头部，严防外伤，防止引入颅内的血管受伤引起供血通路中断，造成严重后果。术后 1～3 个月颅内外血管建立侧支循环，嘱患者避免剧烈运动，术后 6～8 个月避免术侧颞浅动脉受压而影响向颅内供血，睡眠时尽量健侧卧位，戴眼镜时去除术侧眼镜腿等。

2）肢体功能障碍患者应及早进行功能锻炼，使预后及生活质量得到改善。对有语言障碍的患者，应进行发音、语言训练。语言训练应由易到难、由短到长，逐渐进行。

3）遵医嘱按时服药，特别是降压药，应定时做好血压监测，维持血压在正常范围。如需服用抗凝药者，应注意观察有无出血倾向，如有异常，及时就医。

4）加强营养，进食富含蛋白质、维生素的易消化饮食。忌油腻、辛辣、刺激性食物。忌烟酒。保持排便通畅。

5）遵医嘱门诊随访，术后 3 个月或 6 个月复查 DSA 和头颅 MRA、CTA 等。如有不适，及时就诊。

六、案例导入

患者,女,33 岁。3 个月前无明显诱因下突发晕倒,昏迷 10 d,醒来后出现失语伴右上肢肌力下降,门诊收治入院。查体:脉搏 80 次/分,呼吸 18 次/分,血压 100/60 mmHg,双侧瞳孔等大等圆(直径 0.3 cm),对光反射灵敏,GCS 11 分(E4M6V1),右上肢肌力Ⅲ°,其余肢体肌力均Ⅴ°。CTA 检查示:双侧颈内动脉末端及大脑中动脉和大脑前动脉起始段明显狭窄,周边见多发烟雾状高密度影。DSA 检查示"双侧烟雾病"(图 3-14)。完善各项术前准备,给予全身麻醉下行左侧颞浅动脉-大脑中动脉吻合术+颞肌贴敷术。术后予以抗感染、止血、扩容、脱水、防止脑血管痉挛、神经营养、预防应激性溃疡、预防癫痫、对症等治疗。术后第 2 d,患者右上肢肌力下降至Ⅱ°,血压 98/60 mmHg,CVP 6 cmH$_2$O,吸氧 2 L/min,继续予扩容治疗,监测血压及病情观察。术后第 7 d,脉搏 86 次/分,呼吸 20 次/分,血压 110/65 mmHg,双侧瞳孔等大等圆(直径 0.3 cm),对光反射灵敏,GCS 11 分(E4M6V1),右上肢肌力Ⅲ°,其余肢体肌力均Ⅴ°,CVP 10 cmH$_2$O,伤口Ⅰ/甲级愈合,予以拆线后出院。术后 3 个月门诊随访。

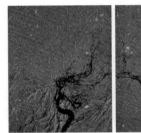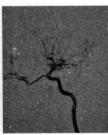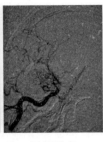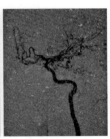

图 3-14 DSA 示双侧烟雾病

(张艳蓉)

第四节 脑血管畸形

脑血管畸形是一种先天性脑血管发育异常,分为脑动静脉畸形、海绵状血管瘤、静脉畸形、毛细血管扩张症及混合型,其中以脑动静脉畸形最多见。

脑动静脉畸形(arterio-venous malformation,AVM)是指脑的动脉和静脉之间保持原始交通、毛细血管的发育发生障碍的情况下所形成的异常血管团。脑 AVM 患者的男女发病比例为 1.3∶2.1。80% 患者在 11~40 岁发病,最多见于 20~30 岁青年,是青少年自发性脑出血最常见的病因之一。脑 AVM 可发生于脑的任何部位,病灶在左、右侧半球的分布基本相等。90% 以上 AVM 位于幕上,小脑幕下的 AVM 占 10% 以下。

海绵状血管瘤、毛细血管扩张症及静脉血管畸形因在脑血管造影中不显影,故又称为隐匿性血管畸形。

一、病理生理

脑 AVM 病灶中动静脉之间缺乏毛细血管结构,动脉血直接流入静脉,血流阻力骤然减少,导致局部脑动脉压下降、脑静脉压增高,于是产生一系列血流动力学的紊乱和病理生理过程。

1. 出血　多种因素可引起颅内出血,AVM 的大小、部位与出血有一定相关性。

2. 脑盗血　由于盗血导致脑缺血的范围比畸形血管团大,由此产生的症状和体征也比单纯由病灶造成的功能改变广泛。

3. 脑过度灌注　大量的脑盗血使邻近脑组织内的血管扩张,以获取较多的血流供应脑组织的需要。

4. 颅内压增高　AVM 本身没有占位效应,但有不少患者表现为颅内压增高征。

二、临床表现

1. 出血　剧烈头痛,伴呕吐;神志可清醒,也可有不同程度的意识障碍,甚至昏迷;出现颈项强直等脑膜刺激症状、颅内压增高征或偏瘫、偏身感觉障碍等神经功能损害表现。

2. 抽搐　表现为大发作或局灶性发作。

3. 头痛　半数以上患者有长期头痛史,类似于偏头痛,局限于一侧,可自行缓解。出血时头痛较平时剧烈,多伴呕吐。

4. 进行性神经功能障碍　主要为运动或感觉神经功能障碍。

三、诊断与治疗

(一)辅助检查

1. CT 检查　CT 平扫时未出血的 AVM 呈现不规则的低、等或高密度混杂的病灶,呈团块状或点片状,边界不清。

2. MRI 检查　脑 AVM 为"流空"血管影组成的团块状或斑块状病灶,也可十分清晰地显示与周围脑重要结构的毗邻关系。MRI 扫描是诊断海绵状血管瘤最主要的影像学手段。

3. DSA 检查　是 AVM 最重要的诊断手段(图 3-15)。AVM 特征性表现在动脉期摄片上可见 1 根或数根异常增粗的供血动脉走向一团块形状不规则的畸形血管病灶,同时有扩张、扭曲的引流静脉早期显现。

4. 三维计算机体层扫描血管造影(3D-computed tomographic angiography,3D-CTA)和 MRA 检查　3D-CTA 和 MRA 检查所得到的颅内 AVM 图像均能清晰地显示 AVM 血管团、主要供血动脉和引流静脉。

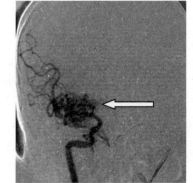

图 3-15　DSA 检查示右侧大脑中动脉 AVM

（二）治疗

脑 AVM 的治疗目的是防止和杜绝病灶破裂出血,减轻或纠正脑盗血现象,改善脑组织的血供,缓解神经功能障碍,减少癫痫发作,提高患者的生活质量。

1. 显微手术切除术　是最合理的治疗手段,但因 AVM 的大小、部位、供血动脉和引流静脉等因素影响,不是每个 AVM 患者都能做到全切除,所以还需掌握手术指征。同时有机地结合血管内介入治疗和放射外科治疗,可以取得更好的疗效。

2. 显微手术、血管内介入栓塞和立体定向放射外科的综合治疗　近年来将 2 种或 3 种治疗手段综合应用的研究显示,可以明显提高 AVM 的治愈率,降低致残率和病死率。

1) 血管内介入栓塞加手术切除术:此 2 种方法的联合应用开展最广泛。血管内介入栓塞已是 AVM 手术切除前的重要辅助手段。

2) 血管内介入栓塞加立体定向放疗:应用立体定向放射外科,伽玛刀、X 刀、射波刀等治疗脑 AVM 具有无创伤、风险小、住院时间短等优点,但单一放疗的疗效不如血管内介入栓塞加立体定向放射外科联合治疗。

3) 立体定向放疗加显微手术切除术:大的脑 AVM 也可以立体定向放疗作为手术切除前的辅助手段。

四、护理

（一）术前护理

（1）密切观察患者生命体征、瞳孔、意识,以及有无头痛加剧、恶心、呕吐、肢体活动异常等情况。

（2）遵医嘱控制血压,静脉给予降压药物时,根据血压监测情况持续滴入降压药物。避免一切可致血压升高的因素,便秘患者予以缓泻剂。

（3）介入术前使用钙离子拮抗剂以防术中血管痉挛,微量泵 24 h 维持,避光使用;同时需有常规补液共同输注,以减轻对血管的刺激。使用时需观察患者血压、面色,倾听主诉。

（二）术后护理

（1）密切观察患者的生命体征及瞳孔的变化,如患者术后出现意识障碍或者神经功能障碍表现,应及时通知医生,行 CT 检查以明确颅内是否发生出血或水肿。

（2）控制血压和液体灌注十分重要,通常在术后维持正常血压水平,保证正常的液体灌注。当患者术后出现血压波动时,应积极给予对症处理。

（3）术后使用抗癫痫药物,预防癫痫,有助于改善患者预后。当术后发生癫痫时积极采取处理措施,防止误吸、舌咬伤或摔伤等意外。给予吸氧、镇静治疗,监测电解质水平。

（4）保持手术切口处敷料清洁干燥,观察有无渗血、渗液。

（5）对于能进行正常活动的患者,要鼓励其早期下床活动。对于卧床或者存在意识障碍的患者要重点预防深静脉血栓的形成。

（6）正常灌注压突破综合征(normal perfusion pressure breakthrough,NPPB)　是一种极为严重和危险的并发症,为术后数小时或数天内发生的动静脉畸形、周围的颅内血肿和脑水肿,为手术患者发生率的 3%～4%,可造成颅内再出血。治疗关键是人为地应用降压药物将患者血压降到低于其基础血压水平。一旦患者出现头痛、头晕、恶心、眼痛、颈部僵痛、烦躁不安等,应警惕颅内再出血的可能,立即通知医生处理。

五、案例导入

患者,男,20岁。主诉9年前出现癫痫发作,以小发作为主,偶有大发作,当地医院MRI检查示脑动静脉畸形,行保守治疗。今年癫痫再次开始并反复发作,为进一步治疗收治入院。入院后完善各项检查,在局部麻醉下行DSA检查示脑动静脉畸形(图3-16)。在全身麻醉下行脑动静脉畸形大部分栓塞术(图3-17),术后当日血压增高,患者出现头痛、意识改变等症状,遵医嘱复查CT示病灶处少量出血。遵医嘱严密控制血压,降低颅内压,监测生命体征。患者病情稳定后继续行伽玛刀放疗。

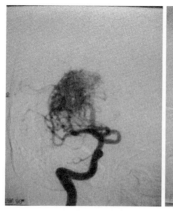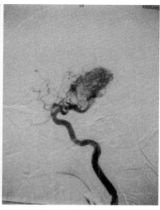

图3-16 术前DSA检查提示右颞叶AVM(主要由同侧大脑中动脉供血)

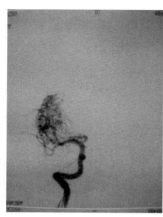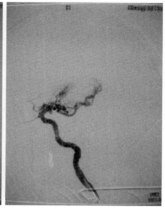

图3-17 术中造影检查显示AVM大部分栓塞

(张　缨)

第五节　硬脑膜动静脉瘘

硬脑膜动静脉瘘(dural arterio venous fistula，DAVF)又称硬脑膜动静脉瘘样血管畸形。DAVF 是一类较少见的血管性病变，占颅内动静脉畸形的 10%～15%，但随着诊断技术的提高，近来发病率有增加趋势。

一、病理生理

供血动脉经过位于硬脑膜的瘘口，引流至脑膜静脉窦、皮质或深部静脉，前者造成静脉窦内涡流和高压并向邻近的桥静脉反流；后者造成脑静脉内压增高、回流障碍、迂曲扩张，甚至破裂出血。

二、临床表现

(1) 静脉高压和盗血导致功能区脑灌注不足，可引起局部神经功能障碍、癫痫，甚至发生静脉性脑梗死。

(2) 静脉高压导致全脑灌注不足、颅高压及中脑导水管压迫引起脑积水，可引起定向力下降、双眼视力减退、嗜睡甚至昏迷。

(3) 静脉迂曲扩张可产生占位效应，尤其是深静脉和后颅静脉扩张后对脑干和脑神经影响明显。

(4) 静脉破裂引起蛛网膜下隙或脑实质出血，出血可位于瘘口附近或远隔部位。

(5) 异常的静脉血流对附属器的影响，如眼静脉回流障碍引起凸眼和视力下降，颅底大静脉窦血流冲击引起颅内杂音等。

三、诊断与治疗

(一) 辅助检查

1. CT 检查　颅内迂曲扩张的静脉在 CT 图像上表现为等、高密度条索影。

2. MRI 检查　表现为信号流空，深部静脉回流者出现脑干周围的流空或静脉瘤样改变。

3. DSA 检查　明确供血动脉、引流静脉和瘘口部位，并用于 Borden 分级(图 3 - 18)。

4. CTA 和 MRA 检查　为微创或无创性血管造影，可用于术后随访，发现阳性变化再行 DSA 检查。

5. 其他检查　CT 和 MRI 的灌注成像，以及 SPECT 和 PET 成像可用于判断静脉高压对局部脑血流的影响，DTI 可用于评估脑回流障碍和低灌注导致的脑损伤严重程度，并可术后随访对比。

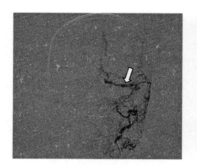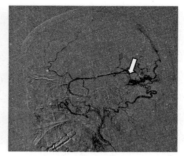

左颈外动脉正位　　　　　　　　　　左颈外动脉侧位

图 3 - 18　DSA 示颈外动脉供血的横窦-乙状窦 DAVF

(二) 治疗

1. 血管内介入栓塞

（1）动脉途径：即经供血动脉接近瘘口，推注胶水通过瘘口，阻断瘘口和瘘口的静脉端（图 3－19）。近年来应用有增多趋势。

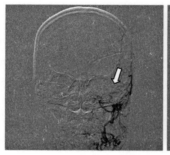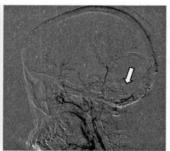

图 3 - 19　DSA 检查示经颈外动脉栓塞治疗后造影（瘘口完全闭塞）

（2）静脉途径：即通过静脉窦途径达到瘘口，直接阻断瘘口和瘘口静脉端。近年来在临床上也逐渐推广。

2. 开颅手术　仍为较常采用的治疗手段。手术目的是孤立、电凝、切除 DAVF 累及的硬膜和邻近静脉窦，切断动脉化的皮质引流静脉的通路。

3. 放射外科　主要用于近期出血风险较大的病变，或者针对开颅或介入手术之后的残留瘘口。

4. 联合治疗　用于单一治疗难以奏效的多支供血和多向引流的复杂型 DAVF。

四、护理

(一) 术前护理

（1）DAVF 会导致视力下降、突眼、球结膜充血和水肿等症状，不仅形象受损且对患者的生活、工作和学习带来极大的负面影响，患者多表现为自卑。另外，患者对疾病与治疗方法认识不足，情绪非常紧张、焦虑。护士应向患者耐心解释血管内治疗的目的、微创性、安全性,以及介绍基本操作步骤,以消除患者的恐慌和疑虑。

(2)眼部护理

1)室内光线柔和,避免强光刺激,告知勿用手揉眼睛,洗脸时避免水进入眼内。

2)控制咳嗽,避免用力排便及剧烈运动,防止颅内压及眼内压增高而加重症状或血管破裂出血。

3)用消毒棉签擦拭眼内分泌物,遵医嘱使用眼部抗感染药物,必要时行眼睑缝合术。滴眼时动作轻巧,注意预防眼部感染。

4)若患者眼内压过高、疼痛剧烈、进行性视力下降或有失明的风险,应及时通知医生采取降压措施,挽回视力。

(3)复视、视力减退患者应注意安全,做好交接班,防止意外。

(4)有头痛、恶心、呕吐等颅内压增高症状的患者,应严密监测生命体征、意识、瞳孔变化,防止颅内压及眼压增高导致血管破裂出血。

(二)术后护理

1. 密切观察　密切观察患者的意识、瞳孔及生命体征变化,同时注意有无头痛、呕吐、偏瘫、失语、癫痫发作等神经系统症状。观察患者原有的耳鸣、颅内血管杂音、突眼症状有无消失,并与术前做对比。

2. 并发症的预防及护理

(1)脑血管痉挛:由于术中导管、导丝及栓塞材料对血管壁的机械刺激,极易诱发脑血管痉挛,导致脑缺血。表现为头痛、颈项强直及意识障碍加重,应密切观察。术后应用钙离子拮抗剂静脉微量泵输入,护士应严格掌握给药途径和方法,有效预防脑血管痉挛的发生。

(2)血栓形成或栓塞:密切观察下肢末梢血液循环情况,如发现穿刺侧肢体足背动脉搏动减弱或消失,小腿剧烈疼痛、麻木和肢端发凉,应立即抬高患肢并制动、保暖,通知医生予以抗凝溶栓治疗。

(3)穿刺部位出血和皮下血肿形成:出现这类情况应及时通知医生加压包扎、沙袋压迫,患者绝对卧床休息,穿刺侧肢体制动 24 h。

(4)颅内出血:术后加强观察患者的意识、瞳孔及生命体征变化,可做到早期发现颅内出血的征兆。

(5)过度灌注综合征:栓塞术后血液重新分配,病灶周围脑组织小动脉自动调节功能丧失,不能耐受增加的血流量,导致血液过度灌注,引发脑肿胀、广泛渗血等并发症,表现为头痛、眼胀、血压增高等症状。术后应加强观察病情变化,保持平均动脉压低于基础血压的 10%～15%,维持 3～5 d,发现异常及时向医生汇报。

五、案例导入

患者,男,45 岁。主诉耳鸣、自觉颅内有搏动性声音伴视力下降、突眼、眼球活动受限半年,近 3 个月出现间歇性头痛,左侧肢体活动障碍 1 个月余,为求进一步治疗被门诊收治入院。入院后完善术前检查。DSA 检查示:DAVF(图 3 - 20)。在全身麻醉下行

DAVF 栓塞术(图 3－21)。术后 24 h,患者穿刺部位有隆起,皮肤淤血,通知医生,诊断为穿刺部位出血、皮下血肿。再次予以绷带加压包扎、沙袋压迫穿刺部位,嘱患者穿刺下肢制动。术后第 4 d 患者症状逐渐好转,顺利出院。

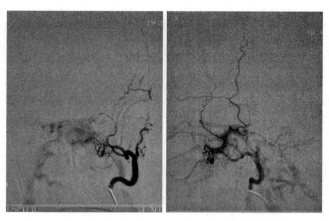

图 3－20　DSA 检查示 DAVF(由右侧颈外动脉主供血)

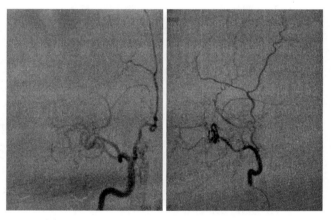

图 3－21　术中造影显示 DAVF 瘘口完全栓塞

(张　缨)

第六节　脊髓血管畸形

脊髓血管畸形(spinal cord vascular malformation,SCVM)根据 Spetzler 的改进,分为 3 类:血管性肿瘤、动脉瘤和动静脉病变。其中,常见的是脊髓海绵状血管瘤(spinal cavernomaus malformation, SCM),次之为脊髓硬脊膜动静脉瘘(spinal dural arteriovenous fistulas,SDAVF)、脊髓动静脉畸形(spinal arteriovenous malformation, SAVM)和髓周动静脉瘘(perimedullary arteriovenous fistulas,PAVF)。SCVM 的发病

率约占脑血管病变的 10％,占急性脑卒中的 1.0％～1.2％。常见的发病年龄是 30～70 岁,男性多见。常见的发病部位是脊髓胸段和腰段。

一、解剖

脊髓的供血均呈"节段"供血特点:大多数胸腰段是由肋间动脉和腰动脉供血;颈段和上胸段是由椎动脉、颈升动脉、颈深动脉和上胸段肋间动脉供血;骶段和下位腰段区域的供血来自于髂内动脉的骶动脉和髂腰动脉(图 3 - 22)。

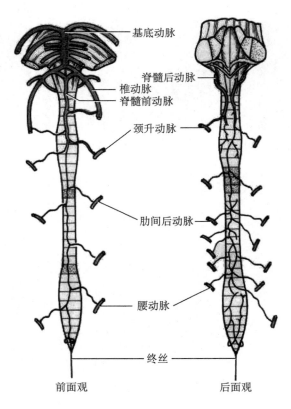

基底动脉
脊髓后动脉
椎动脉
脊髓前动脉
颈升动脉
肋间后动脉
腰动脉
终丝
前面观   后面观

图 3 - 22   脊髓供血动脉示意图

二、发病机制

1. 脊髓静脉高压   是 SCVM 最常见的损伤机制。动脉血通过病变进入低压的静脉,静脉回流系统内压力增高,导致脊髓肿胀、神经元变性和坏死。

2. "盗血"   由于低阻血管构筑的出现,如动静脉短路或畸形血管团,供应脊髓组织的血液直接由动脉经过病变的低阻力区进入到回流静脉,造成脊髓的缺血。

3. 占位效应   多数 SCVM 本身占位效应不明显,其占位效应是由于病变出血所致的血肿,或伴有动脉瘤、扩大的引流静脉及静脉瘤(或球)造成的。

4. 出血   不多见,但是常引起脊髓的急性损伤。

5. 血栓形成　可发生在动脉,但更易发生在静脉,特别易发生在长、扭曲和狭窄的引流静脉,继而产生脊髓缺血、坏死症状。

三、临床表现

（一）起病方式

1. 缓慢起病,进行性加重　最常见,病损平面以下感觉障碍、运动障碍、括约肌功能障碍等。

2. 间歇性发病　病程中有症状缓解期,但总的趋势是慢性加重。

3. 突然起病　部分患者出现完全性截瘫,多与急性出血、SAH 或急性血栓形成有关。

（二）临床特点

（1）病程长,急性发病率高,发病方式和症状呈多样性。

（2）病损平面下左右侧的损伤程度相似(一侧的 SCM 除外),根性放射性疼痛少见,括约肌功能障碍明显。

（3）感觉和运动障碍平面并不固定,通常早期相对比较弥散,后期相对固定;部分病变表现为多节段的脊髓神经功能障碍。

（4）感觉和运动障碍平面是反映病变所造成的脊髓损伤平面,定位症状和体征与病变部位不相符。

（5）多数为先下肢感觉(更常见)和运动障碍发病,之后上行性发展,常累及括约肌功能,通常先便秘,后小便失禁。

四、常见脊髓血管畸形

1. 脊髓海绵状血管瘤　可无症状,或出现肢体乏力、感觉障碍、疼痛和大小便功能障碍等。

2. 脊髓硬脊膜动静脉瘘　常隐匿发病,缓慢进展,进行加重。开始多为感觉和运动功能障碍,可伴大小便和性功能障碍,之后上行性发展。临床以圆锥综合征最常见,首发症状为神经根性疼痛(占 25%~50%)。

3. 脊髓动静脉畸形　以急性起病(或病程中有突然加重)多见,首发症状多为不同部位疼痛和功能障碍。大多数患者有脊髓神经功能障碍。神经根痛的发生率为 15%~20%。

4. 髓周动静脉瘘　大多数渐进性起病,病程明显短于脊髓硬脊膜动静脉瘘,加重时间在半年之内。主要表现为肢体活动障碍、感觉减退,有时累及大小便功能,也有突发出血致截瘫的报道。

五、诊断与治疗

（一）诊断

临床症状与其他脊髓病变相比,无明显特异性,影像学是主要诊断方法。

1. CT 和 CTA 检查　特别是水平和冠状位扫描,可比较清晰地显示病变在椎管内的具体部位及与脊髓的关系,局部骨质破坏有助于判断病变是否累及椎管或椎体。CTA 检查可以见到扩张的引流静脉和(或)血管畸形。

2. MRI 检查　有很大的诊断价值。可显示 SCVM 病变脊髓虫蚀状血管流空信号等,同时显示脊髓的水肿、出血、血栓、脊髓空洞或脊髓萎缩等。MRA 和增强 MRA 可提供更多的 SCVM 信息。

3. 全脊髓血管造影检查　是诊断大部分 SCVM 的"金标准",并为治疗方法的选择提供主要的依据。

(二) 治疗

1. 脊髓海绵状血管瘤　对无症状者,轻微症状且在深部的病变可随访。对于进行性加重者和复发出血者可进行手术治疗。

2. 脊髓硬脊膜动静脉瘘　理想的治疗方法是永久消除瘘口和脊髓的静脉充血而不影响其供血及正常静脉回流。目前有手术、栓塞或者两者联合治疗。

3. 脊髓动静脉畸形　治疗目的是消除畸形血管团及临床致病机制,如果有动静脉瘘、动脉瘤等出血因素,应首先处理。目前治疗方法有:手术、栓塞、放疗或者几种方法的联合治疗,主要根据 SAVM 的血管构筑来选择治疗方法。

4. 髓周动静脉瘘　治疗目的是阻断动静脉瘘的血流分流,保证脊髓正常的血液供应和静脉回流。目前治疗方法有手术、栓塞,或者两者联合治疗,主要根据血管构筑选择治疗方法。

六、围手术期护理

(一) 术前护理

(1) 加强安全护理。由于患者部分肢体冷、热、痛感觉迟钝或消失,护士及家属应防止患者烫伤、压伤、冻伤,谨慎使用热水袋,水温以 45～50℃ 为宜。对步态不稳、无力者,要有专人陪护防止跌倒、坠床等意外发生。

(2) 对于术前留置导尿管患者,应做好导管护理。

(3) 密切观察生命体征、肢体活动、肌力、感觉等情况,及时发现病情变化。

(4) 术前行抗血小板聚集治疗,对服用小剂量抗凝药物的患者,在服药前应询问患者的过敏史及服药史。抗凝期间严密监测出血和凝血时间,观察患者齿龈、皮下等有无出血倾向,各种注射后应适当延长针眼按压时间。

(二) 术后护理

1. 病情观察

(1) 呼吸的观察:严密观察呼吸频率和呼吸方式,发现呼吸频率、方式改变或呼吸无力时,应及时汇报医生。

(2) 脊髓功能的观察:无论手术或者介入治疗后,发现感觉障碍平面上升或四肢肌力减退,应考虑脊髓出血和水肿,必须立即通知医生采取措施。术后患者可能出现神经麻痹,对各种温、痛感觉消失或减退,应禁用热水袋,避免烫伤。

(3) 自主神经功能的观察:脊髓损伤后,脊神经缺血、缺氧、水肿及微循环障碍,传导神经受损,引起排尿、排便功能障碍。留置导尿期间进行膀胱充盈刺激训练,如出现腹胀、排泄困难,可按摩腹部或遵医嘱使用缓泻剂帮助排便。

(4)引流液的观察:观察引流液的色、质、量,如短时间内出现大量鲜红色液体,应警惕活动性出血。一般引流管在手术后 2～3 d 拔除。

2. 体位和移动 术后一般采取卧位。高颈位手术取坐位者,术后 1 d 可以半坐位。搬动患者时要保持脊柱水平位置,尤其是在搬运高颈位手术患者时,更应注意颈部不能过伸过曲。佩戴颈托可避免搬动造成脊髓损伤。上颈上胸段术后的患者禁止做拥抱用力动作,以免伤口崩裂。

3. 饮食 给予高蛋白质、高热量、高维生素饮食,暂时不能进食者或入量不足者,遵医嘱给予鼻饲或肠外营养。

4. 疼痛护理 疼痛可能与感觉传导束受刺激有关。应做好疼痛评估,及时通知医生给予适当的止痛剂并配合心理治疗,减轻患者的痛苦。

5. 预防并发症

(1)伤口感染:保持敷料的干燥,尤其是骶尾部,污染衣裤应及时更换。伤口感染常在术后 3～7 d 出现,表现为局部波动性疼痛、皮肤潮红、肿胀、皮温升高、压痛明显,并伴有体温升高时,应及时通知医生检查伤口情况。

(2)中枢感染:是神经外科术后最严重的并发症之一。应特别注意体温变化,对腰大池持续引流患者做好相应护理。

(3)术后再出血:密切观察生命体征、肢体运动、意识情况。遵嘱使用脱水、止血和预防血管痉挛药物,维持血压稳定。

(4)呼吸道感染:高位脊髓损伤常影响呼吸,致呼吸困难、不易咳痰,并发呼吸道感染。给予雾化治疗、有气管插管及气管切开的患者要及时吸痰,加强口腔护理。

6. 功能锻炼 早期的康复训练在预防肢体挛缩、关节畸形、深静脉血栓方面作用显著。术后可穿弹力袜促进血液回流。智能运动训练系统可模拟实际步态训练双下肢。上肢功能障碍者,给予全范围关节被动活动,先近后远,根据关节功能做屈伸或旋转运动,活动范围由小到大,循序渐进。

7. 康复指导 SCVM 手术是一种较复杂的手术,手术可能对呼吸中枢、肢体运动及感觉带来一定影响,患者术后出现暂时或永久的劳动力丧失、感觉功能障碍。告知患者功能恢复是个长期过程,需保持积极乐观心态,助其坚持功能锻炼。

七、案例导入

患者,男,28 岁。主诉排便障碍一年半,双下肢麻木、乏力半年余。由门诊收治入院。查体:脉搏 80 次/分,呼吸 20 次/分,血压 132/70 mmHg,双侧瞳孔等大等圆(直径 0.25 cm),对光反射灵敏,GCS 15 分(E4M6V5);双下肢肌力 IV°、肌张力正常、鸭步步态、Babinski 征阳性;双下肢痛、触觉减退,以蹬趾和右脚背外侧、大腿外侧为著。脊髓 MRI 检查示:胸 12 段脊髓异常信号,局部见异常畸形血管团(图 3 - 23)。脊髓 DSA 检查示:脊髓周围血管畸形(图 3 - 24)。完善各项术前准备后,予以全身麻醉下行 T12 动静脉畸形切除术,术后给予抗感染、止血、扩容、脱水、防止血管痉挛、神经营养、预防应激性溃疡、对症等治疗。术后第 14 d,伤口愈合良好,予以拆线后出院。

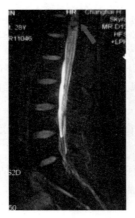 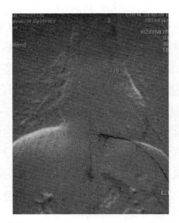

图 3 - 25　MRI 检查提示 T12 段脊髓异常信号　　　图 3 - 26　DSA 确诊 T12 脊髓 AVM(由 T10 肋间动脉供血)

八、知识链接

中枢神经系统影像医学在中枢神经系统检查和疾病诊断中的价值已被公认,具有特别重要的地位,临床应用十分广泛。其检查范围包括颅骨、脑、椎管和脊髓。

1. 数字减影血管造影(digital subtraction angiography,DSA)　这项技术是在通常的血管造影过程中应用计算机,取人体同一部位两帧不同时刻的数字图像进行减影处理,消去两帧图像的相同部分,得到仅有造影剂充盈的血管图像。根据不同的使用目的,可分为时间减影法和能量减影法(又称双能减影、K -缘减影),以及一些派生的方法。根据将造影剂注入静脉或动脉,可分为静脉 DSA(intravenous DSA,IVDSA)和动脉 DSA(intraarterial DSA,IADSA)两种。临床主要应用于血管性病变、肿瘤性病变和脊髓动静脉畸形。用于脊髓血管畸形可显示供血动脉的来源、多少及相互关系;畸形血管团及其大小、形态、纵向或横向延伸;畸形血管团与脊髓前动脉之间的距离;髓内的畸形是团块状还是弥漫状;引流静脉的方向;有无静脉瘤样扩张;瘤体在脊髓中的位置。

2. CT 三维图像重建　目的是在二维平面图像的基础上进一步详细显示组织结构或病灶的三维空间分布情况。三维图像重建一般都在图像工作站中进行。重建方法最常用的是最大密度投影法、表面显示法和容积再现法 3 种。

3. 磁共振波谱(magnetic resonance spectroscopy,MRS)　绝大多数脑肿瘤患者都要进行手术治疗、化疗和放疗,治疗的效果直接与患者的生存密切相关,肿瘤体积缩小并不能作为治疗反应的可靠指标。而 MRS 能够提供肿瘤治疗后功能代谢方面的信息,所以 MRS 可以早期反应肿瘤的代谢及生长潜能,评价不同治疗方法的疗效。

4. 磁共振血管造影(magnetic resonance angiography,MRA)　是一种完全非损伤

性血管造影的新技术。目前,MRA 至少可以显示大血管及各主要脏器的一、二级分支血管。MRA 最先用于血管性病变的诊断。与 MRI 造影剂〔如二乙烯五胺乙酸钆(Gd-DTPA)〕联合使用,MRA 可显示与肿瘤相关的血管和肿瘤对一些血管结构的侵犯情况。

5. 术中 MRI(intraoperative MRI,iMRI)　术中脑组织的空间定位发生漂移,与手术前的情况大不相同,随着手术的进行,以术前影像数据为基础的导航定位精度会越来越差。为此,目前最佳的解决方法是获得术中实时的脑组织影像数据及时更新导航系统,确保定位的精确性。iMRI 的影像数据可以方便地更新导航系统,补偿术中脑移位的影响,对手术切除范围进行良好控制,精确地显示与周围健康脑组织分界不清的低分化胶质瘤及残余肿瘤的定位,减少术后的肿瘤残余,提高肿瘤全切率。

6. 正电子发射断层显像(positron emission tomograph,PET)　是应用正电子核素标记具有生物活性的物质作为分子探针,使用 PET 仪器观察活体内生化、代谢等过程的一种分子影像技术。PET 具有高灵敏度和高空间分辨率的特点,是名副其实的全身三维影像,能显示全身各部位放射性药物分布情况,适合肿瘤等疾病的诊断、分期和疗效监测。

7. SPECT 脑血流显像(single photon emission computed tomography,SPECT)是以发射单光子的放射性核素为显像剂,应用探测器在体外旋转,从不同角度采集脏器中放射性药物分布的情况,通过计算机数据处理和断层重建,获得脏器组织的横断面、矢状面及冠状面的三维图像。近年来,研制成功了将 SPECT 与 CT 合二为一的显像设备,称为 SPECT/CT。它们结合在同一台机器上,通过计算机技术将 SPECT 的图像与同机 CT 的解剖图像融合在一起,可以分别提供采集的 SPECT 和 CT 图像,以及获得衰减校正后的核医学图像,使 SPECT 图像的解剖定位更加准确,给临床提供更精确的解剖信息,从而提高了核医学检查的准确性。

(赵莉萍)

第四章
中枢神经系统损伤患者的护理

第一节　颅脑损伤患者的院前急救及急诊室管理

颅脑损伤是一种常见外伤,可单独存在,也可与其他损伤同时存在。多见于交通、工矿事故,以及坠落、跌倒和各种锐器、钝器、火器、爆炸及自然灾害等对头部的伤害。颅脑外伤(traumatic brain injury,TBI)患者的死亡率和伤残率高,严重影响个人、家庭和社会。颅脑损伤包括原发性脑损伤和继发性脑损伤。前者是受伤即刻发生;后者是伤后因缺血缺氧的因素造成,这些因素多能预防和避免,因此越早去除引起继发性脑损伤的因素,越有利于患者康复。

一、院前急救

院前急救是指伤者在入院前的处置,包括受伤现场和转院过程的处置。

(一)院前急救的基本原则

先救命、后治病。当救护人员到达现场后,首先应简洁了解伤情,迅速而果断地处理直接威胁伤者生命的病症,简要系统地检查患者全身情况,迅速脱离现场,转运医院。

(二)院前急救的意义和目的

在急危重症患者的发病初期就给予及时有效的现场抢救,维持患者的生命,防止患者的再损伤,减轻患者的痛苦,并快速安全地将患者护送到医院进行进一步的救治,为院内急救赢得时间和条件。院前急救的主要目的是挽救患者的生命,减少伤残率和死亡率。

院前急救对于突发疾病或者遭遇意外创伤的患者来说,至关重要,甚至关系到患者的生命能否延续。重型颅脑损伤患者伤后 1 h 呈现第 1 个死亡高峰,此刻死亡的数量占创伤死亡的 50%,有组织的创伤救治体系比无组织的创伤救治体系死亡率下降 20%～50%,这个阶段抢救患者必须分秒必争,因此该时段又被称为"黄金 1 h"。

(三)现场处理

1. 缩短反应时间　反应时间是指从接到呼叫电话至救护车抵达事故现场所需要的时间。在该时间段内,可利用电话指导现场目击者或呼救者进行自救,正确使患者脱离危险场地,迅速就近救治。

2. 保证在最短的时间内到达现场　为使患者能在最短的时间内得到及时、有效的救治就必须设法缩短急救半径和院前急救时间。到达现场后,急救人员首先了解患者的受伤时间和部位,对伤情做出综合判定,按轻重缓急进行重点救治。

(四)院前急救的工作特点

1. 随机和突发性　任何事故或灾害的发生均具有随机性和突发性。

2. 紧急　一有呼救必须立即出动,一到现场立即抢救,抢救后根据病情立即运送或就地监护治疗。

3. 流动性大　院前急救系统平时在急救医疗服务区域内活动,求救地点可以散在于所管辖的任何街道、工厂、学校及居民点。当遇有重大突发性灾害事故时,还可能按需要跨区去增援。

4. 急救环境条件差　现场急救的环境大多较差,有时在马路街头,人群拥挤、声音嘈杂、光线暗淡;有时甚至险情未排除可能会造成人员再伤亡。运送途中,车辆颠簸、震动和噪声可能给一些必要的医疗护理操作如听诊、测量血压、吸痰、注射等带来困难。

5. 伤情多样且复杂　伤情有轻重,复合伤或合并伤和原有病变使诊治更加困难。

6. 对症治疗为主　院前急救因无充足时间和良好的条件做鉴别诊断,要做出明确的医疗诊断非常困难,只能以对症治疗为主。

7. 费心劳力　随车救护人员到现场前要使用运载工具,或徒步奔走或攀爬,随身携带急救设备,到现场后必须立即抢救伤者,抢救后又要帮助搬运伤者,运送途中还要密切观察病情。因此,精神压力和体力劳动强度很大。

(五)实施急救措施

注意伤者体位的安置,疑有颈椎骨折者取平卧头正位,一律予以颈托固定保护。对休克的患者,就地抢救,以免搬动引起血压波动,导致休克加重,危及生命。

1. 开放气道,保持呼吸道通畅　迅速清理伤者呼吸道内的血块、分泌物、污物及义齿。开放气道可采用仰头抬颏法,即左手小鱼际置于患者前额,手掌用力向后压使其头部后仰,右手中指、食指剪刀式分开上提下颌,使下颌角与耳垂连线垂直地面。疑似颈椎损伤者,用托举下颌法,即将肘部支撑在患者所处的平面上,双手放置在患者头部两侧并握紧下颌角,同时用力托起下颌。舌后坠或昏迷者安置口咽管或气管插管或简易环甲膜切开气管插管。无自主呼吸者,应行人工呼吸。

2. 纠正低血压,保持血液循环稳定　正常血压是保证有效脑循环的基本条件。如伤者面色苍白、神志淡漠、四肢冰冷、脉搏细弱、收缩压<90 mmHg,提示休克状态,即应建立静脉通道,必要时静脉切开,不可因穿刺失败贻误抢救时机。低血压患者一般应用等渗补液。

3. 止血　头皮血运极丰富,单纯头皮裂伤有时即可引起致死性外出血。开放性颅脑损伤可累及头皮的大小动脉,颅骨骨折可伤及颅内静脉窦,同时颅脑损伤往往合并有其他部位的复合伤均可造成大出血引起失血性休克,而导致循环功能衰竭。因此制止活动性外出血,维持循环功能极为重要。包扎是外伤急救最常用的方法,具有保护伤口、减少污染、固定敷料、压迫止血、防止继续再出血、防止休克、防止病情进一步发展、有利于伤口早期愈合的作用。同时,也便于患者的搬运,减轻痛苦。开放性伤口进行局部包扎,以减少污染和出血;有严重出血和活动性出血可对伤口进行加压包扎止血。

4. 合并伤的处理

(1) 心包积血的处理:心包积血常是心脏创伤、心包内大血管损伤或心包损伤引起的并发症,多为心前区部位的锐器或火器伤所致,部分可由胸部严重闭合性损伤引起。患者可表现为胸闷、烦躁不安、面色苍白、皮肤湿冷、呼吸困难,甚至意识丧失。体征表现为呼吸急促、发绀、颈静脉怒张、脉快弱、血压下降、脉压变小、中心静脉压增高、心前区有伤口(随呼吸或心跳有血液外溢)、心尖搏动减弱或消失、心音远弱,可有奇脉(吸停脉)。在急性心包积血时,心包短时间内积血 150～200 ml 便足以引起压迫,造成致命的心包压塞。心包穿刺术可即刻缓解心包压塞症状,改善血流动力学。心包穿刺治疗后在严密监护下可暂时观察。若再出现压塞症状,应考虑手术探查。

(2) 骨折的处理:可用木板附在患肢一侧,在木板和肢体之间垫上棉花或毛巾等松软物品,再用带子绑好。松紧要适度。木板要长出骨折部位上下两个关节,做超过关节固定,这样才能彻底固定患肢。现场可用树枝、擀面杖、雨伞、报纸卷等物品代替。皮肤有破口的开放性骨折,由于出血严重,可用干净消毒纱布压迫,在纱布外面再用夹板。压迫止血无效时,可用止血带,并在止血带上标明止血的时间。大腿骨折时,内出血可达 1 000 ml。包扎固定过紧也能引起神经麻痹,造成不可挽回的后果。

(3) 合并离体肢(指)体的处理

1) 抗休克:因离断伤出血多,血容量不足而引起的低血容量休克时,应找出失血原因及部位,并迅速采取止血措施。及时准确快速补血、补液,并注意配伍禁忌和观察各种再灌注的反应。

2) 止血:断肢(指)近端有活动性出血,应加压包扎。局部加压包扎仍不能止血时,应用充气止血带并调节合适的止血带压力(成人:上肢压力 250～300 mmHg,下肢压力 400～500 mmHg;儿童:上肢压力 150～200 mmHg,下肢压力 200～250 mmHg)。无压力表时以刚止住血为宜。用止血带时应下垫纱布以保护皮肤,注意松紧度及缚扎时间。

3) 断肢保存:合并断肢(指)者,若断肢(指)完全离断,应用已消毒的纱布对离断肢体进行包裹,避免或减少离断肢体的污染;若断肢(指)为不完全离断,则可用木棍、木板等硬物进行支撑,以使未完全离断肢(指)体与近端的良好固定,避免使连接组织发生牵拉、撕扯而导致二次损伤,从而保证再植成活。

(六) 安全转运

颅脑损伤是一种急危重症疾病,其救治要求专科性很强,救护措施要求全面、及时、得力,安全转运是一个监护、抢救、治疗、护理的过程。及时有效的现场急救后,需要快速送到医院,配合专科进一步诊治。在转运患者的途中应做到快速、平稳,避免紧急刹车可能造成的损伤。在注意观察病情变化的同时,及时与医院相关科室取得联系,制订好抢救和检查流程。

1. 体位   正确的搬运可减少伤者痛苦,并获得及时治疗。注意急救搬运时的体位:一般清醒患者多为平卧、侧卧或半卧位,部分患者因严重呼吸困难呈端坐位。对于合并脊柱损伤的患者,禁止抱背,身体应保持自然正中位,颈椎骨折者可在头部两边放沙袋或给予颈托并由专人固定。对于合并创伤性血气胸患者,应双手托患者的躯干部,保护患者的受伤部位,搬运的动作要轻柔,避免再损伤。严重休克未纠正前禁止搬动患者,一般待休克纠正,病情基本稳定后方可运送患者。

2. 保持呼吸道通畅　运送中注意观察伤者面色、呼吸情况,注意清除口腔分泌物及呕吐物,保持呼吸道通畅,并给予持续有效地吸氧。如患者发生高而尖的喉鸣音时,应考虑是否存在气道的不完全阻塞,检查并清除咽部分泌物、血凝块、泥土等,必要时气管插管或气管切开以保证呼吸道通畅。

3. 静脉通道　维持静脉通道,保证有效的血液循环。

4. 创口处理　妥善处理创口,伤肢固定、止痛、包扎。抢救时应争分夺秒,以避免因大出血造成血容量锐减而发生的休克,甚至死亡。

5. 其他

（1）大多数患者遭受意外伤害时因缺乏思想准备,往往处于恍惚害怕之中,应及时有效地与患者沟通,并从容镇静、急而有序地观察抢救患者。对躁动不安者,为避免加重出血可根据病情给予镇静措施。

（2）颅脑损伤常常引起癫痫发作,轻者表现为局限性抽搐,重者可发生全身性抽搐,甚至窒息死亡。因此,除严密观察外,对癫痫发作者应保持气道通畅,防止误吸和咬伤。

（3）颅脑损伤患者常发生颅内压增高,严重者出现剧烈头痛、频繁呕吐或意识障碍。对此类患者应在转运前以脱水药物降低颅内压,待病情平稳后再运送。若途中出现躁动、脉搏洪大有力、心率减慢、呼吸变慢和血压升高,提示发生颅内压增高,可及时使用脱水剂。

（4）在转运的过程中,需携带氧气袋、呼吸囊、手提式呼吸机等抢救器材及药物,给予护栏保护,必要时使用约束带,注意控制车速。

二、急诊室管理

颅脑损伤因具有起病急、病情重、变化快的特点,诊治不及时将导致严重后果,因此对神经外科急诊室医护人员的素质要求较高,需具备:①高度的责任心、细心和耐心;②有严格的时间观念;③具备良好的神经外科基础知识和基本技能;④具有迅速做出正确诊断和判断病情的能力,并能对病情变化做出及时的处理。

（一）分诊

接到急诊后,护士应该正确评估伤情,实施护理的预见性思维。与转运医护人员做好交接班工作,详细了解患者受伤时间、原因、意识、瞳孔、合并损伤、现场及途中意识、血压和呼吸情况等。

立即监测生命体征,确定损伤部位,并对其他部位的合并伤进行相关科室协调处理,呼叫神经外科和相关学科会诊,进一步确定诊断和治疗方案。遇有就诊者过多或疑难病例,应及时请医生协助。遇有大批急诊或病情复杂,需要多方面合作抢救的患者,应通知急诊科主任、医务科科长及院长。所有会诊及一切处理经过,应记入病案。

若患者有手术指征,则在确诊后立即送入手术室;若患者无明显手术指征,则送至神经外科重症监护病房,行常规对症支持治疗和严密观察。

需检查的伤者,按病情需要,由工作人员或陪伴人员陪送,或通知有关科室到急诊科检查。

如涉及交通事故、服毒、自杀等,应立即通知有关单位。

(二)护理

1. 积极配合抢救　患者取合适卧位,保持气道通畅,给予吸氧,如呼吸、心搏骤停,要迅速进行心肺复苏。建立或维持静脉通道,如失血性休克患者可以建立 2 条以上的通道,保证晶体、胶体溶液在规定的时间内快速输入。对穿刺困难者协助医生行中心静脉置管术。

2. 加强观察　持续心电监护,密切观察患者的生命体征、血氧饱和度、意识、瞳孔、GCS,对于病情危重的患者应每 10~15 min 观察一次。准确记录 24 h 出入液量。如一侧瞳孔散大,对光反射迟钝或消失,提示脑受压;双侧瞳孔大小多变,或出现眼球分离,提示有脑干损伤;如果先一侧瞳孔散大,后双侧散大,对光反射消失,眼球固定,患者呈深昏迷,持续昏迷并进行性加重证明伤情严重,应积极采取措施抢救。颅脑损伤患者如出现血压持续偏低、面色苍白、脉搏细速、四肢厥冷,往往提示有休克的发生,应及时检查患者是否伴有实质性脏器的损伤。如出现尿量急速增多应考虑损伤到中枢神经引发尿崩症;出现尿量减少,则需考虑是否有腹部损伤、膀胱破裂等。

3. 颅内高压的护理　详见本章第五节"颅内压失衡的观察及护理"。

4. 做好相应的术前准备　迅速了解受伤史,全面地进行全身和受伤肢体创口、断肢情况的检查。抽血检验血型、血常规,并配好同型血,同时常规给予破伤风抗毒血清,必要时导尿;给予抗休克治疗;摄肢体 X 线片或加摄头颅、胸部或腹部的 X 线平片;通知手术室立即做好断肢(指)再植的清创和再植手术的器械准备;通知有关手术医生和麻醉医生,尽快做好手术前准备;如发现伤者有严重合并损伤而危及生命时,应首先请有关科室协同处理。

三、案例导入

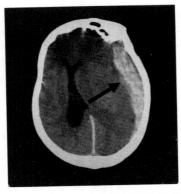

图 4-1　CT 示左额颞顶部硬膜下
　　　　血肿伴蛛网膜下隙出血
　　　　和中线右移

患者,男,27 岁。于 2015 年 4 月 11 日 11:00 酒后骑助动车不慎摔倒,当时意识不清,路人呼叫 120 急救。急救医护人员初步处理患者头皮裂伤后就近送入医院。急诊头颅 CT(图 4-1)示"右额颞顶部硬膜下血肿,左额少许小血肿,SAH",因伤者右侧瞳孔散大、对光反射消失,收缩压>160 mmHg,脉搏 60 次/分,神经外科医生在全身麻醉下行"右额顶硬膜下血肿清除术+ICP 植入术"。术后予以对症治疗,患者清醒,恢复良好。

(郑红云)

第二节 原发性脑损伤

原发性脑损伤是指暴力作用于头部时立即发生的脑损伤,可分为弥漫性脑损伤和局限性脑损伤。前者主要有脑震荡(concussion)、弥漫性轴索损伤(diffuse axonal injuries,DAI),后者主要指颅内血肿、脑挫裂伤及脑干伤。

一、各型原发性脑损伤的临床表现

(一)脑震荡

脑震荡为轻度脑损伤,系脑干网状结构的一过性功能障碍。其特点是:伤后立即出现短暂的意识障碍,一般不超过 0.5 h;有时仅瞬间意识恍惚,无昏迷。意识恢复后,可有逆行性遗忘或面色苍白、出汗、血压下降、心率减慢、呼吸浅慢、肌张力降低、各种生理反射迟钝或消失;神经系统检查无阳性体征发现。恢复期患者常有注意力不集中、头昏、头疼、恶心、呕吐、耳鸣、失眠等症状,一般多在数周至数月逐渐消失。脑震荡的分级见表 4-1。

表 4-1 脑震荡分级表

级别	症 状
轻度	无意识丧失,伤后记忆丧失<0.5 h
中度	伤后意识丧失<5 min,记忆丧失 0.5~24 h
重度	伤后意识丧失<5 min,记忆丧失>24 h

(二)弥漫性轴索损伤(DAI)

DAI 是闭合性颅脑损伤中的一种常见原发性脑损伤。发病原因以交通事故为多,其次为殴打伤,再次为坠落伤。病理改变主要位于脑的中轴部分,即胼胝体、大脑脚、脑干及小脑上脚等处,多属挫伤、出血及水肿。

临床表现为伤后即刻昏迷,昏迷程度深,持续时间较长,极少有清醒期,是 DAI 的典型临床特点。瞳孔无变化或一侧或双侧瞳孔散大,对光反射减弱或消失,双眼向病变对侧偏斜和强迫下视,或眼睛向四周凝视等。颅内压可增高或不增高。神经系统检查无明显的定位体征。患者往往合并下列损伤:颅骨骨折、急性硬膜下血肿、蛛网膜下隙出血、脑室内出血及基底节区血肿等。

(三)脑挫裂伤

脑挫裂伤是指暴力作用于头部,造成脑组织的器质性损伤,包括脑挫伤和脑裂伤,在中度和重度脑外伤中发生率为 20%~30%。通常脑挫裂伤多在暴力打击部位和对冲部位,脑实质内的挫裂伤则常因脑组织的变形和剪性应力引起,并以挫伤及点状出血为主。在同一个损伤区域,区别脑挫伤和脑裂伤的标准是软脑膜是否完好,如果是软脑膜撕裂,该处损伤应定义为裂伤。脑挫伤可以不伴随裂伤,但裂伤总是与脑挫伤伴随发生。

临床表现因致伤因素和损伤部位的不同而各异。轻者可没有原发性意识障碍,如单纯的闭合性凹陷性骨折、头颅挤压伤;重者可致深度昏迷,严重废损,甚至死亡。具体表现如下。

1. 意识障碍　最突出。持续时间常较长,短者数小时或数日,长者持续昏迷或植物生存。一般常以伤后昏迷时间>30 min 为判定脑挫裂伤的参考时限。

2. 颅内压增高　继发性脑出血、脑水肿引起头痛、呕吐等颅高压症状。

3. 生命体征改变　一般早期由于脑功能抑制可有暂时性血压下降、脉搏细弱及呼吸浅快。持续低血压者可能存在复合损伤。

4. 局灶症状　依损伤的部位和程度而不同。脑皮质功能区受损时,可出现相应的瘫痪、失语、视野缺损、感觉障碍及局灶性癫痫等征象。

5. 脑膜刺激征　蛛网膜下隙出血所致。表现为闭目畏光、卷曲而卧,早期的低热和恶心、呕吐也与此有关。颈项抗力于 1 周左右逐渐消失。

(四) 颅内血肿

颅内血肿是指当脑损伤后颅内出血在颅腔的某部位聚集,达到一定体积时形成局部占位效应,造成颅内压增高,脑组织受压而引起相应的临床症状,是颅脑创伤最常见的一种继发性病变。颅内血肿占闭合性颅脑损伤的 10%、重型颅脑损伤的 40%～50%。一般颅腔可代偿容积约占颅腔总容积的 5%,即 70 ml 左右。单纯血肿量在此范围内可不出现明显颅高压。但伴有脑挫裂伤的颅内血肿,因脑挫裂伤和脑水肿,脑体积增大,故幕上血肿多于 20～30 ml,幕下血肿 10 ml,即可引起脑受压和颅内压增高症状,甚至发生脑疝。

1. 分类　按血肿症状出现的时间分为 3 型:72 h 以内者为急性血肿,3 d～3 周为亚急性血肿,>3 周为慢性血肿。颅内血肿按来源和部位可分为:硬脑膜外血肿、硬脑膜下血肿及脑内血肿(表 4－2)。

表 4－2　颅内血肿的区别

	血肿位置	出血来源	临床症状	伴脑挫伤	影像学特征
硬膜外血肿	颅骨和硬脑膜间	脑膜中动脉	中间清醒期	少见	双凸形,梭形
急性硬膜下血肿	硬脑膜下腔	脑皮质血管	持续昏迷	有	新月形
脑内血肿	脑实质内	脑实质血管	持续昏迷	多见	不定形高密度灶

2. 临床表现

(1) 硬膜外血肿:位于颅骨内板与硬脑膜之间,以额颞部和顶颞部为多,多为单发性。通常发生于青壮年,平均发病年龄为 20～30 岁。急性血肿最多见,约占 85%,多发生在头部直接损伤部位。伤时患者可有或无意识障碍,47%患者表现有"中间清醒期",即伤后昏迷-清醒-再昏迷。如伴严重脑挫伤的患者,可无中间清醒期,由原发性昏迷直接进入继发性昏迷状态。同侧瞳孔散大,对侧肢体瘫痪。

(2) 硬膜下血肿:血肿发生在硬脑膜下腔,是颅内血肿中最常见的一类。

1) 急性硬膜下血肿:指创伤 24～72 h 内出现症状,占颅内血肿的 50%～60%。大部分并发颅内或颅外其他创伤。意识障碍特点为原发性昏迷和继发性昏迷相重叠,或昏迷程度逐渐加深。颅内压增高症状中,以呕吐和躁动多见,生命体征变化明显。脑疝症状出现快,住院时或手术前观察到有 30%~50%患者的瞳孔异常。

2)慢性硬膜下血肿:创伤 3 周后出现症状。好发于中老年人,平均年龄约 63 岁。在硬膜下血肿中约占 25%,占颅内血肿的 10%。有轻微颅脑创伤史,或创伤史已不能记忆。伤后长时间内无症状,或仅有头痛、头昏等症状。常于伤后 2~3 个月逐渐出现临床症状及体征,包括:①慢性颅内压增高症状,如头痛、恶心、呕吐和视盘水肿等;②血肿压迫所致的局灶症状和体征,如轻偏瘫、失语和局限性癫痫等;③脑萎缩、脑供血不全症状,如智力障碍、精神失常和记忆力减退等。

(3)脑内血肿:指脑实质内的出血,以血肿直径在 3.0 cm 以上,血肿量不少于 20 ml 为标准。其发生率在颅脑损伤中占 8.2%,在重型颅脑创伤中达 13%~35%,约有 10%可破入脑室。可发生在脑组织的任何部位,好发于额叶及颞叶前端,占总数的 80%。临床表现与血肿的部位及合并损伤的程度相关。额叶、颞叶血肿多因合并严重脑挫伤或硬膜下血肿,表现为颅内压增高症状及意识障碍;脑叶血肿及挫伤累及主要功能区或基底节区血肿可表现偏瘫、偏身感觉障碍、失语等;小脑血肿表现为同侧肢体共济及平衡功能障碍;脑干血肿则表现为严重意识障碍及中枢性瘫痪。

(五)脑干损伤

脑干损伤是一种严重的颅脑损伤,鞭索性、扭转性和枕后暴力对脑干的损伤最大。常分为两种:原发性脑干损伤,外界暴力直接作用下造成的脑干损伤;继发性脑干损伤指继发于其他严重的脑损伤之后,如脑疝或脑水肿而引起脑干损伤。通常情况下,原发性和继发性脑干损伤同时存在。锥体束征是脑干损伤的重要体征之一,包括肢体瘫痪、肌张力增高、腱反射亢进和病理反射出现等。

1. 中脑损伤　意识障碍。初期两侧瞳孔不等大,伤侧瞳孔散大,对光反射消失,眼球向下外倾斜;两侧损伤时,两侧瞳孔散大,眼球固定。去大脑强直是中脑损伤的重要表现之一,表现为伸肌张力增高、两上肢过伸并内旋、下肢亦过度伸直、头部后仰呈角弓反张状。

2. 脑桥损伤　持久意识障碍,双侧瞳孔极度缩小、对光反射消失,两侧眼球内斜,同向偏斜或两侧眼球分离等征象。角膜反射及咀嚼肌反射消失,呼吸紊乱。

3. 延髓损伤　双侧瞳孔散大,对光反射消失,眼球固定。呼吸抑制和循环紊乱。

二、诊断

1. X 线平片检查　不仅能了解骨折的具体情况,且对分析致伤机制和判断伤情有特殊意义。

2. CT 检查　是颅脑外伤患者主要的检查手段。重型颅脑外伤患者入院后,强烈推荐尽快(0.5 h 内)进行急诊 CT 扫描。如果患者临床状态发生变化或原因不明的颅内压升高,则应重复 CT 扫描。CT 是脑挫裂伤急性期辅助检查的首选。挫裂伤的病灶可根据出血和水肿的比例不同呈现混杂密度,称为"盐和胡椒"样图像(图 4-2)。

3. MRI 检查　MRI 是诊断急性硬膜下血肿的敏感检测方法。在某些特殊情况下,MRI 优于 CT,如对脑干、胼胝体、脑神经的显示;对微小脑挫伤灶、轴索损伤及早期脑梗

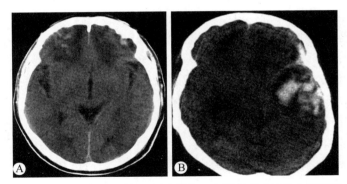

图4-2 脑挫伤CT平扫显示急性期双额脑挫伤（A）和左颞脑挫伤（B）

挫伤灶内的出血和水肿呈现混杂密度

死的显示，以及对血肿处于CT等密度阶段的显示和鉴别诊断方面，MRI有其独特的优势。

4. 脑干听觉诱发电位（brain stem auditory evoked potential，BAEP）　可以较准确地反映脑干损伤的平面和程度，常被用来评估脑干损伤的严重程度和预测患者的预后。

三、治疗

1. 脑震荡　脑震荡大多数是自限性的，能自愈。一般卧床休息1～2周，给予适当的心理护理及对症治疗，即可完全恢复。中度和重度脑震荡患者急性期应给予密切观察。

2. DAI　无特殊的治疗方法，大多数治疗措施也适用于其他重型颅脑损伤。

（1）在损伤初期，维持脑灌注压（CPP）［CPP＝平均主动脉压（MAP）-颅内压（ICP）］及有效循环血量，根据需要合理输入各类晶体、胶体或血液制品。对于合并有蛛网膜下隙出血、中线移位、脑室形态异常的患者更应警惕颅内高压的出现。

（2）预防性应用抗生素和促神经细胞代谢药物。

（3）适当补充水和电解质，防止水和电解质紊乱；控制高血糖。

（4）控制脑水肿，根据颅内压增高的程度给予脱水药物。

（5）对伤后无脑干功能衰竭的患者，出现一侧瞳孔散大、昏迷加深，CT检查提示一侧大脑半球肿胀或水肿，中线结构明显移位的患者采取去骨瓣减压治疗，以缓解颅内压增高所致的继发性脑损害。

（6）积极防治并发症。如肺部、尿路、颅内及全身感染；呼吸功能衰竭，包括中枢性和周围性呼吸功能衰竭；急性肾衰竭和应激性溃疡等。

3. 脑挫裂伤　以非手术治疗为主。防治脑水肿是治疗脑挫裂伤的关键，监测颅内压，维持脑灌注压在70 mmHg左右。手术治疗主要是解决颅内压顽固性增高，可行手术清除挫伤脑组织并行去骨瓣减压术，但应尽可能保护功能区脑组织。

4. 颅内血肿　保守治疗适用于无症状颅内小血肿，主要为脱水治疗和对症处理，但需要密切观察患者生命体征变化，及时复查CT。有症状的颅内血肿，即血肿量幕上＞30 ml，幕下＞10 ml或中线移位＞5 mm者，应予手术清除血肿。

5. **脑干损伤**　其治疗原则是保护中枢神经系统,积极治疗脑水肿。维持营养,预防和纠正水、电解质紊乱。积极预防和处理并发症,如最常见的肺部感染、尿路感染和压疮。对于意识障碍严重、呼吸功能紊乱患者,提倡早期气管切开。恢复期可用促苏醒药物、高压氧舱治疗以促进脑干功能恢复。

四、护理

(一)病情观察

1. **意识**　GCS 是最经典也是最常用的意识评估工具(表 4-3)。

表 4-3　颅脑损伤分级(SNC* 2000)

级别	临床表现
轻度	GCS 15 分,定向力正常,无局灶性神经功能障碍
中度	GCS 14~15 分,意识障碍<5 min,无局灶性神经功能障碍
中度	GCS 9~13 分,意识障碍≥5 min,局灶性神经功能障碍
严重	GCS 3~8 分

*斯堪的纳维亚颅脑外伤协会(Scandinavian Neurotrauma Committee,SNC)

2. **瞳孔**　意识和瞳孔的评估是颅脑损伤后最基础也是最重要的观察内容。瞳孔的观察内容包括大小和对光反射(参见第一章第二节"意识的评估")。

3. **体温的监测**　脑温可通过脑实质或脑室内置探温管进行直接监测,也可通过颈静脉球置管间接测量。常用的衡量核心体温的方式有直肠及膀胱测温等。控温治疗期间,推荐每小时观察、记录体温,测量 2 个测量点的温度以增强监测的精确性。脑温一般比核心体温高(0.3 ± 0.3)℃(范围:$-0.7\sim2.3$℃)。直肠温度接近于脑温。参考值如下:脑中心(36.8 ± 1.0)℃,脑实质(37.3 ± 0.3)℃,硬膜外(36.9 ± 0.5)℃,直肠(36.7 ± 0.7)℃。

4. **颅内压监测**　约 2/3 颅脑外伤者有颅内高压(ICP>20 mmHg)现象。经皮脑室内压力监测是颅内压监测的"金标准",一般放置时间≤1 周。临床上多将 ICP>20 mmHg 并持续 15 min 以上作为治疗介入的阈值。监测期间需注意防治测压管感染、出血、脱管、错位等并发症。保持头轴位,避免前屈、过伸、侧转。

5. **脑组织氧分压或颈内静脉血氧饱和度监测**　正逐渐成为床旁脑氧合监测的标准,能帮助评估脑局部变化及全身系统性改变对脑的影响。

6. **神经内分泌功能监测**　颅脑外伤急性期常可有垂体前叶激素改变,虽然此类激素改变的相关因素及治疗至今仍有争议,但对于严重颅脑外伤患者,推荐进行神经内分泌功能监测,尤其是有肾上腺功能减退征象者。若患者对升压药无反应或反应不明显,应怀疑有肾上腺功能减退的可能。高颅压、CT 表现异常及颅底骨折患者有下丘脑-垂体损伤的潜在可能。尿崩症是下丘脑-垂体损伤的显著表现。有研究指出,血心钠肽(atrial natriuretic peptide,ANP)、脑钠肽(brain natriuretic peptide,BNP)、内源性类洋地黄物质(endogenous digitalis-like substance,EDLS)及抗利尿激素(ADH)浓度可作为颅脑外伤的判断性指标,尤其是 EDLS 和 ADH 的浓度随着脑损伤程度加重而增加,对病情判断有一定的指导价值。

7. 肾功能监测　肾小球滤过率是评估危重患者肾功能的最佳单体指标。一般可以从尿量、血肌酐和尿素浓度间接计算肌酐清除率，即肌酐清除率＝（尿肌酐浓度×尿量）/血肌酐浓度。临床上，单独的血肌酐浓度也可评估患者的肾功能是否稳定、恶化差或好转。

（二）危重症护理

重症颅脑外伤的护理策略在于提供高质量的一般护理和协助治疗方案的实施。

1. 一般护理　床头抬高 $30\sim45°$，以降低 ICP，改善脑灌注压，减少呼吸机相关性肺炎的发生率。保持头颈部呈正中位，以改善静脉回流，降低 ICP。去骨瓣减压患者避免骨窗受压。减少对颈静脉的压迫，颈托或气管切开固定带勿过紧。翻身动作轻柔，避免 ICP 增高。做好口腔、眼睛及皮肤清洁。执行以循证为基础的呼吸机相关性肺炎及导管相关性血流感染的集束化护理措施。遵医嘱给予缓泻剂，避免因用力排便增加腹内压。

2. 镇静治疗的护理　镇静剂及止痛剂的使用可缓解疼痛、减压及抑制兴奋状态，理论上可协助维持 ICP 在可接受水平。但镇静剂同时可对神经功能的评估造成障碍，并影响血流动力学。护士应定时评估患者的镇静及疼痛分值，严格遵医嘱给药。丙泊酚使用期间，要警惕丙泊酚输注综合征（propofol infusion syndrome, PIS）的发生，尤其是儿童患者。其症状出现在大剂量、长时间输注后，出现代谢性酸中毒、高脂血症、肝脏脂肪浸润和肌肉损伤、难治性心力衰竭等严重并发症甚至导致死亡。若临床上出现突发显著的心动过缓、横纹肌溶解、肌红蛋白尿或高脂血症，应立即通知医生。若长时间（大于 $5\sim7$ d）应用阿片类或苯二氮䓬类药物，一旦骤停或骤减可产生戒断症状，应逐渐减量停药（表 4-4）。

表 4-4　重型颅脑损伤患者常用麻醉/镇痛剂的作用

麻醉/镇痛剂	脑代谢	ICP	不良反应	建议
巴比妥类	$\Downarrow$	$\Downarrow$	低血压	保证正常血容量 EEG 监测
丙泊酚	$\Downarrow$	$\Leftrightarrow$ $(\Downarrow)$	低血压 丙泊酚输注综合征	保证正常血容量 <4 mg/(kg·h)
咪达唑仑	$\Downarrow$	$\Leftrightarrow$		持续使用
氯胺酮	$\Leftrightarrow$	$\Leftrightarrow$		血流动力学稳定 严重外伤性脑损伤（TBI）研究数据不足
阿片类	$\Leftrightarrow$	$\Leftrightarrow$ $(\Uparrow)$	低血压	保证正常血容量 持续使用

3. 液体疗法的护理　液体疗法在重型颅脑损伤治疗中有着重要的作用。根据目前的指南，CPP 维持的目标已从 70 mmHg 下降到 $50\sim60$ mmHg。一般情况下，成人晶体液输入量为 $1\sim1.5$ L/d，以保证体液平衡及尿量。若白蛋白作为扩容剂，则滴速宜慢，建议 20% 白蛋白 100 ml 输注时间应 >4 h；避免高血压及血管加压素的使用；监测血红蛋白浓度，保持在正常水平（>120 g/L）；经常物理疗法以激活淋巴回流系统。密切监测血钾、

血钠及血氯指标,维持血钾 3.6～4.4 mmol/L。应避免快速输注含氯液体,防止高氯性酸中毒。低钠血症可能与脑水肿的发展相关,严重颅脑损伤者尤其要避免,包括 CSWS 及 SIADH。CSWS 患者,BNP 增高,醛固酮效应降低,从而减少肾脏重吸收钠的能力,导致尿钠增高,应补钠的同时根据尿量补液;SIADH 在神经科患者中常见,由于抗利尿激素分泌增多,体液潴留,血浆钠浓度降低,应补钠的同时利尿。

4. **渗透疗法的护理**　20%甘露醇及高渗盐水(表 4-5)可降低血液黏度和血细胞比容,增加脑血流量和氧输送,反射性调节脑小动脉血管收缩,降低脑容量和颅内压,是常用的脱水剂。一般用药后 15～30 min 脑细胞渗透性收缩达到高峰。颅内高压需应用渗透疗法时,20%甘露醇 0.25～1.0 g/kg 或 3%氯化钠溶液 250 ml 静脉快滴 10～20 min。或者,3%氯化钠溶液 1～2 ml/(kg·h)静脉维持。静脉快滴 20%甘露醇有低血压的危险,因此必须在纠正低血压后应用。同时推荐留置导尿以监测尿量。有报道,低血容量患者若血浆渗透压>320 mOsm/L,有急性肾小管坏死及肾衰的可能。治疗期间,钾、镁及磷酸盐通过尿液排出,有电解质失衡的风险。输注 20%甘露醇后,还有高钾血症及心动过速的可能。因此,建议监测血浆渗透压及血电解质每 2～6 h 1 次,维持血钠为 145～155 mmol/L。

表 4-5　20%甘露醇与高渗盐水的对比

	20%甘露醇	高渗盐水
剂量	0.25～1.0 g/kg=1.25～5 ml/kg	3%氯化钠溶液 250 ml,目标血钠 145～155 mmol/L
有效性	反射系数 0.9 重复使用可降低有效性	反射系数 1.0,高维持效果 甘露醇耐药时可使用
渗透性利尿效果	可达输注量的 5 倍	增高 ANP,利尿效果可达输注量的 2 倍
血流动力学影响	可引起低血容量、低血压	增加血容量,维持 MAP、CVP 及心输出量,改善微循环
其他影响	清除自由基;抗氧化	恢复静息膜电位和细胞体积,免疫调节
最高血浆渗透压	320 mOsm/L	360 mOsm/L
水肿反弹的可能	存在	存在
半衰期	2～4 h	未知
并发症	低血压、颅内压反弹性增高、低钾血症、溶血、肾衰竭	颅内压反弹性增高、低或高钾血症、充血性心力衰竭、溶血、凝血功能障碍、脑桥中央髓鞘溶解症

5. **脑脊液引流的护理**　一般采取间歇引流多于持续引流。引流管应放置于等同 15～20 mmHg 压力的高度,以避免过度引流致脑室狭窄。若引流障碍,可能是管道问题,如阀门未开、血块堵塞或导管端嵌在脑室壁等。一旦发生导管端嵌在脑室壁,可关闭引流 20 min 后再开放检查是否通畅。引流过程中,注意各连接的紧密性,避免脱开,预防感染。不主张采用腰椎穿刺持续引流,因可诱发脑疝的发生。

6. **过度通气的护理** 人工过度通气[动脉二氧化碳分压(PaCO$_2$)]≤3.3 kPa)通过收缩脑血管、减少血流,从而快速降低颅内压,已成为治疗重型颅脑损伤的基石。有限度地使用人工通气,能改善重型颅脑损伤的神经康复,至少避免医源性脑缺血。呼吸机参数的设置及调整目标为保持 PaCO$_2$ 35~40 mmHg。若患者处于呼气末二氧化碳分压(ETCO$_2$)监护下,且肺功能稳定,将 ETCO$_2$ 和 PaCO$_2$ 与基础值对比 1~2 次/日,以决定是否行血气分析监测。一般在肺功能稳定情况下,ETCO$_2$ 和 PaCO$_2$ 是基本相等的。如果呼吸机处于压力控制模式,降低 PaCO$_2$,增加频率的方式优于增加潮气量,不会影响 ETCO$_2$ 和 PaCO$_2$。若呼吸机处于容量控制模式,增加每分通气量后,需密切观察峰值压力,以减少肺部过度扩张的危险。

7. **巴比妥类药物的护理** 目前,使用高剂量巴比妥类药物降低颅内压是颅脑外伤协会指南Ⅱ级循证推荐的、重度颅脑损伤及顽固性高颅内压患者的标准治疗方法。应用前提是患者的血流动力学状态稳定,ICP 持续>20 mmHg,其他标准治疗方式,如适当镇静、镇痛、渗透疗法、脑脊液引流及过度通气无效。用药期间需密切监测血压变化,避免低血压的发生,可以使用升压药。

8. **高热的护理** 应用药物和物理降温的综合措施,实施常温(控制体温 36.0~37.5℃),可以降低脑组织代谢,减少耗氧量,有效改善预后,降低颅脑二次损伤率及感染率。目前常用的降温方式有体表降温法和核心降温法,前者包括水循环冰毯、水凝胶覆层的水循环降温贴等,后者包括血管内降温导管、药物降温等。降温过程中要注意监测体温、保护皮肤、预防及控制寒战。

9. **营养支持** 在颅脑损伤急性期,营养支持是仅次于人体主要功能(呼吸和循环)及颅内压的第 3 顺序优先处理项目。肠内营养应在伤后 24~48 h 开始,成人总热量 25~50 kcal/(kg·d),具体取决于外伤时间;基本入液量 30 ml/(kg·d)。进行肠内营养时,遵循浓度由低到高、容量从少到多、速度由慢到快的原则。一般从 20 ml/h(1.0 kcal/ml)开始,监测胃潴留的前提下每 8 h 增加 10~20 ml,2~3 d 内逐渐加量至目标能量需求,以防止代谢紊乱,尤其是病情不稳定者。若 72 h 内无法达到能量需求,应通知医生考虑肠外营养补充。若入量仅 1 500 kcal/d,需额外补充维生素和微量元素。若预期肠内营养时间可能超过 2~4 周,建议空肠造瘘。可以经口进食者,应加强普通饮食。同时,重症 TBI 后,由于自主神经功能紊乱,急性消化道出血的发生率高,需按医嘱早期给予止酸剂和胃黏膜保护剂,及早发现出血征象。

10. **重症监护期的神经康复** 在重症监护期间,每日全面评估患者的行为、功能及认知状况等,有利于预后。尤其自主神经功能障碍、吞咽障碍、呼吸道及长时间气管切开的护理、非惊厥性癫痫、严重内分泌紊乱是关注的重点。

(1)自主神经功能障碍:在结束镇静治疗阶段,患者常有高血压、心动过速、呼吸机人机对抗、高热、多汗及流涎等临床症状,多数由于自主神经功能障碍所致,但常被误认为需要继续镇静、人工呼吸及抗生素治疗。

(2)呼吸功能障碍:超过 60% 的严重脑外伤患者有呼吸道问题,在拔除气管切开套管前需排除是否存在吞咽障碍,全面评估患者的吞咽功能,如纤维支气管镜下吞咽功能评价。

（3）创伤后遗忘：见于约70％脑外伤患者。遗忘的持续时间可能是预测患者认知、神经及功能障碍预后的最佳因素之一。护士可以通过加尔维斯顿定位和失忆测试（Galveston orientation amnesia test，GOAT）（表4-6）进行评估，并应用个体化的现实定向训练加以改善，如在患者床前放置白板，交流用短句，随时提醒患者时间、地点及人物，制订规律的日夜作息时间等。

表4-6　加尔维斯顿定位和失忆测试（GOAT）

问题	错误扣分	注意点
你叫什么名字？	-2	必须全名
出生年月？	-4	必须说出具体的年、月、日
你住在哪儿？	-4	必须说出城镇名称
你现在在哪儿？		
1）城市	-5	正确的城镇名
2）建筑	-5	必须说出正确的医院名称
什么时候入院的？	-5	日期
你是怎么来的？	-5	交通方式
记忆里受伤后发生的第一件事是什么？	-5	任何有条理的事件都很重要（记录回答）
能讲述一下细节吗？	-5	与事件相关的细节
记忆里受伤前发生的最后一件事？	-5	任何有条理的事件都很重要（记录回答）
现在几点了？	-5	每错0.5 h减1分
今天星期几？	-3	每错1 d减1分
今天几号？	-5	每错1 d减1分
现在几月份？	-15	每错1月减5分
今年是哪一年？	-30	每错1年减10分
总计扣分		

注：实际分值＝100－总扣分＝□可以是负数。正常值76～100分；分界线66～75分；障碍＜66分

五、案例导入

患者，男性，63岁。车祸致头部受伤、昏迷3 h，急诊头颅CT检查示"右额颞枕硬膜下血肿"收治入院。患者GCS 13分（E4M5V4），强迫体位，查体不合作。因中线移位，血肿较大，当即在急诊全身麻醉下行颅内血肿清除术＋去颅骨骨瓣减压术＋颅内压监护传感器置入术。术后患者GCS 8分（E2M4V2），ICP 13～15 mmHg。双侧瞳孔等大，直径2.5 mm，对光反射消失。肌张力正常。口腔气管插管，3 L/min给氧。予以抗感染、止血、脱水、抑酸等对症支持治疗。术后第3 d患者仍呈昏迷状态，ICP 16～19 mmHg，肺部CT检查示"双肺少许炎症，双侧胸腔少量积液"。在局部麻醉下行气管切开术。术后第7 d ICP 12 mmHg，停止ICP监测。第12 d拆线，伤口Ⅰ/甲级愈合，GCS 8分，气管切开，转康复医院继续治疗。

（金煜峰）

第三节　开放性颅脑损伤

开放性颅脑损伤(open intracranial injury)是指由锐器、严重钝器打击或由火器穿透头皮、颅骨、硬膜,造成脑组织直接或间接与外界相通的创伤,有脑脊液漏。随着社会的发展,交通事故和工伤意外的发生率越来越高,开放性颅脑损伤已逐渐成为神经外科常见的急危重疾病之一,发生率达17%。

一、类型

(一)按损伤的方式分类

1. *刀戳伤*　为锐利凶器所造成。其损伤的范围、轻重等取决于凶器的性质及力的大小。多数没有异物存留,也可有致伤物断片或整个致伤物存留,如铁钉、矛头、木片等。

2. *投掷物伤*　主要为战时的火器伤,包括高速枪弹伤、较低速的弹片伤等。日常的锅炉爆炸、开山的飞石及机器中甩出的飞件等具有与火器伤类同的性质,也可归入此类。

3. *潜在的开放伤*　主要为钝器打击所引起的颅脑伤、颅底骨折,有脑脊液鼻漏或耳漏、颅内积气等。外表虽没有明显的创口,但颅腔与外界相通。

(二)按创口情况分类

1. *非贯通伤*　打击物穿入颅内,并停留于创道内。头部只有一入口创。整个弹道及弹片均可在CT图像中看到。如弹道贯穿整个头颅内径,称为直径伤,如子弹到达对侧颅骨内板后弹回,在脑内造成另一创道,称为反跳伤。

2. *贯穿伤*　致伤物穿过整个颅腔所造成的创伤。有入口创和出口创,入口创要比出口创小。致伤物大多为高速火器,如步枪子弹或近距离的弹片。患者死亡率很高。

3. *切线伤*　致伤物呈切线方向擦过颅骨表面,并未穿入颅内,因此只有1个呈沟槽状的创口,创底颅骨发生粉碎性骨折,碎骨片可嵌入脑内导致严重的脑局部挫裂伤。

二、病理生理

(一)创道

开放性颅脑损伤的创道一般均可分为3层。

1. *最内层*　为致伤物直接穿越的途径,脑组织破坏严重,大多均已溃破液化,夹杂有致伤物所带入的异物及血凝块等所组成的混合物,具有潜在的感染性。这层组织均为不可逆性,应予彻底清除。

2. *脑挫伤区*　脑组织呈明显水肿及淤血,但尚保留部分活力,其功能尚有部分是可逆的。

3. *脑震荡区*　位于创道的最外层,脑组织肉眼观察可以正常,但具有与闭合性脑震荡综合征相同的病理改变,有不同程度的神经元损害及轴索的断裂,其功能大部分是可逆的。

（二）继发性改变

除创道以外，随着病变的演化还可出现一些继发性病理变化。

1. 出血　可直接由致伤物损伤脑内较大血管，或因伤后脑的小量淤血逐渐积累形成大小不等的血肿。血肿可以在创道内、脑内或脑外。如属后者可以为硬脑膜下或硬脑膜外，单发或多发。在普通 CT 图像中都能显示出血肿的大小、深浅及其与创道的关系。

2. 感染　由污染的致伤物引起，或由于致伤物带入污染的异物引起，清创不彻底、创内碎烂的脑组织清除不够、遗留污染异物（特别是碎骨片）是导致感染的最多见原因。感染引起颅内压增加，使创口周围脑组织呈菌样膨出。晚期可导致脑脓肿，使膨出更为加重。

3. 脑的退行性变　由于脑组织大块碎烂及清除，颅内留下空隙，加以脑挫裂伤及轴索损伤后引起的脑萎缩，导致局部空隙的扩大、脑室的扩大、脑室穿通畸形。脑损伤区有胶质增生及脑膜瘢痕形成。

三、临床表现

1. 意识障碍　取决于脑损伤部位和程度。局限性开放伤未伤及脑重要结构或无颅内高压患者，通常无意识障碍；而广泛性脑损伤，脑干或下丘脑损伤，合并颅内血肿或脑水肿引起颅内高压者，可出现不同程度的意识障碍。

2. 局灶性症状　依脑损伤部位不同，可出现偏瘫、失语、癫痫、同向偏盲、感觉障碍等。

（1）颅内高压症状：创口小、创道内血肿和（或）合并颅内血肿及广泛性脑挫裂伤而引起严重颅内压升高者，可出现头痛、呕吐、进行性意识障碍，甚至发生脑疝。

（2）头皮破损，创口或伤道内出血，可见骨碎片及其他异物，有时见脑脊液漏和脑组织溢出，大量出血则发生休克。

（3）颅骨骨折、头部软组织损伤，易并发伤道感染，出现颅内化脓性炎症和脑脓肿。

（4）生命体征：重型伤员多数伤后立即出现呼吸、脉搏、血压变化。

（5）眼部征象：瞳孔可出现散大、缩小或时大时小。

四、辅助检查

1. 腰椎穿刺　主要是了解有无颅内感染和颅内压情况。

2. 神经影像学检查

（1）X 线检查：明确颅骨骨折的部位、类型、颅内金属异物或碎骨片嵌入的位置等情况。

（2）头颅 CT 检查：对诊断颅内血肿、脑挫裂伤、蛛网膜下隙出血、脑中线移位、脑室大小形态等有意义；也可显示颅内异物及颅骨骨折（图 4-3）。

（3）CTA 和（或）DSA 检查：可明确是否有脑血管

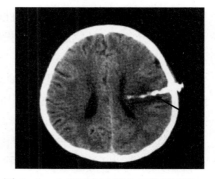

图 4-3　头颅 CT 示颅内异物造成的非贯通伤

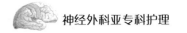

损伤。

五、诊断

开放性颅脑损伤可以直接看到伤口,易于诊断,结合 X 线平片、CT 扫描等检查可以了解脑损伤的情况及有无继发性血肿、异物或感染灶。

六、治疗

开放性颅脑损伤的治疗原则为对颅脑损伤的创面进行清创处理,变开放伤为闭合伤;再按闭合伤处理原则对脑挫裂伤、脑水肿及感染进行综合治疗。

七、护理

(一) 术前护理

1. 卧位及移动　绝对卧床,卧位应避开创面,尽量使患者头部保持制动,以免存留在头部的致伤物移动和脱落。

2. 气道护理　开放性损伤患者无论其受伤部位,都应首先评估气道状况,这是高级创伤生命支持的基本原则。

(1)评估:对于未插管的患者,与其交谈是评估的第 1 步,正常的言语能力表明气道是完整的。嗓音嘶哑或伴随其他发现,预示着有气道阻塞的可能。对于无法言语的患者,需了解是否反应迟钝导致无法保护气道,下颌骨骨折导致牙关紧闭或喉梗阻,疼痛或情绪刺激等原因不想说话。嗓音评估后(或同时),再检查颈部或者气道。观察患者有无呼吸窘迫、胸部不对称、伤口的进口及出口、扩大血肿、颈部撕裂伤导致空气泄漏及气管偏移。颈托固定的患者,在手动固定颈部后,解开颈托进行观察。面部损伤,尤其鼻出血及口腔受伤的患者,要注意持续出血时仰卧位导致呼吸障碍。张口观察,有时穿入伤口处的良性表现会掩盖口咽部严重损伤这一事实。听诊颈部双侧及双肺部,有无不对称或气道水肿征象。呼吸音伴随高音喘鸣,表明有呼吸障碍或即将有喉梗阻。最后,触诊面、颈、胸部,观察有无皮下气肿及捻发音。插管患者,入院后需再次确认插管的位置。

(2)保持呼吸道通畅:合并颅底骨折和颌面创伤时,要及时清除口腔和呼吸道分泌物和血凝块,以防引起窒息和吸入性肺炎。有耳和(或)鼻出血、脑脊液漏的患者,忌在鼻腔负压吸引分泌物,以免加重颅底损伤和感染。

3. 观察

(1)创面出血情况,记录出血量:对创面和伤口的异物不可贸然摇动和取出,以防造成出血和脑损伤。患者有脑膨出时,可用敷料绕其周围,上面用无菌油纱覆盖,或用无菌碗罩于膨出的脑组织,再加包扎,保护脑组织,以免污染和损伤,准备接受手术治疗。

(2)意识、瞳孔、生命体征变化:特别在伤后 24～48 h 内,每 1～2 h 观察测量 1 次并记录。如患者出现休克、颅内血肿、脑疝等前期症状,应立即通知医生。

4. 做好术前准备　术前常规进行胸部透视、心电图检查、采集标本送检肝功能、血常规、出血和凝血时间及血型等,备好术中用血,以保证术中及时用血。成人术前 6～8 h 禁饮食,小儿术前4 h禁饮食,以免麻醉和手术过程中发生呕吐而致误吸。

(二)术中护理

1. **麻醉方式** 全身麻醉,气管内插管。

2. **手术体位** 根据受伤部位的不同而相应地采取平卧位、俯卧位或侧卧位,一般采取头略高位。

3. **手术物品准备**

(1)器械及物品:根据受伤部位不同相应地准备开颅手术器械包或者脑脊柱特殊器械包。

(2)特殊器械及物品:同幕上肿瘤外,还需准备过氧化氢溶液、甲硝唑溶液。

4. **手术主要步骤与护理配合** 开放性颅脑外伤,在进入手术室前应先在急诊室进行头部皮肤破损处的紧急清创并缝合皮肤伤口,然后再进入手术室进行进一步的手术处理。

(1)清创术:逐层由外至内冲洗伤口,去除脑表面的异物、血块、碎骨片等。清洗完毕后,严格消毒、铺巾。更换手套和器械。

(2)扩创术:应在直视下进行。各层严密止血。吸除挫伤脑组织,尽量保存正常脑组织和血管。清除术野内的异物,对位于脑深部的异物,一般不宜强行取出。合并脑内血肿者,应清除之。一般缝合硬脑膜,将开放性脑挫伤转为闭合性。修整颅骨缺损,缝合各层头皮,皮下引流24～48 h。

5. **注意事项**

(1)对于伴有外伤性脑膨出者,应先用过氧化氢溶液和肥皂水冲洗清除膨出脑组织周围的血块、污物,扩大骨窗,寻找脑膨出的原因,如合并血肿、尿潴留等。

(2)经眶穿透伤应会同眼科医生一同手术。

(3)开颅清创术术后,颅骨缺损一般需二期手术进行颅骨修补。

(4)硬脑膜一般不宜切除,以免增加缝合困难。

(5)铁性异物可用磁性导针、经立体定向手术取出。

(6)压迫静脉窦的骨折片,如未引起明显症状,尽量避免撬动,以免发生大出血;或在有充分输血及止血的条件下进行。

(7)如需用生理盐水,应使用35℃温热的生理盐水为宜。

(三)术后护理

(1)清醒的患者应采取侧卧,避开伤口处,床头应抬高15～30°。

(2)严密观察患者的意识、瞳孔、生命体征及GCS的变化。对于躁动不安、意识不清患者,应有专人守护或加以约束,以免发生坠床、碰伤等意外。

(3)保持呼吸道通畅。深昏迷者必须抬起下颌或放入通气道,以免舌根后坠阻碍呼吸。估计在短时间内不能清醒者,及早做气管切开;呼吸微弱、潮气量不足者,应及早使用呼吸机维持正常呼吸功能,并定时做血气分析。

(4)加强营养支持。颅脑损伤后24～48 h内,在监测胃内残留量的基础上,给予早期鼻饲营养支持。成人每日供应总热量在8 400 kJ(2 000 kcal)左右,有高热、感染、肌张力增高或癫痫发作等分解代谢增加的情况下,可酌情增加。维持出入液量及电解质平衡。定时测定体重,监测氮平衡,了解血浆蛋白、血糖、电解质等生化指标,以便及时调整热量

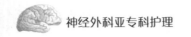

和各种营养成分。

（5）并发症的预防与护理

1）感染：开放性颅脑损伤极易发生感染，可在较短时间内形成颅骨骨髓炎和脑脓肿，为后期死亡的主要原因之一。表现为持续高热，颈项强直进行性加重，创口红肿、有血性或脓性分泌物等，应通知医生及时处理。脑脊液外漏者应取患侧卧位至外漏停止后 3～5 d，保持鼻腔和耳道清洁，禁止冲洗、堵塞和滴药，避免用力咳嗽、擤鼻涕、打喷嚏、用力排便，以免引起颅内压骤然升降导致颅内积气和脑脊液逆流引起逆行感染。有引流管的患者应保持引流通畅，注意记录引流液的颜色、性质及量，发现异常及时报告医生。长期卧床或昏迷患者应防止发生坠积性肺炎或肺部感染。

2）外伤性癫痫：颅脑穿透伤后多见外伤性癫痫，早期发生多与脑水肿、血肿形成及骨折片压迫刺激有关；晚期发生多因脑脓肿、脑瘢痕、脑萎缩等引起，临床以局限性发作为主。要注意保护性约束，防止坠床、舌咬伤等，遵医嘱给予抗癫痫药，及时降颅压，避免情绪激动，发作时卧床休息，适当吸氧。也可按压合谷、人中等穴位来缓解症状。颅脑伤后患者可能有某些精神障碍的表现，如躁动、胡言乱语、伤人毁物、幻听、幻觉。患者常主诉耳鸣、心悸等，症状可时轻时重，CT 检查可见轻度脑萎缩。注意卧床休息，避免情绪波动，急性期过后给予适当的镇静和止痛剂，适当进行一些运动，如练瑜伽、打太极拳等。

3）血管和神经损伤：颅前窝骨折可有视神经和嗅神经损伤，表现为视力减退、嗅觉消失，颅中窝骨折可有面神经和听神经损伤，表现为周围性面瘫、听力丧失、眩晕和平衡障碍，故急性期应注意卧床休息，协助患者完成生活护理，防止跌倒、坠床等意外发生。若骨折片或异物直接损伤颈内动脉海绵窦段及其分支可引起外伤性颈内动脉海绵窦炎，典型症状为头部或眼眶周围连续性杂音、搏动性突眼、眼球运动受限和视力进行性减退等，在眼部护理的同时做好 DSA 检查或栓塞的准备。

4）外伤性动脉性鼻出血：颅底骨折伤及颈内动脉蝶腭动脉或筛动脉可引起难以控制的动脉性鼻出血。临床上需要补充血容量，防治休克，可鼻腔填塞暂时止血，无效者可行手术止血。

5）颅骨缺损：开放性颅脑伤清创术或闭合性颅脑损伤去骨瓣减压术后可遗留颅骨缺损。临床可有头晕、头痛，有时还引起恶心、呕吐及癫痫，且患者因担忧缺损处再次受伤从而产生不安全感。一般伤口愈合后 3 个月即可修补，感染过的伤口须延至伤后 6 个月以上。

八、案例导入

患者，男性，45 岁。被枪弹击中右眼球、右额颞顶部，于次日收入院。CT 检查示：颅脑枪弹伤后改变，右额脑挫伤，蛛网膜下隙出血，颜面、上颌窦、筛窦、蝶窦及右侧额颞顶部头皮内、颅内多发金属影。入院后行右眼球摘除＋清创术，术后 GCS 7 分（E2M4V1）。术后第 7 d 起持续高热，体温在 38.5～39℃，予冰毯常温治疗，腰椎穿刺持续引流。脑脊液化验结果示：白细胞计数 140×10^6/L，红细胞计数 500×10^6/L，蛋白 4 390 mmol/L，葡萄糖562 mmol/L，氯化物 250 mmol/L。予以美罗培南、万古霉素及利奈唑胺等抗生素抗感染治疗,并给予万古霉素鞘内注射。复查脑脊液:白细胞计数 $12×10^6/L$,红细胞计数 $10×10^6/L$,蛋白 155 mmol/L,葡萄糖 4.5 mmol/L,氯化物 130 mmol/L。体温 37.3~37.8℃,GCS 8 分(E2M5V1),转康复医院继续治疗。

(郎黎薇)

第四节　脊　髓　损　伤

脊髓损伤(spinal cord injury, SCI)是一种严重致残性创伤,是由于外界直接或间接因素引起的脊髓结构、功能的损害,造成损伤平面以下不同程度的运动、感觉、括约肌及自主神经功能障碍。多以高空坠落、车祸居多,打击伤、砸伤、运动型损伤较少,也是脊柱骨折或脱位的严重并发症。脊髓损伤由于受伤部位、性质和程度不同,可出现不同体征。其预后与年龄、损伤平面的高低、有无髓内出血、现场急救及转运是否得当、院内是否正确处理各种并发症、是否早期进行合理的康复措施等因素有关。

一、病理生理

脊髓一旦损伤,即会发生许多病理生理变化,包括组织学变化、生物化学紊乱、电生理改变、血流动力学变化和神经再生等。

1. 组织学变化　早期脊髓水肿导致小血管扭曲和灌注量改变,损伤后 24~48 h 脊髓水肿严重,可引起全脊髓组织破坏。

2. 生物学紊乱　在细胞和器官水平脊髓损伤后,有大量的溶酶体吸收、水解酶释放,以及线粒体内细胞色素氧化酶活性降低。

3. 电生理学改变　脊髓损伤后,可以测定出临床检查不易评估的神经元电生理变化。脊髓压迫的早期,电传导功能与机械性和缺血性因素密切相关。减压效果与脊髓损伤和血管功能恢复呈时间依赖关系。

4. 血流动力学改变　脊髓损伤后,其血管的舒缩活性几乎完全丧失。损伤 3~4 h后,脊髓损伤部位的血流随着时间的延长而减少。

5. 再生研究　研究表明,脊髓自身的再生是困难的,损伤后难以通过自身再生促进其恢复。外源性神经干细胞移植和损伤局部微环境改造以促进脊髓修复是目前研究的热点。

二、分类

(一)按与外界沟通情况分类
1. 开放性损伤　脊髓蛛网膜下隙与外界相通。
2. 闭合性损伤　与外界无相通。

(二)按损伤时限与致伤原因分类
1. 原发性损伤　受伤瞬间由脊柱骨折的移位、脱出的椎间盘或移动的骨折片压迫、冲击或刺入脊髓而造成的不可逆损伤。

2. 继发性损伤 是脊髓原发性损伤之后,由于各种原因引起的脊髓再损伤。

（三）按损伤程度分类

1. 脊髓完全性损伤 指解剖学上损伤远近端脊髓分离的最严重损伤形式。

2. 脊髓不完全性损伤 指解剖学上脊髓尚部分连续。

3. 脊髓挫裂损伤 脊髓外观连续性完好,但传导功能全部或部分丧失。

4. 脊髓轻微损伤 脊髓神经元及其纤维暂时性功能受损。

三、临床表现

（一）按损伤形式

根据病程长短可将脊髓损伤分为早期损伤（<2 周）、中期损伤（2 周～2 年）和晚期损伤（>2 年）。临床上根据脊髓损伤的形式将脊髓损伤分为如下几种。

1. 脊髓震荡 损伤最轻,临床上多见,症状可以在数分钟或数小时内完全恢复。

2. 脊髓出血或血肿 症状取决于出血量的大小。

3. 脊髓挫伤或裂伤 可致损伤平面以下肢体活动障碍,严重者部分或全部瘫痪。

4. 脊髓压迫性损伤 压迫可引起局部的缺血、坏死等。

5. 脊髓休克 临床表现为损伤平面以下弛缓性瘫痪,病理反射消失,大小便失禁,2～4 周可完全恢复。

（二）按不同节段

1. 颈段损伤

C1～C2：死亡率高,通常会有呼吸节律异常,需机械辅助呼吸,部分伴 C1/2 骨折的患者会有单侧后枕部和耳区的感觉异常。

C3：膈肌受累明显,会有典型的呼吸肌无力,自主呼吸困难。

C4：自主呼吸困难,部分患者经治疗可不同程度恢复。肱二头肌和肩部肌肉明显无力,屈肘和耸肩困难,感觉平面位于锁骨。

C5：屈肘和耸肩幅度减小,手和腕部运动功能完全丧失。

C6：腕部活动幅度减小,手部运动功能完全丧失。

C7：可完成屈肘动作,手掌和手指的运动灵活性下降,常呈半握状态。

C8～T1：手掌、手指运动障碍,呈"爪形手"。部分患者出现霍纳综合征表现和自主神经调节紊乱,如血压波动、排汗异常和体温调节不良。

2. 胸段损伤 完全性损伤通常导致截瘫,对应损伤平面感觉障碍和大小便功能紊乱,多不影响呼吸、上肢和头颈部运动。损伤平面越高,症状越明显。T6 水平以上伴有自主神经功能紊乱。

T2～T8：损伤平面以下的腹部、躯干肌肉完全无法控制。

T9～T12：损伤平面以下的腹部、躯干肌肉运动功能部分丧失。

3. 腰骶段损伤 主要表现为下肢、臀部肌肉的功能失调,肛门、尿道括约肌失控导致大小便失禁或排便无力、性功能丧失等,可出现一些特殊表现。

L3：腰髓损伤可出现下肢外旋畸形，膝关节以下肢体瘫痪。

L4：可勉强站起，但步态类似髋关节脱位患者"鸭步"，足外翻不能。

L5：髋关节呈屈曲内收畸形，可伴有脱位，摇摆步态，有足内翻表现。

（三）病情评估

脊髓损伤后及时准确的评估是指导正确急救和治疗的关键环节，评估包括两个方面：脊髓受损的平面（定位）和脊髓损伤的完全性（定性）。

目前公认的评估标准是由美国脊髓损伤协会（American Spinal Injury Association，ASIA）修订的脊髓损伤神经学分类标准（表4-7）。

表4-7　2011年ASIA脊髓损伤神经学分类标准

级别	损伤程度与类别	运动感觉（脊髓损伤神经平面以下）
A级	完全性损伤	鞍区，包括S4～5区无任何运动及感觉功能保留
B级	不完全性损伤	鞍区，包括S4～5区无运动功能保留但有感觉功能保留，且身体任何一侧运动平面以下无3个节段以上的运动功能保留
C级	不完全性损伤	有运动功能保留，且单个神经损伤平面以下半数以上的关键肌肌力<3Ⅲ°（0～Ⅱ°）
D级	不完全性损伤	有运动功能保留，且单个神经损伤平面以下至少半数以上的关键肌肌力≥Ⅲ°
E级	完全恢复	感觉和运动功能正常

在ASIA评分系统中，平面定位依据标准：关键肌肌力≥Ⅲ°的最低平面。上肢关键肌群包括：屈、伸肘肌群（C5/C7），伸腕肌群（C6），指屈、收肌群（C8/T1）。下肢关键肌群包括：屈髋，伸膝，踝背屈（L2/3/4），指长伸肌（L5），踝跖屈肌（S1）。

四、治疗

（一）手术治疗

1. 治疗原则　导致脊髓继发性损伤的两大主要原因是脊髓持续受压和脊柱结构不稳定。外科治疗脊髓损伤的基本原则是：最大限度减轻或预防继发性脊髓损伤，恢复脊柱稳定性。

2. 治疗目的　手术主要应用于非完全性脊髓损伤，其目的如下。

（1）神经减压：创伤性脊髓常伴有骨折片向椎管内压迫脊髓或脊髓血管，需要尽早手术解除压迫；脊髓受损后局部水肿、压力增高，会导致局部血供下降，加剧脊髓继发性损害，应早期行椎管减压术或硬脊膜减张。

（2）恢复脊柱稳定性：不稳定骨折是脊柱脊髓创伤的手术指征，如不及时手术，由于相邻椎体之间解剖异常，局部受力机制改变，容易造成继发性脊髓损害、加重畸形和顽固性疼痛。可采用手术和（或）外固定的方法保持脊柱的稳定性。

（3）纠正畸形：畸形复位是保持稳定和预防远期并发症的有效手段，部分颈椎骨折导致的畸形可以单纯采用牵引和外固定达到复位的目的。因胸椎骨折引起的畸形，应首选手术矫正畸形，否则会出现神经损害、胸廓畸形、呼吸系统并发症和慢性疼痛等。

（二）非手术治疗

1. **激素治疗** 目前常用的是甲泼尼龙（甲基强的松龙）。甲泼尼龙冲击疗法可有效缓解脊髓压迫，减轻神经元继发性损伤，改善脊髓神经功能。最早在 20 世纪 90 年代应用于临床，强调伤后早期大剂量应用。目前应用甲泼尼龙已有了共识：伤后 8 h 内给予甲泼尼龙 30 mg/(kg·h)静脉滴注＜15 min，间隔 45 min 后给予 5.6 mg/(kg·h)静脉滴注维持 24 h。但是，缺乏高级别循证医学证据支持。

2. **脱水利尿剂** 如高渗或利尿性脱水剂。

3. **其他药物治疗** 如钙通道阻滞剂、抗儿茶酚胺药物、氧自由基清除剂等。

4. **神经干细胞移植治疗** 目前处在基础研究阶段，也是脊髓损伤治疗研究的热点。

五、围手术期护理

（一）院前及院内急救

1. **现场急救处理** 现场正确的处理是提高患者存活率的关键环节。基本原则是迅速评估病情、稳定生命体征、避免人为损伤、及时转运医院。

（1）紧急处理：现场看到患者，应迅速了解脊柱、脊髓损伤时间及受力机制，初步判断损伤部位，有无复合外伤，特别是颅脑或胸腹脏器等危及生命的损伤。及时开通静脉通路及清除口腔异物。

（2）关注生命体征：特别是高位颈髓损伤的患者常出现自主呼吸障碍，应立即行环甲膜穿刺或气管插管，在最短时间内建立通畅的呼吸通道；同时患者可能会出现神经源性休克，或合并胸腹腔创伤时出现容量休克，这时要尽快建立静脉通路，保持血压稳定；颈髓损伤后，还会出现体温调节中枢损害，患者因排汗困难导致高热，这一点在急救中容易忽视，应给予物理降温，如酒精擦浴、冰袋等。

（3）制动：所有存在或可能存在颈椎损伤的患者都应现场制动，严禁做任何椎体的被动运动及检查，硬性颈托等支撑性装置是首选方法，不建议只用沙袋和胶带固定。

（4）转运：初步处理后，应选择就近、有专科的医院，因为及时、正确的转运也是救治成功的关键环节。国外统计数据表明未能及时转运与预后不佳成正比，病程延长与费用增加成正比，飞机转运可降低 25.4% 的死亡率。在搬运过程中，应先用颈托固定，由 3~4 人协同移动患者，注意翻动时防止患者呕吐导致窒息，并避免脊柱的成角或旋转，正确的搬运可有效防止人为加重脊髓的损伤，并注意监测血氧饱和度，尽快将患者转运到医院救治。

2. **患者入院后需尽快完善的工作** 包括：① 根据 ASIA 量表，准确对患者进行临床评估。② 对心、肺功能及血流动力进行监测，尤其是 ASIA 评估为 A、B 级者。③ 严密观察呼吸频率、方式和血氧饱和度，及时予以辅助通气。④ 平均动脉压是最容易被忽视的指标，应不小于 80 mmHg。研究表明低血压会显著增加脊髓的损伤。⑤ 神经电生理评价和监护，需观察四肢周围神经及肌肉电生理特征，为功能判断提供客观依据。⑥ 保持尿路通畅，防治尿路感染。⑦ 腹胀明显者予以胃肠减压。⑧ 防治下肢深静脉血栓。

3. **完善检查** 稳定生命体征后，尽快行影像学检查，明确诊断，为手术做准备。

（1）X 线检查：了解脊柱的损伤，行正侧位片。侧位片观察椎体压缩和脱位程度。

（2）CT 检查：更清晰地显示脊柱骨质的损伤情况，包括椎体是否爆裂性骨折、椎管有无变形、脊髓有无骨片的压迫、上下关节突有无骨质和移位。

（3）MRI 检查：是脊髓损伤首选的最有效检查方法。MRI 可以清晰地显示脊髓的缺血、出血、水肿、脊髓的受压程度等；还能显示椎间盘和韧带等相关结缔组织。如椎间盘有无破裂或疝出，后纵韧带有无断裂等。

（二）术前护理

1. **心理护理** 脊髓损伤后除损伤部位疼痛外，立即出现的下肢或四肢的瘫痪、严重丧失生活自理能力等，使患者产生剧烈的心理波动，大部分有心理障碍或绝望轻生的念头，对生活失去信心和勇气。因此，护士要耐心细致地观察患者的言、情、动，尊重患者，细心呵护其自尊心，努力培养患者的自信心，增强患者的安全感、信赖感。安慰、鼓励患者，激发其战胜疾病的信心和勇气，对患者及家属进行有关康复知识教育，介绍疾病的治疗和康复护理方法，以取得配合。

2. **术前监测** 高位节段的脊髓损伤会影响脑干的生命中枢，故术前必须严密检测患者意识及生命体征的变化，如呼吸、心率、瞳孔等，特别是呼吸节律的变化及心率的突然减慢最为敏感，需要立刻通知医生。

3. **术前准备** 配血，严格执行镇静药和抗生素的使用及药物过敏试验等。向患者交代情况，要求患者在术中与术后密切配合，为防止并发症创造良好的前提条件。

4. **预防出血** 对于使用大剂量激素治疗的患者，可遵医嘱使用奥美拉唑等药物预防消化道溃疡。同时嘱咐患者家属注意观察患者大便的颜色，以免遗漏和延迟对消化道出血的治疗。

（三）术后护理

1. **搬运要求及颈椎制动** 术后患者返回病房时，搬运应由医护人员协作完成。搬运过程中应保持患者头颈部置于自然中立位，切忌扭转、过屈或过伸，以防止受损椎体移位压迫气管，导致窒息等并发症的发生。搬至病床上后，保持颈椎自然中立位，可穿戴颈托固定，防止颈椎扭转。

2. **饮食护理** 术后禁食 6 h，术后 3 d 内给予流质饮食，以减轻吞咽引起的伤口疼痛和出血。3 d 后给予高蛋白、高热量、高维生素饮食。嘱患者多吃水果及新鲜蔬菜，保持少食多餐，注意饮食调配，防止便秘。

3. **严密观察呼吸情况** 术后血肿和受损椎体移位压迫气管及喉头水肿均可引起呼吸困难，甚至窒息死亡。因此，术后 24 h 内床边必须备气管切开包，严密观察呼吸情况，发现有呼吸困难，应及时通知医生，紧急处理。

4. **观察四肢肌力变化** 肌力观察主要依据 0～V°分级标准。颈位脊髓损伤术后密切观察四肢肌力变化，胸椎及腰椎脊髓损伤术后着重观察下肢的肌力变化。如有肌力减退，立即通知医生。

5. **注意四肢感觉及运动** 术后出血形成硬膜外血肿压迫脊髓，可导致截瘫加重，故应及时记录四肢感觉运动及自主大小便功能。若发现有双下肢感觉、运动进一步减退，应立即通知医生处理，以免脊髓受压时间过长引起的不可逆损害。并指导患者进行主、被动

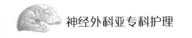

肢体功能锻炼。

（四）并发症的预防和护理

1. 压疮　这是截瘫患者需要终身注意的问题。对恢复期患者可使用气垫床，定时翻身，通常每2 h翻身1次，翻身时要保护受伤局部，保持脊柱中立位翻转，防止脊柱扭曲而造成新损伤，翻身后肢体保持关节功能位。患者的床单要清洁、平整、干燥，任何褶皱均将增加局部压力。对痉挛性截瘫患者，为了避免肢体相互摩擦，可用棉枕或海绵枕隔开。

2. 尿路感染　脊髓损伤或脊髓横断时引起脊髓休克，运动反射受到抑制而膀胱松弛，出现充盈性尿失禁。长期留置导尿也是造成膀胱上行感染的因素，为了使截瘫患者排尿功能得到恢复，护士要对患者进行排尿训练，外力压迫逼尿时要正确应用腹压，以免因膀胱过度充盈下加压引起肾盂积水及逆行感染。采用每隔4 h导尿1次的间歇导尿法可降低泌尿系统感染率。另外，应鼓励患者多饮水，每天2 000～3 000 ml，保持会阴部清洁。

3. 肺部感染　截瘫患者长期卧床或呼吸肌运动障碍，呼吸量减少，咳嗽动作减弱或消失，大量呼吸道分泌物排出不畅，引起肺部感染。为预防这一并发症，护士要指导患者进行呼吸功能训练。帮助患者排痰时，护士用双手紧压患者肋下部，和患者呼吸节奏合拍，可以使患者将痰咳出。力量不宜过大，以免加重损伤脊神经或导致脊柱骨折。

4. 消化道功能紊乱　脊髓损伤后，躯体神经功能发生障碍，患者可出现一系列消化系统功能紊乱的症状：全截瘫患者在伤后常出现腹胀、肠鸣音减弱或消失，应禁食3～5 d，必要时胃肠减压，肛门排气。

5. 深部静脉血栓及肺栓塞　常发生在脊髓损伤后1个月内，护理上要注意观察患者双下肢的腿围，看是否有水肿出现，应尽早进行肢体的早期被动或主动的功能康复锻炼及早期斜床站立训练，可使截瘫的肢体血管神经舒缩功能得到有效的恢复。必要时还可根据医嘱定时定量给予抗凝药物，缓解血液的高凝状态从而预防血栓的形成。

6. 肌肉挛缩，关节变形　对脊髓损伤早期康复护理极为重要。合理的功能体位，适当的早期被动运动，不仅能促进血液循环，还能防止因长期卧床导致的肌肉挛缩和变形。对于使患者发生痛苦或影响生活能力及康复训练的痉挛性肌肉疼痛给予松弛剂治疗。

7. 高热　脊髓损伤时，自主神经系统功能紊乱，机体对周围环境温度的变化丧失了调节和适应的能力，以及合并肺部及泌尿系感染，常产生高热，最高可达40℃以上。因此要调节室温，保持病室通风，鼓励患者多饮水。高热时遵医嘱采取物理降温或常温治疗，同时预防降温太快太低造成体温复升后引起衰竭。补充足够的水、电解质、葡萄糖和氨基酸。

（五）康复训练

脊髓损伤患者经过康复训练，恢复程度个体差异很大。在康复之前，先进行功能结果评定，用于判断神经功能和伤残程度，以及患者的生活自理能力，为康复评价提供量化的依据。目前多采用功能独立性测定（functional independence measure，FIM）方法，内容包括6方面的能力测试：生活自理能力、括约肌控制能力、活动能力、行动能力（轮椅、行走、上楼梯）、理解交流能力、社会认识能力（社会交往、解决问题及记忆能力）。根据脊髓损伤的程度不同，制订切实可行的康复计划，指导患者进行定时、定量、循序渐进、持之以恒的功能锻炼是关键。

1. 上肢功能锻炼　上肢做屈、伸等动作,或借助哑铃、拉力器以增加上肢的臂力,或练习俯卧撑,为练坐、站、走打基础。

2. 下肢功能锻炼　仰卧时可将双下肢悬吊,借助滑轮的滚动,练习屈膝、屈髋动作,俯卧时练习屈、伸膝动作。

3. 腹部肌肉锻炼　床头拉绳练习起坐训练,次数与力度应由少到多、由小到大循序渐进,进而练习自主地仰卧起坐。

4. 坐位锻炼　开始练坐时,后背靠的物品以第 1 层软第 2 层硬比较适宜,靠坐时的角度由小变大。练坐时臀部可用软垫保护。练习坐位应注意左右平衡,由双手支撑到双手离床,床旁要有人保护以防止摔倒,每日进行 2 次。

5. 立位锻炼　可在斜板上直立训练,斜板的斜度由小到大,逐渐进行直至完全直立。高位截瘫的患者要固定好髋、膝关节,防止双下肢久不支撑而造成骨质疏松。

6. 轮椅使用　对于截瘫患者,轮椅是很重要的代步工具,挑选轮椅的时候尺寸大小要适合患者,教会患者如何使用轮椅及熟练掌握轮椅的各项功能;还应防止压疮的发生,需每 30～60 min 抬臀 1 次。

六、案例导入

患者,男性,56 岁。因车祸外伤致颈部持续性钝痛、剧烈不能忍受,并出现四肢麻木、针刺感伴四肢乏力。MRI 检查示:C3、4 椎间盘突出、C5～7 椎板骨折。拟颈髓损伤伴四肢不全瘫急诊收治入院。在急诊予以颈托固定,面罩吸氧 4～6 L/min,心电监护。遵医嘱给予抗感染、脱水、止血、镇痛、大剂量激素冲击治疗。查右上肢肌力Ⅱ°,左上肢肌力Ⅲ°,双下肢肌力均为Ⅱ°。完善各项术前准备后全身麻醉下行 C3、4 椎体融合前路钢板螺钉内固定术。术后入监护室,颈部颈托固定,留置导尿,予以心电监护、吸氧,床头备气管切开包。双上肢肌力Ⅲ°,左下肢肌力Ⅳ°,右下肢肌力Ⅱ°,四肢仍自觉麻木针刺感。予以对症支持治疗,出院时患者左下肢肌力Ⅴ°,余肢体肌力Ⅳ°,四肢针刺麻木感消失。

七、知识链接

脊髓损伤的特殊综合征

1. 贝尔交叉麻痹　多见于 C2 椎体骨折造成的脊髓损伤,损伤累及延髓与颈髓交界处的锥体束交叉中线靠腹侧的纤维。由于支配上、下肢运动的皮质脊髓束是分开的,且不在同一平面交叉,因此患者表现为交叉性麻痹,即同侧上肢和对侧下肢的麻痹。

2. 脊髓中央损伤综合征　为最常见的不完全性损伤,有时与贝尔交叉麻痹难以鉴别。由于上肢的运动神经偏脊髓中央,临床表现为四肢瘫痪,但上肢瘫痪要比下肢的明显,浅感觉存在,伴有大小便障碍。大多数患者随着病程会有神经功能的部分恢复。

3. 前脊髓损伤综合征　由于脊柱过伸或轴性负荷造成椎间盘疝出,损伤脊髓前部,脊髓前动脉的受压也是加重病情的重要因素。临床表现为损伤平面以下运动功能及疼痛和温度感觉丧失,而本体感觉及位置觉等存在,其预后要比脊髓中央损伤综合征差。

4. 脊髓半切综合征(Brown-Sequard 综合征) 也是常见的不完全性脊髓损伤综合征,常伴有其他神经损伤症状。表现为损伤平面以下同侧肢体运动和深感觉消失,精细触觉障碍,对侧肢体痛、温觉消失。

5. 圆锥损伤综合征 受伤常是从 T12~L1 水平,常伴有胸腰段脊髓损伤。其特点是脊髓与神经根合并受累(如圆锥与马尾受损),同时存在上运动神经元及下运动神经元的损伤。圆锥成分的损伤与损伤水平上方的脊髓损伤的预后相似,即完全性损伤预后差,不完全性损伤预后较好。如有足够的减压,有可能恢复到自己行走的状态。但如果有长期的完全性圆锥损伤综合征,患者将不能排便及产生性功能障碍。

6. 马尾损伤综合征 见于 L1 到骶髓水平损伤,患者表现为单纯的下运动神经元损伤,不但下肢反射降低,而且肠及膀胱反射也降低。临床上常呈现出不完全性及不对称性。预后较好。严重的圆锥及马尾损伤患者常有慢性顽固性疼痛,比高水平的损伤更多见。

7. "洋葱皮样"综合征(Dejerine 综合征) 这类损伤位于高颈位,是由于三叉神经脊髓束受损所致。表现为面及额部麻木、感觉减退及感觉缺失环绕于口鼻部呈环状。躯体的感觉减退水平仍于锁骨下,四肢有不同程度的瘫痪。

(陈裕春)

第五节 颅内压失衡的观察及护理

颅腔容纳着脑组织、脑脊液和血液 3 种内容物,正常生理情况下,颅腔容积及其内容物的体积是相适应的并在颅腔内保持着相对稳定状态。颅腔内容物对颅腔壁所产生的压力就是颅内压(intracranial pressure, ICP),正常值成人为 70~180 mmH₂O(5~13.5 mmHg),儿童为 40~100 mmH₂O(3~7.5 mmHg)。

一、低颅内压

低颅内压是指 ICP≤60 mmH₂O(4.4mmHg),以体位性头痛为特征的临床综合征,严重者 ICP 可低于零,呈负压。低颅内压综合征一般是由于脑体积和脑脊液的减少或脑内血液量的减少形成颅内总体积减小而使颅内压下降,并且造成一系列的临床表现。其独特的临床表现近年来逐渐引起人们的注意,但有许多问题至今尚未阐明。

(一)病因

1. 体积减小 患者呈失水或恶病质状态。此时低颅内压是由以下两种因素造成:脑实质水分的丧失、脑体积缩小;血液浓缩、血液渗透压增加因而对脑脊液的吸收增加。

2. 脑脊液减少 腰椎穿刺、局部脉络丛血管反射性痉挛和控制脑脊液产生的下丘脑中枢的紊乱等可导致脑脊液漏出。见于颅脑外伤或颅脑术后、感染或感染变态反应性慢性软脑膜炎和脑脉络膜室管膜炎、药物中毒、原发性低颅内压及休克状态等。

3. 脑血管床体积减小　血液中 $PaCO_2$ 降低时,脑血液循环受抑制或供血不足,脑血管床体积减小,颅内压显著降低,患者常有精神迟钝。患者吸入 CO_2 后,血中 $PaCO_2$ 增高则脑血管扩张,颅内压增加,病情显著改善。

(二) 临床表现

(1) 病史有头颈外伤史、手术史、腰椎穿刺史等。

(2) 低颅内压起病可很急骤,多见于青壮年,男性多于女性,其临床特点是头痛剧烈,呈全头痛或枕顶额颞持续性胀痛或无固定位置痛,可向肩颈放射。坐起站立及活动时头痛加剧,多在平卧或头低脚高位时头痛减轻或消失。常伴有恶心、呕吐、耳鸣、畏光、眩晕、步态不稳,少数患者有短暂的晕厥发作、精神障碍、抽搐、心悸、出汗,站立时头痛加剧可能与脑脊液压力降低本身及站立时脑穹隆面的疼痛敏感结构移位有关。老年患者则表现为眩晕并伴有头重或头昏感。

(3) 体格检查,部分患者有直立时脉搏徐缓(每分钟较平时心率减慢 10 次以上)、颈强直、颈部肌肉压痛、克氏征阳性,低颅内压的颈部抵抗较真性脑膜刺激征出现的颈部抵抗轻。

(4) 在正常呼吸下侧卧位腰椎穿刺的脑脊液压力 $<60\ mmH_2O$,腰椎穿刺后症状加重。

(5) 临床上排除因小脑扁桃体疝阻塞、枕骨大孔或椎管阻塞导致腰椎穿刺时脑脊液压力减低。

(6) 除颈抵抗外,神经系统及眼底常无异常。

(三) 辅助检查

除血常规、尿常规、心电图、胸片等检查外,应根据病史和体格检查有选择地选用辅助检查。

(1) CT 或 MRI 检查,可表现为脑室扩大或缩小、脑池变小、脑沟变窄,注入增强剂后可见广泛性弥漫性脑膜增强。

(2) 有分流管者,可经分流管测压。腰椎穿刺慎用。

(四) 预防及治疗

(1) 严格掌握脱水剂、利尿剂的应用指征,推荐应用颅内压监护仪指导应用的时间和量。一旦好转应及时减量或停用。

(2) 严格掌握腰椎穿刺指征。腰椎穿刺鞘内注入仅用于紧急情况(如患者昏迷),暂时恢复脑脊液的容量,争取时间封闭漏口。

(3) 增加液体输入量,每日可给予超过正常需要量 1～2 L 的液体。

(4) 扩血管及促进脉络丛分泌脑脊液药物治疗。可吸入含 CO_2 的氧气,5～10 min/h。CO_2 具有扩张血管、促进脑脊液分泌作用。可静脉滴注低渗盐水(0.5% 低渗盐水 500～1 000 ml/d),也有促进脉络丛分泌脑脊液的作用。

(5) 可用腹带包裹法。腹带要把整个腹腔都包裹,过窄效果不佳。大多数患者在有创治疗前尝试,可能缓解,但易复发。

(6) 病因明确者,针对病因及时处理。如脑脊液漏修补术,低血钠脱水患者应及时补充血容量及钠盐。

（7）硬脊膜外腔注自体血仅用于自发性椎管脑脊液漏性低颅压者。自体血可封闭漏口或限制脑脊液在硬脊膜外腔活动。大多数患者（＞90％）对此治疗有效。不限于体位性头痛、其他类型头痛，以及伴随症状，甚至昏迷者。患者行腰椎穿刺后，取自身静脉血，开始可注 10～20 ml；如无效，5 d 后可加注 20～100 ml。注射部位：下腰或胸腰椎。注射后患者俯卧或仰卧，头低脚高位，维持 30～60 min。上述治疗无效者或复发者，可手术修补漏口。

（8）低颅压性脑积水可按其病因和发病机制处理。

二、颅内压增高

颅内压增高（intracranial hypertension），即 ICP 持续＞270 mmH$_2$O（20 mmHg），是神经外科常见的临床病理综合征。颅脑损伤、脑肿瘤、脑出血、脑积水和颅内炎症等疾病可引起颅腔内容物体积增加而导致不同程度的颅内压增高。无论是成人还是儿童，ICP 持续超过 270 mmH$_2$O（20 mmHg）是严重颅脑损伤后神经预后不良的独立预测因素，应给予相应治疗。

（一）病理生理

颅内压持续增高，可引起一系列中枢神经系统功能紊乱和病理变化。

1. 脑血流量降低　如因颅内压增高而引起的脑灌注压下降，可通过血管扩张，以降低血管阻力的自动调节反应，维持脑血流量的稳定。脑灌注压是平均动脉压（MBP）与 ICP 的差值，正常值为 9.3～12 kPa（70～90 mmHg）。如果颅内压不断增高使脑灌注压＜5.3 kPa（40 mmHg）时，脑血管自动调节功能失效，脑血流量随之急剧下降，就会造成脑缺血、缺氧。当颅内压升至接近平均动脉压时，颅内血流几乎完全停止，患者就会处于严重的脑缺血、缺氧状态，最终出现脑死亡。

2. 脑疝　当颅腔内某分腔有占位性病变时，脑组织由高压力区向低压力区移位，导致脑组织、血管及脑神经等重要结构受压或移位，产生相应的临床症状和体征，常见的有小脑幕切迹疝和枕骨大孔疝。

3. 脑水肿　颅内压增高可直接影响脑的代谢和血流量，从而产生脑水肿，使脑的体积增大，进而加重颅内压增高。颅内压增高使脑血流量降低，造成脑组织缺血缺氧，加重脑水肿，进而加重颅内压增高，引发脑疝，使脑组织移位，压迫脑干，导致脑干功能衰竭。

4. 库欣（Cushing）综合征　颅内压急剧升高时，患者出现血压升高、心跳和脉搏减慢、呼吸节律紊乱（变慢）及体温升高等各项生命体征发生变化，称为库欣综合征。

5. 胃肠功能紊乱　部分患者可出现呕吐，胃、十二指肠溃疡，出血和穿孔等，这与颅内压增高引起下丘脑自主神经功能紊乱有关。

（二）临床表现(表 4-8)

表 4-8　颅内压增高的症状及体征

轻度增高(ICP 20~29 mmHg)	中度增高(ICP 30~40 mmHg)	重度增高(ICP>40 mmHg)
顽固性的体位性头痛	意识混乱、躁动	意识障碍进一步加重
呕吐	嗜睡、昏睡	瞳孔不等大
视力模糊	瞳孔对光反射减弱、缓慢	强直性眼偏斜
视盘水肿	癫痫	癫痫
视网膜静脉搏动消失	自发性过度换气	去大脑强直
	局部肢体运动反应减弱	库欣三联征
		呼吸异常
		低血压
		死亡

1. 颅内高压三主征　头痛、呕吐、视盘水肿是颅内高压三主征。头痛是颅内压增高最常见的症状之一,其程度可随颅内压的增高而进行性加重。晨起呕吐是颅内高压的典型症状,呕吐呈喷射性,与头痛剧烈程度有关。

2. 生命体征的改变　早期表现为呼吸慢而深,脉搏慢而有力,血压升高,脉压增大(两慢一高,称为库欣三联征),体温升高;随着病情发展,出现血压下降,呼吸快而浅,脉搏细速(两快一低),体温下降;最终呼吸、心跳停止。

3. 意识障碍　颅内压增高的初期意识障碍可出现嗜睡、反应迟钝等。持续及严重的颅内压增高,会出现昏睡、昏迷,伴有瞳孔散大、对光反射消失、脑疝、去皮质强直。

4. 其他症状和体征　还可引起复视、视力模糊、颈部僵硬或斜颈,易怒或性格改变,局灶性神经功能缺损。小儿颅内压增高时可有头皮静脉怒张、头颅增大、颅缝增宽或分离、前囟饱满、日落现象(由于颅内压增高压迫眼球,形成双目下视、巩膜外露的特殊表情)、生长阻滞等。

（三）辅助检查

1. X 线、CT 及 MRI 检查　目前 CT 是诊断颅内占位性病变的首选辅助检查措施,在 CT 不能确诊的情况下,可进一步行 MRI 检查。

2. DSA 检查　主要用于怀疑有脑血管畸形或动脉瘤疾病的检查。

3. 腰椎穿刺　一般禁忌,仅用于必需的诊治,因有诱发脑疝的危险。

（四）治疗

根本的治疗方法是去除引起颅内压增高的病因,如切除颅内肿瘤、清除血肿、控制颅内感染等。如病因未查明或一时不能解除病因者可对症治疗。

1. 减少脑脊液或脑循环血量　包括:①脑脊液引流术。②过度换气是治疗颅内高压征的急救措施。$PaCO_2$ 每下降 0.13 kPa(1 mmHg),可使脑血流量递减 2%,从而使颅内压相应降低。适度过度通气可增加血液中的氧分压、排出 CO_2,使脑血管收缩,减少脑血流量。③体位:抬高床头 30°,通过重力作用增强静脉回流。

2. 减轻脑水肿　包括:①使用脱水剂。常用高渗性和利尿性脱水剂,使脑组织间的水分通过渗透作用进入血液循环再由肾脏排出,从而达到缩小体积、降低颅内压的目的。如甘露醇、高渗盐水及呋塞米等。②使用类固醇激素。肾上腺皮质激素可通过稳定血-脑屏障、预防和缓解脑水肿达到改善患者症状的目的。该疗法多见于脑肿瘤引起的颅内高压患者的治疗。③预防及治疗癫痫。

3. 全身性治疗 减少刺激;躁动、谵妄患者,按医嘱给予镇静剂和(或)神经肌肉阻滞剂。控制体温,给予亚低温或常温治疗。

4. 手术 必要时选择手术治疗。

三、护理

1. 卧床休息 观察床头角度的变化对颅内压的影响,保持合适的床头位置。低颅压患者可采取平卧或头低脚高位。高颅压患者则应抬高床头 30°,避免头低脚高位、髋关节过度屈曲或大腿压迫腹部的体位。各项操作分散进行,以减少对患者的刺激。如需平卧位转运患者或行 CT 等检查前,应在转运前行平板试验(放平床头 15～30 min),以观察颅内压的变化。

2. 病情观察 了解患者的既往史及现病史,观察生命体征、意识、瞳孔、GCS、血氧饱和度、脑灌注压、镇静水平及血糖水平,尤其是头痛的变化。了解患者的血细胞比容、血浆渗透压、血电解质值。观察脱水药物的效果及不良反应,记录 24 h 出入液量。避免低血压及缺氧状态(窒息、发绀、$PaO_2 < 60$ mmHg),维持脑灌注压 50～70 mmHg。

3. 颅内压监测 是将导管或微型压力感受器探头安置于颅腔内,另一端与颅内压监护仪连接,将颅内压压力变化动态转变为电信号,显示于示波屏或数字仪上,并用记录器连续描记压力曲线。颅内压监测是诊断颅内高压最迅速、客观和准确的方法,也是观察患者病情变化、早期诊断、判断手术时间、指导临床药物治疗,判断和改善预后的重要手段。

(1) 颅内压监测的适应证:①中重型颅脑外伤、脑出血患者,GCS 8 分以下。②头颅 CT 检查阳性,如脑挫裂伤、颅内出血等。③多脏器损伤伴意识障碍。④颅内占位性病灶清除术后。⑤头颅 CT 检查阴性,但年龄>40 岁、收缩压<90 mmHg、GCS<12 分,有去皮质或去大脑强直状态 4 项不利因素中的 3 项者。降颅压治疗结束后 48～72 h,颅内压保持正常者可以停止监护。

(2) 监测方法(图 4-4):脑室内压监测所得数据精确可靠,并可释放脑脊液,是目前临床上最常用的方法,也是颅内压监测的"金标准"。其他还有硬脑膜外压监测、硬脑膜下压监测及脑组织压监测。

(3) 观察及护理

1) 确保监测装置正常:正确连接监测装置,监测前对监护仪进行性能测试,使各部件工作正常,无机械性误差。

2) 零点的校正:监护前调整记录仪与传感器的零点,传感器应与耳屏在同一水平,使用水平仪及激光装置以保证"0"点衡量准确。监护过程中保证零点的位置恒定,患者体位改变、移动后应及时再标定。

3) 妥善固定:防止管道阻塞、扭曲、打折及传感器脱出。躁动患者按医嘱适当使用镇

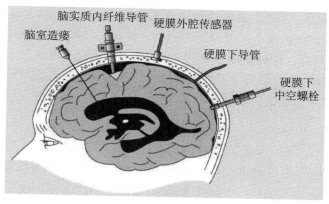

图 4 - 4 常见颅内压监测部位

静药,避免外来因素干扰。

4) 准确监测及动态观察颅内压数值及波形的变化:颅内压数值的变化是降颅压治疗是否有效的客观指标之一。ICP>20 mmHg 持续 5 min,应及时通知医生。正常的颅内压波形较平直、低波幅、稳定的曲线波。在颅内压升高的基础上可以观察到 2 种较典型的高颅内压波形,A 波和 B 波。A 波可能与脑血管突然扩张,导致脑容量急剧增加有关。A 波具有重要的临床意义,常伴有明显临床症状和体征变化。当颅内压进行性升高且有 A 波出现,提示有颅内再出血可能。B 波是一种节律性震荡,B 波的出现与睡眠的周期性呼吸有关,无病理意义(图 4 - 5)。

5) 根据监护结果指导用药:监护过程中应根据颅内压监护结果,灵活、机动地掌握脱水剂的应用时间。

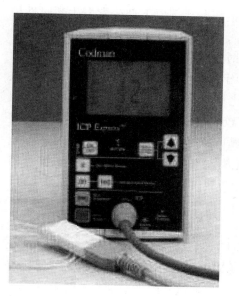

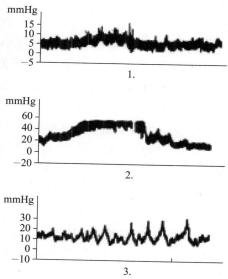

1. 一般波形
2. A波
3. B波

图 4 - 5 颅内压监测仪(左)和颅内压波形图(右)

6) 并发症的观察：①颅内出血的发生概率约 1.4%。了解患者有无凝血功能障碍，观察置管部位有无出血迹象。②感染（脑室炎）比较常见，与导管留置时间有关，留置时间越长，感染发生率越高。保持伤口及导管的密闭及无菌状态，观察有无脑脊液漏、导管滑出等现象，及时通知医生。监测装置放置一般 4～5 d，通常不超过 1 周。脑室内压监护及硬膜下压监护可定期留取脑脊液做生化检查和细菌培养，一般每周 2 次。

四、案例导入

患者，男性，26 岁，酒后骑助动车与汽车相撞，当即昏迷，短暂清醒后又陷入昏迷状态，急诊入院头颅 CT 检查示"左额颞叶硬膜外血肿，蛛网膜下隙出血"。急诊在全身麻醉下行"开颅血肿清除术，ICP 监测仪置入术"。术后第 3 d ICP 持续在 30 mmHg 左右。经脱水治疗后患者 ICP 稳定在 15～20 mmHg，于术后第 7 d 拔除 ICP 监测。

（汪慧娟）

第六节　水、电解质失衡及护理

◇

一、尿崩症

尿崩症（diabetes insipidus，DI）是指抗利尿激素（antidiuretic hormone，ADH）严重缺乏或部分缺乏（中枢性尿崩症），或肾脏对 ADH 不敏感，导致肾小管吸收水分的功能障碍（肾性尿崩症），从而引起以多尿、烦渴、多饮及低比重尿和低渗尿为特征的一组综合征。其主要病因为外伤、肿瘤或术后感染或炎症、肉芽肿性病、缺血、低氧。如果损伤下丘脑-神经垂体轴漏斗部以上部分常引起永久性尿崩症，损伤漏斗部以下部分常发生暂时性尿崩症。

1. 诊断　诊断标准：①典型表现为多尿（每小时尿量＞250 ml 连续 2 h 以上或尿量＞4 000 ml/d）、烦渴及多饮；②低渗尿，尿渗透压低于血浆渗透压；③尿比重＜1.005，血钠、氯可轻度升高；④减少摄入量时患者尿量及尿比重性质无改善；⑤实验性应用 ADH 治疗症状改善明显；⑥MRI 检查对外伤性尿崩症有较高的诊断价值，除了颅底骨折外，蝶鞍变形、垂体移位、垂体柄分离、垂体出血等都是诊断的依据。

2. 治疗　包括：①减少尿量的排出，可皮下或静脉给予中、短效 ADH 制剂，如垂体后叶素和醋酸去氨加压素；②纠正水、电解质紊乱，防止并发症。如补充体液的丢失，维持正常的血浆渗透压。

3. 护理

（1）评估：观察患者神志、瞳孔、生命体征的变化，必要时持续心电监测。根据医嘱准确记录每小时尿量及 24 h 出入液量，尤其是尿色及尿比重。若尿量＞200 ml/h，尿比重＜1.005，尿色逐渐变淡，提示多尿或尿崩症的出现，应立即通知医生处理。及时准确采集血、尿标本，监测血电解质、血糖、尿比重及血、浆渗透压，了解机体水、电解质状态。同时观察患者面色、有无全身乏力、肢体抽搐及意识状态的改变，警惕低钾、低钠血症的发生。

（2）饮食护理：进食高维生素、易消化饮食，多饮淡盐水，忌食西瓜、糖果等甜食，以免血糖升高而导致血浆渗透压升高，产生利尿效果。多食香蕉、橙子、紫菜等含钾、含钠量高的食物。

（3）药物护理：尿崩症急性期是一个动态过程，因此治疗方案不应一成不变，应根据每日尿量调整剂量，指导患者合理系统服药，注意药物反应。

二、低钠血症

正常血清钠为 135～150 mmol/L。血清钠浓度<135 mmol/L 称为低钠血症。低钠血症可加重脑水肿，造成继发性脑损害，使病情加重，危及生命。造成低钠血症常见的两种病因为抗利尿激素分泌失调综合征（SIADH）和脑盐耗综合征（CSWS）。颅脑外伤患者以 CSWS 较多见，鞍区肿瘤等术后下丘脑反应则以 SIADH 多见。两者的区别见表 4-9。

表 4-9　SIADH 和 CSWS 的鉴别诊断

项目	SIADH	CSWS
颅内病变	存在	存在
发病时间	多见于伤（术）后 1 周以内	多见于伤（术）后 1 周以后
发病机制	水潴留，稀释性低钠血症	水、钠排除增多，缺盐性低钠血症
尿钠	增高	显著增高
尿量	正常或减少	显著增高
血容量	增多	减少
脱水症状	无	明显
体重	增加或不变	下降
中心静脉压	升高或不变	下降
肺动脉楔压	升高或正常	下降
血浆渗透压	下降	升高或正常
血细胞比容	下降或不变	升高
尿素氮/肌酐	正常	升高
血清蛋白	正常	升高
血钾浓度	下降或正常	升高或正常
治疗原则	限水	补钠、补液

1. CSWS　脑内疾病导致肾脏排钠、排水过多，临床表现为低血钠、低血容量、高尿钠的一组临床综合征，尿比重正常或>1.010。

（1）诊断标准：①有中枢神经系统疾病存在；②低钠血症（<130 mmol/L）；③尿钠排出增加（>20 mmol/L 或>80 mmol/24 h）；④血浆渗透压<270 mOsm/（kg·H_2O），尿渗透压/血浆渗透压>1；⑤尿量>1 800 ml/d；⑥低血容量；⑦全身脱水表现（皮肤干燥、眼窝下陷及血压下降等）。需要注意的是，血容量减少是 CSWS 的主要特征，也是与 SIADH 最重要的鉴别点，中心静脉压的监测对 CSWS 的诊治具有指导意义。在无法确定诊断时可以采用实验性限水治疗,CSWS 限水治疗后加重,而 SIADH 限水治疗有效。

(2) 治疗:处理原则以补水和补钠、恢复血容量及维持钠平衡为目的。①补液,纠正血容量,以改善微循环,降低脑血管痉挛和脑梗死的危险。②补钠,补钠量=[血清钠正常值 142(mmol/L)－测得值(mmol/L)×体重(kg)×0.6(女性为 0.5)],再按 17 mmol 钠相当于 1 g 氯化钠换算,24 h 内分 2～3 次输入。计算出补钠量后,当天先补 1/2 量,加每日生理需要量 4.5 g,其余 1/2 量可在第 2 日补给。③控制脑水肿。④在钠盐补充充足的情况下,使用盐皮质激素醋酸氢化可的松可促进血钠浓度的恢复。⑤动态检测血钠、尿钠和血浆渗透压。最好每小时血钠浓度上升不超过 0.7 mmol/L,每日不超过 20 mmol/L,若纠正低钠血症速度过快可导致脑桥中央髓鞘溶解症(central pontine myelinolysis,CPM)和脑桥外脱髓鞘病变,甚至死亡,应予特别注意。

2. SIADH   SIADH 是指内源性 ADH,即精氨酸加压素分泌异常增多,血浆 ADH 浓度相对于液体渗透压而言呈不适当的高水平,从而导致水潴留、尿排钠增多及稀释性低钠血症等临床表现的一组综合征。中心静脉压增高,无血压下降,脱水及血容量减少症。

(1) 诊断标准:①血清钠<135 mmol/L;②血浆渗透压<270 mOsm/(kg·H$_2$O);③尿钠浓度>20 mmol/L;④尿渗透压>270 mOsm/(kg·H$_2$O);⑤血肌酐<12 μmol/L;⑥肾上腺功能正常,血可的松浓度>6 μg/dl。

(2) 治疗:①及早治疗原发病;②限水补钠,24 h 入水量控制在 1 000 ml 之内,根据尿钠值确定补钠量,一般情况下补充生理盐水入量<250 ml/24 h;③ADH 分泌抑制和活性拮抗药物,促肾上腺皮质激素(adrenocorticotropic hormone,ACTH)50U/24 h 静脉滴注以调节 SIADH/ACTH 平稳失调。对于血钠<120 mmol/L 的急性严重病例伴意识模糊、抽搐等神经症状时,不论病因如何,治疗目的首先是提高细胞外液渗透压以促进细胞内液移出至细胞外,从而减轻脑水肿,如症状较轻伴高血容量者,可在严格控制摄水和钠的基础上用呋塞米促进利尿而减少细胞外液。如症状严重,可立即给予 3% 的高渗盐水,待血钠回升至 130 mmol/L 为止。

3. 护理

(1) 心理护理。耐心向患者及家属解释并发低钠血症的原因,解释准确记录出入液量、每小时尿量及抽血化验的意义,取得患者及家属的理解和配合。患者夜间多尿而失眠,导致疲劳及精神焦虑等应加强护理照顾。

(2) 低钠血症常导致患者出现精神症状和意识改变,轻者可表现为头痛、烦躁、抑郁,当血钠降至 110 mmol/L 以下时,可有延髓麻痹、呈木僵状态、锥体束征阳性,甚至昏迷、抽搐,严重者可致死。其临床症状与颅脑疾病重症患者的原发症状极为相似,容易被原发症掩盖或混淆。因此。在护理过程中,当发现患者意识状态好转后又逐渐加重或进行性加重,或出现肢体抽搐、消化道症状等在排除颅脑损伤本身原因外,应考虑并发低钠血症。

(3) 意识清楚、能进食患者,鼓励其吃含钠高的食物;意识不清的患者给予鼻饲高热量、高维生素、高蛋白流质饮食,必要时遵医嘱鼻饲补钠。

(4) 密切观察病情变化。准确记录 24 h 出入液量,注意患者出现的脱水症状,一旦发现要及时通知医生。监测血钠、尿钠浓度,测定中心静脉压,是指导观察并及时采取措施的依据。在补钠过程中动态监测和观察患者的症状、体征、实验室参数,防止出现并发症。

(5)根据医嘱及时正确静脉补钠。正确配制高渗盐水,按照补液总量合理安排补液的速度,既不能过快也不能过缓,使液体均匀地输入患者体内。

(6)SIADH患者,限制入水,减少输液。每日入液量800~1 000 ml,注意控制饮食中的含水量,直至血钠水平恢复正常。通常数日内症状可得到改善。

三、高钠血症

血清钠浓度>150 mmol/L 称为高钠血症。主要由以下原因引起:严重颅脑疾病或手术以后,患者长时间昏迷、摄水量不足;重症患者高热、大汗,气管切开时,从呼吸道丢失大量水分;脑损伤急性期或手术后出现颅内压升高,大量使用高渗性脱水剂、呋塞米等脱水利尿,入量小于出量,脑室外引流,胃管负压引流,都可使体液丢失增多;中枢性或神经源性尿崩症;输入含钠药物所致钠摄入增多;神经源性高血钠症;肾功能不全,泌尿道梗阻。高血钠对脑组织的损害主要表现为急性脑血管损害和脑组织脱水。

1. 诊断　根据病史及临床表现,轻度的症状不容易被发现,随病情恶化,患者可出现恶心、呕吐、体温升高、抽搐、谵妄、嗜睡甚至昏迷。血清钠>150 mmol/L,外周红细胞有浓缩等表现即可以做出诊断。

2. 治疗　高血钠的预后除与血钠升高程度有关外,更取决于持续时间,因此及时纠正,将其降至 160 mmol/L 以下是治疗的关键。立即停用高渗性脱水药物,停用所有含钠液体,改为葡萄糖液体。一般对失水性高血钠患者应补液多于补钠,可静滴 5%葡萄糖溶液及胃肠道补水,以稀释血钠。可根据钠的浓度计算:补水量(ml)=[血钠测得值(mmol/L)-血钠正常值 142(mmol/L)×体重(kg)]×4。但补水量应分散在 48 h 内进行,若在 24 h 内集中补充,可继发脑水肿。血钠浓度的降低以每 8 h<15 mmol/L 为好。补液期间定时检查血钠含量,还可加测血浆渗透压。

3. 护理

(1)评估:观察病情变化,颅脑损伤患者原发症状容易掩盖高钠症状,故要加强观察病情,记录意识、瞳孔、生命体征、出入液量等情况。一旦发现高钠血症注意限钠补水及动态监测,避免颅内出血、脑水肿、颅内压增高及脑疝的发生。同时做好解释工作。

(2)饮食:严格限制钠盐的摄入,给予低盐甚至无盐饮食,同时保证热量及足量脂肪和维生素的供给。除静脉补液外,还通过胃肠道补充纯净水以稀释血钠,每 2~4 h 给予 200 ml。

(3)患者身体处于应激状态,可并发肺部感染、尿路感染、上消化道出血,应予对症护理,预防医源性高钠血症的出现。控制补液速度,避免发生脑水肿。准确应用脱水剂和利尿剂。保持呼吸道通畅,给予充分的气道湿化;高热患者做好物理降温、皮肤护理;做好引流导管、留置导尿等护理。

四、低钾血症

正常血清钾浓度为 3.5~5.5 mmol/L。血清钾浓度<3.5 mmol/L 时,称为低钾血

症。长期昏迷、进食不足、应用呋塞米等利尿剂、反复使用高渗性脱水剂、碱中毒或肾小管性酸中毒、使用肾上腺皮质激素或长期大量补充葡萄糖和胰岛素,以及呕吐、胃肠减压、高热大汗的患者经常会出现低钾血症。

1. 临床表现　血清钾浓度<3 mmol/L 时,表现为四肢软弱无力,可以累及躯干和呼吸肌,有软瘫、腱反射迟钝或消失;血清钾浓度<2 mmol/L 时,可出现意识模糊、定向力障碍、嗜睡等。患者还可表现为食欲缺乏、恶心、呕吐、肠蠕动消失。心脏表现为房室传导阻滞和心律不齐。心电图检查早期即可出现 T 波变平、倒置,ST 段下降,QRS 增宽,出现 U 波。

2. 诊断和治疗　血清钾浓度<3.5 mmol/L 时就可确诊。颅脑损伤后或术后需预防低钾血症,特别是使用强脱水剂、大量注射葡萄糖和肾上腺皮质激素时。一旦出现低钾血症,应积极治疗原发病,减少和终止钾的丢失;及时补钾,每日补钾 3~6 g,有尿闭和肾功能不全者禁忌补钾;防止发生并发症。

3. 护理

(1) 评估:严密观察生命体征,及时做心电图和血钾测定,严重的低钾血症如不能及时救治可引起严重的心律失常和呼吸肌麻痹,需警惕心搏骤停的发生。

(2) 饮食:多食含钾丰富的食物,如瘦肉、花生、海带、土豆、鳝鱼、橙子、香蕉等。大量出汗后避免进食大量糖类或饮用过量清水,防止血钾降低。

(3) 补钾的护理:口服补钾是最安全的,氯化钾为常用的口服药物,但可出现胃肠道反应,改服枸橼酸钾可减少胃肠道刺激。不能口服或病情较重者,需静脉补钾。静脉补钾浓度≤0.3%,尿量维持在 30~50 ml/h,补钾较为安全。静脉高浓度补钾(钾浓度>0.4%)时应使用微量泵注射并采用专用的静脉输液通路,禁止在此通路输入或推注其他药品,以免瞬间高钾进入发生危险,并给予患者持续的心电监护。推注速度一般以 10 mmol/h为宜,或根据医嘱执行。

五、高钾血症

血清钾浓度>5.5 mmol/L 时,称为高钾血症。进入体内的钾过多(输血、静脉补充氯化钾等),或者肾排钾功能减退(肾衰竭、盐皮质激素不足等),以及酸中毒、组织损伤等均可导致高钾血症。

1. 临床表现　患者可有神志模糊、感觉异常、肢体软弱无力等表现。主要危害为心肌应激性下降,出现心率缓慢、心律失常或房室传导阻滞。严重时可出现心室纤颤、呼吸麻痹。心电图显示 T 波高尖,QT 间期延长,QRS 波群增宽。

2. 诊断和治疗　血清钾浓度>5.5 mmol/L 时即可确诊,心电图检查有辅助诊断作用。其治疗包括立即停用钾盐制剂,同时积极处理基础病,改善肾脏功能,防治心律失常。降低钾离子浓度的方法有:静脉输入高渗葡萄糖液及胰岛素,可使钾离子随糖原合成进入细胞内;口服或直肠灌注阳离子交换树脂,以此结合消化道内的钾离子,并从肠道排出体外;静脉注射碳酸氢钠溶液,能碱化细胞外液,增加肾小管排钾,并使钾离子转入细胞内;使用排钾利尿药,如呋塞米、氢氯噻嗪(双氢克尿噻)等;上述方法无效时,可行透析疗法。

3. 护理

（1）评估：持续心电监护，及早发现心律失常。严密监测每小时尿量。监测血电解质，根据血钾浓度调整降钾药物的浓度、速度和剂量。

（2）饮食：保证患者有足够的热量摄入，避免蛋白质和糖原的大量分解而释放钾离子。避免含钾药物和食物（如香蕉、草莓、苹果、咖啡等）的摄入。

（3）患者有必须输血的需要时，需警惕输入过多的库存血而导致血钾升高。

（4）一旦发生高钾性心律失常，按医嘱予以 10％葡萄糖酸钙溶液静脉注射，可直接对抗钾离子对心肌的抑制作用。

（汪慧娟）

第七节　颅脑损伤的并发症及后遗症

一、颅脑损伤的并发症

颅脑损伤占全身损伤的 15％～20％，仅次于四肢损伤。颅脑损伤病情危重且变化快、病程长、容易出现多种并发症，如水及电解质紊乱、脑积水、癫痫、应激性溃疡、脑脊液漏、感染等。若未能及时控制可危及生命，并且严重影响患者的预后及生存质量。因此，临床上应高度重视颅脑损伤并发症的防治，从而减少并发症的发生，降低病死率，提高治愈率。

（一）脑脊液漏

各种原因造成脑脊液腔与颅外相通，称为脑脊液漏。脑脊液漏根据病因可分为外伤性和非外伤性。其中以外伤性最为多见，主要由外伤和颅底鼻窦手术引发。脑脊液漏是颅底骨折较严重的并发症，发生率为 2％～9％。多于伤后立即发生，也可伤后数月才出现，个别情况下漏液早期可自行愈合，数月至数年后又复出现，某些患者于特定体位方出现漏液。

1. 外伤性脑脊液漏的发生机制　　由于颅骨骨折的同时撕破了硬脑膜和蛛网膜，以致脑脊液由骨折缝裂口经鼻腔、外耳道或开放伤口流出，使颅腔与外界相通，形成漏孔，空气也能由此瘘孔逆行逸入颅内造成气颅。

2. 诊断

（1）根据临床表现确定是否为脑脊液漏：伤时血性液体自鼻腔、耳道流出，痕迹的中心呈红色而周边清澈，或鼻孔流出的无色液体干燥后呈不结痂状，在低头用力，压迫颈静脉等情况下流量增加。脑脊液不断流失而引发头痛，或漏水较少，但晨起时发现枕边潮湿。也有仅表现为反复颅内细菌性感染，鼻漏并不明显。量多的脑脊液鼻漏可见清亮液体自某一位置流出或呈搏动性溢出，按压同侧颈内静脉有助于脑脊液鼻漏的定位诊断。

（2）依据葡萄糖定量分析：其含量需在 1.7 mmol/L 以上，排除泪液及血液的污染即可确诊为脑脊液。转铁蛋白 β-2 仅存在于脑脊液和水样透明性体液中，不会出现在眼泪、唾液、血清和生理性鼻腔分泌物中,可作为脑脊液的特异性检测标记。

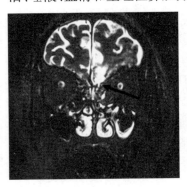

图4-6 MRI T2WI冠状位片示脑脊液漏

（3）应用影像学的检查方法：MRI T2WI冠状位（图4-6）有助于脑脊液漏的定位诊断。前颅底CT骨窗位扫描可观察脑脊液鼻漏的部位（筛窦、蝶窦、额窦）；耳、鼻内镜检查通常能对脑脊液漏的具体部位进行定位。

3. 治疗　颅底骨折引起的脑脊液漏绝大多数可以采取非手术治疗的方式治愈。3～4周以上不愈者,考虑手术治疗。

（1）非手术治疗：主要包括抬高床头、用降颅压药物（甘露醇等）为瘘孔愈合创造条件、积极抗感染治疗及持续腰椎穿刺引流。

（2）手术治疗：经内镜手术已成为脑脊液漏外科治疗的首选方式。

4. 护理

（1）及早发现脑脊液漏：颅底损伤后单侧水样鼻漏的患者可有口腔内咸或甜味的主诉。传统的鉴别方式是敷料上可见的晕环（环绕在出血点外清晰可见）,但眼泪、唾液可获得假阳性,需加以鉴别。血性脑脊液鼻漏一般不填塞,但伴大出血时仍需止血,宜1～2 d内拔除。脑脊液与渗出液的鉴别见表4-10。

表4-10　脑脊液与渗出液的鉴别

项目	脑脊液	渗出液
性状	无色、淡血性的水样液体	黏稠的黄色液体
排放方式及与体位的关系	间断性,与体位有关	持续性,与体位无关
量	量较多,一次性可滴出数滴或更多	量较少,常为1滴黏稠液缓慢向下流动
糖定性检查	糖定性检查为＋～＋＋	糖定性检查为阴性

（2）体位：严格卧床休息,床头抬高至少30°,借助脑的重力作用使脑组织移向颅底,贴附在漏孔区,促进局部粘连而封闭漏口。

（3）避免颅内压增高：避免咳嗽、打喷嚏、擤鼻及佛萨瓦压力均衡法（Valsalva maneuvers,即深吸气后屏气,再用力做呼气动作）；禁止堵塞鼻腔和外耳道；使用缓泻剂以软化大便；使用止吐剂,避免干呕或呕吐；按医嘱给予脱水治疗；严格控制血压。

（4）预防感染：及时清洁鼻前庭及外耳道的血迹和分泌物,定时清洁并消毒漏口周围的皮肤和黏膜,加强口腔护理,根据医嘱使用合适的抗生素。有条件者应住单间病房,以减少交叉感染。

（5）腰穿持续引流的护理：①控制脑脊液的引流量和速度,每日引流量在150～250 ml。保持引流的通畅。若引流量过小,则引流效果欠佳；引流量过大,会出现低颅压综合征,表现为直立性的头痛,头痛与体位有明显关系,坐起或站立时头痛加剧,平卧时很快减轻或消失。严重者可拉断颅内血管致硬膜下血肿或硬膜外血肿。当引流不畅时,应及时找出原因予以处理。②引流时间一般在7～14 d。③注意无菌操作,置管部位的敷料保持清洁干燥,随时观察置管部位皮肤是否有发红、肿胀等异常现象,密切观察患者的体温及脑脊液常规生化结果,如发现感染征兆,及时通知医生。④搬动患者时,先夹闭引流管再搬动,防止引流液逆流。

(6) 术后护理要点:术后为预防脑脊液漏再次出现,要严格卧床休息5～7 d。指导患者尽量避免咳嗽、打喷嚏、用力排便等使颅内压增高的动作,以防修补漏口的组织脱落,造成手术失败。观察鼻腔填塞物在位情况,有无松动及脱出,观察鼻腔是否流清水样鼻涕或鼻涕异常增多,低头或用力时是否流速加快,询问是否有液体流入口咽部,出现此种情况说明瘘口未补住,或修补物脱落致脑脊液再漏。

(7) 健康指导:手术后2个月内避免游泳,尽量防止上呼吸道感染及头部外伤。3个月内不要进行重体力活动。如有清澈的液体从鼻腔、耳道流出应及时就诊。

(二) 颅内感染

颅内感染(intracranial infection, ICI)是指各种生物性病原体(包括病毒、细菌、螺旋体、真菌、寄生虫、立克次体等)侵犯中枢神经系统实质、脑膜及血管引起的急性或慢性炎症性(或非炎症性)疾病。是颅脑术后常见的并发症之一,感染发生率为0.20%～27.59%。

1. **诊断方法和诊断标准** ①体温:>38℃或<36℃。②临床症状:有明确的脑膜刺激征、相关的颅内压增高症状或临床影像学证据。进行影像学诊断时推荐进行MRI平扫和增强检查,如果MRI不可行,建议进行颅脑CT的平扫和增强检查。③血液:白细胞计数>$10×10^9$/L或中性粒细胞比例>80%。④脑脊液分析:对怀疑中枢神经系统感染的患者,必须进行脑脊液的常规、生化分析及病原学检查。化脓性感染脑脊液的典型性改变:白细胞计数>$500×10^6$/L,甚至$1 000×10^6$/L,多核细胞>80%,葡萄糖<2.8～4.5 mmol/L(或者<2/3血糖水平),蛋白>0.45 g/L,细菌涂片阳性发现,脑脊液细菌学培养阳性。同时酌情增加真菌、肿瘤、结核杆菌及病毒检查以利于鉴别诊断。

2. **处理** 包括早期应用合理有效的抗生素抗感染、脑室外引流和冲洗、腰椎穿刺及鞘内给药、全身营养支持治疗、防治并发症等综合治疗措施。

3. **护理**

(1) 监测生命体征及实验室指标:若患者出现意识障碍、瞳孔改变、躁动不安、频繁呕吐、四肢肌张力增高等惊厥先兆,提示有脑水肿、颅内压升高的可能。若呼吸节律不规则、瞳孔忽大忽小或两侧不等大、对光反射迟钝、血压升高,应注意脑疝及呼吸衰竭的存在。应经常巡视、密切观察、详细记录,以便及早发现,给予患者急救处理。同时监测脑脊液生化、常规及病原学检查、血常规、血清C反应蛋白(C-reaction protein, CRP)、血降钙素原(procalcitonin, PCT)等实验室指标的结果。

(2) 药物治疗的护理:应用糖皮质激素时,应监测血糖的变化,预防二重感染及消化道出血等。护士执行医嘱时应掌握相关的用药知识,了解各种药物的使用要求及不良反应,自觉按时给药。并仔细观察药物的疗效,及时向医生提供停药或换药的依据,以提高治疗效果。

(3) 高热的护理:绝对卧床休息。每4 h测体温1次。并观察热型及伴随症状。

鼓励患者多饮水。必要时静脉补液。出汗后及时更衣,注意保暖。体温＞38.5℃时,及时给予物理降温或药物降温,以减少大脑对氧的消耗,防止高热惊厥,并记录降温效果。

(4)饮食:给予高热量、高维生素、高蛋白饮食,保证足够热量摄入。

(5)腰椎穿刺置管及鞘内注射的护理:行腰椎穿刺引流置换脑脊液要控制引流量及引流速度,同时观察脑脊液的性状。保持置管部位的敷料清洁干燥。放置时间一般不得超过14 d,否则逆行感染的发生率较高。若医生行鞘内注射要严格遵守无菌操作规程,注药后夹管2～3 h,保证药物在脑脊液中保持有效浓度。夹管过程中,患者如出现头痛加重、呼吸及心率加快、血压升高、烦躁不安等情况,及时通知医生。打开引流后观察引流是否通畅。

(三)应激性溃疡

颅脑损伤后急性消化道出血的发生率为16％～47％,严重患者可达40％～80％,其发生机制一般认为可能与丘脑下部或脑干损伤有关。颅脑损伤患者出现应激性溃疡的危险因素包括年龄≥60岁,GCS<8分,有溃疡史或高血压,呼吸机支持>48 h,出现中枢神经系统感染、败血症、创伤后神经功能减退等。

1. 诊断　应激性溃疡主要发生于胃体部,仅在严重患者才波及胃幽门窦和十二指肠。消化道出血前多无前驱症状,出现呕血或黑便,以间歇性出血为特点反复发作。发作次数可随着脑功能的改善而减少,并逐渐愈合。严重的应激性溃疡可导致胃肠大出血,引起出血性休克,血容量不足使颅内灌注低下,从而加重原发损伤。胃内容物呈血性或咖啡色,隐血实验阳性是诊断的可靠依据。纤维胃镜检查有助于明确病情诊断。

2. 预防和治疗

(1)早期预防性治疗:应用质子泵抑制剂和H_2受体拮抗剂,加强各脏器功能的支持治疗,积极纠正高危因素。

(2)对已并发出血者进行综合治疗:①积极治疗原发病;②纠正休克和全身支持治疗,患者血红蛋白<70 g/L,大量呕血或便血时酌情输血、加用血浆和白蛋白制剂;③禁食,留置胃管,适时性胃肠减压、胃内灌注凝血酶等;④应用质子泵抑制剂和H_2受体拮抗剂等;⑤对于药物治疗无效的大出血患者,可采用胃镜下止血或外科手术止血。

3. 护理

(1)预防性护理:控制脑水肿、降低颅内压,做好原发病的相关护理。丘脑及脑干受损的患者易发生应激性溃疡。对于有消化道溃疡史者更应予以重视。早期给予清淡、易消化、无刺激、营养丰富的流质饮食。遵医嘱给予保护胃黏膜的药物,避免应用阿司匹林、肾上腺皮质激素等易诱发溃疡的药物。

(2)出血的护理:①观察。成人消化道出血5～10 ml/d,粪便隐血实验阳性;消化道出血50～70 ml/d,可出现黑便;胃内储存血量在250～300 ml,可引起呕血;出血量400～500 ml,可出现头晕、心悸、乏力等全身症状;短时间内出血量>1 000 ml可引起周围循环衰竭。②遵医嘱禁食、留置胃管或胃肠减压。③呕血时及时清除口鼻腔及咽喉部的血凝块,防止阻塞气道引起窒息,做好口腔护理。④一旦出现休克迹象,立即给予休克卧位,迅速建立静脉通路补充血容量,准确实施输液、输血、各种止血治疗等抢救措施,并观察治疗效果和不良反应。

(四) 颅脑损伤后癫痫

颅脑损伤后癫痫(post-traumatic epilepsy,PTE)是颅脑损伤所引起的一种脑部疾病,其特点是持续存在能产生癫痫发作的脑部持久性改变,并出现相应的神经生物学、认知、心理学及社会学等方面的后果。其发生率与颅脑损伤的类型和严重程度相关,为4.4%~53%。中央前后回功能区、额颞叶的损伤比其他脑区损伤后癫痫的发生率更高。凹陷性骨折的功能区压迫、开放性颅脑损伤、早发性癫痫、脑挫裂伤和硬膜下出血、低龄等,都是颅脑损伤后癫痫发作的高危因素。

1. 分类 在伤后24 h内发生的PTE称为即发性癫痫;伤后1周内发生的PTE称为早发性癫痫;而伤后1周后发生的PTE称为晚发性癫痫。

2. 诊断 根据明确的脑外伤史、癫痫的临床表现、脑电图的癫痫样放电,PTE的诊断即可明确。PET、SPECT、MRI、脑磁图等检查有利于癫痫灶的定位。

3. 治疗 目前的研究肯定了抗癫痫药物对早发性癫痫的预防作用,而迟发性癫痫的药物预防作用缺乏循证医学的依据,不推荐使用。预防性抗癫痫药物治疗适合以下颅脑损伤患者:GCS<10分、脑挫裂伤或凹陷性骨折、颅内血肿、开放性颅脑损伤、外伤后>24 h的昏迷或记忆缺失患者。常用的抗癫痫药物有丙戊酸钠、卡马西平、左乙拉西坦、托比酯、奥卡西平、拉莫三嗪等。

4. 护理 详见第六章"功能神经外科治疗及护理"第三节"癫痫"。

二、颅脑损伤的后遗症

(一) 脑外伤后综合征

脑外伤后综合征(post traumatic syndrome,PTS)是指脑外伤患者在恢复期以后,长期存在的一组自主神经功能失调或精神性症状。包括头痛、神经过敏、易怒、注意力集中障碍、记忆力障碍、头晕、失眠、疲劳等症状。而神经系统检查并无异常,神经放射学检查也无阳性发现。其发病原理仍未完全明了。目前认为可能是在脑轻微器质性损伤的基础上,加上患者的身心因素及社会因素而造成。

1. 临床表现 复杂多样,以头痛、头晕和自主神经功能紊乱3方面为主。头痛是最为常见的症状(约占78%),以弥漫性头部胀痛及搏动性头痛为主,部位常在额颞部或枕后部,有时累及整个头部,有头顶压迫感或呈环形紧箍感。可因情绪不佳、疲劳、失眠而加重,位于枕后的头痛经常伴有颈部肌肉紧张。头晕约占50%,患者主观感觉头昏、思维不够清晰或是一种混乱迷糊的感觉,但神经检查并无明确的前庭功能障碍或共济失调,给予适当的对症治疗和安慰鼓励之后症状即可减轻或消失但不久又复出现。伴有自主神经功能紊乱时,可有耳鸣、心悸、血压波动、多汗、性功能下降等表现。

2. 诊断 有明确的脑外伤史,存在上述症状,神经系统检查无阳性发现,并排除脑损伤后器质性病变可能。虽经对症治疗,但病程达3个月以上,可考虑为PTS。

3. 治疗　采取综合性治疗手段,稳定患者心理、合理安排工作和生活、药物对症治疗、中医治疗、高压氧治疗。

4. 护理

(1) 患者的个人心理素质和心理因素在 PTS 的病因中占据着主导地位。因此,临床护理工作中护士不仅要做好颅脑损伤患者的急救护理,还要早期介入康复心理干预工作。有利于患者正确认识疾病,淡化对损伤的负面感知,体验心理的正性变化,提升创伤后成长(post - traumatic growth,PTG),从而促进疾病的更快康复,使患者更好地适应和回归社会。

(2) 对于有自觉症状者需给予对症治疗,如镇静、镇痛、安眠药物、神经细胞营养剂的应用,以及谷维素、B 族维生素等均可选择使用。

(3) 调理生活使之有规律性。对于有些病史较长的患者,除适当休息外,鼓励患者适当参加体力锻炼,或者适度劳动和工作,有助于恢复。

(4) 配合理疗、针灸、中医中药等综合治疗均有助于好转和恢复。

(5) 饮食应给予营养和容易消化的食物,多食蔬菜和水果,勿暴饮暴食。无需特别禁忌的食物。

(二) 颅骨缺损

颅骨缺损是颅脑损伤后常见的后遗症。

1. 原因　包括:①开放性颅脑损伤或火器穿透伤;②重型颅脑损伤行去骨瓣减压术后;③不能复位的颅骨粉碎性骨折清创术后;④小儿颅骨骨折,可随头颅的生长而裂口增大,称"生长性骨裂",可形成颅骨缺损。

2. 临床表现　颅骨缺损直径<3 cm 者多无临床症状;缺损直径≥3 cm 者,可产生头痛、头晕、易怒、缺损区局部搏动感症状。体位改变时,缺损区可发生膨隆或塌陷,造成患者对缺损区存在恐惧心理,特别是缺损位于额部时,更有碍美观。少数患者晚期可伴发癫痫。

3. 治疗　缺损直径>3 cm 的颅骨缺损应做颅骨修补术。手术目的是保护脑组织,缓解临床症状,恢复美观。目前使用的材料多为金属材料和高分子聚合材料。颅骨修补的时间,在无感染的情况下,手术可在伤后 3 个月施行;若为感染性伤口,则手术时间应延迟至伤口愈合 6 个月以上。对于缺损直径较小(<3 cm)、不影响功能及美观的缺损,则不必修补。尤其对于长期昏迷、植物生存、脑死亡、恶性肿瘤术后等患者,不要盲目修补。

4. 护理

(1) 心理护理:由于骨创凹陷或膨隆,影响患者的形象;且患者对颅骨缺损心存恐慌,从而出现悲观、抑郁、恐惧等心理状态。故应加强患者的心理护理及家属的宣教工作,共同消除患者的不良心态,树立起长期康复的信心。

(2) 病情的观察:观察患者的意识、瞳孔、骨窗等一般情况,如缺损区膨出的大小、硬度、有无分泌物及脑脊液漏等。若有变化,应及时就诊。

(3) 脑组织的保护:防止脑组织受压,避免物体的碰撞,特别是高空坠物。患者外出可戴稍有硬度的帽子或安全头盔,少去人群聚集的地方,防止意外受伤。卧位时避免缺损侧卧位。患者改变体位时勿过于剧烈,活动强度和活动速度不宜过大、过快,避免头部剧烈晃动,防止脑组织移位。头部注意保暖,防止头部温度过高、过低。并且避免颅内压力增高,勿用力咳嗽、情绪激动等。保持大小便通畅。

(4)骨窗皮肤护理:保持皮肤的清洁干燥,防止伤口感染。缺损区洗头时需动作轻柔,勿抓伤。

三、案例导入

患者,男,42岁。骑摩托车时不慎摔倒,当时神志尚清,头面部大面积擦伤,双眼眼眶有明显淤血,鼻腔内有血性液体流出。入院行头颅 CT 检查,结果示:左额颞脑挫裂伤,蛛网膜下隙出血。拟诊"左额颞脑挫裂伤,蛛网膜下隙出血,脑脊液鼻漏"收治入院。入院时患者 GCS 15 分(E4M6V5),双瞳孔直径 2 mm,对光反射均灵敏。鼻部漏出液的葡萄糖定性试验结果为 1.9 mmol/L,遵医嘱予以抬高床头、绝对卧床休息、脱水、止血、抗感染等对症支持治疗。治疗期间患者主诉头痛,鼻腔不断有液体流出,起初呈血性后慢慢转至黄色液体。伤后 1 周行腰椎穿刺持续引流术治疗脑脊液鼻漏,15 d 后未见好转。在完善各项术前检查后,行经鼻脑脊液漏修补术,术后予抗感染、脱水及对症支持治疗。在护理方面给予密切观察病情变化、保持呼吸道通畅、体温控制、预防并发症等一系列的规范化护理。术后患者未主诉再次有液体从鼻腔流出。

四、知识链接

创伤后成长(PTG)

20 世纪 90 年代,有研究指出,患者在经历创伤性负性事件后,除了产生一些不良情绪外,也会体验到心理的正性变化,如改善其自我意识、提升个体与他人和社会关系、获得一些人生感悟等,并将这种变化称为创伤后成长。

Powell 等研究已证实,颅脑损伤患者存在不同程度的 PTG。患者的年龄、性别、受教育程度、家庭收入、婚姻、社会支持、情商等是影响 PTG 的因素。年龄介于 45～59 岁的患者 PTG 较其他年龄段差,可能与该阶段的患者背负的责任和压力较大有关。在压力面前,产生的负性情绪可能远多于积极的心理改变。女性患者 PTG 状况普遍要好于男性患者,可能的原因是女性患者对信息及社会支持等的感知和利用比男性更充分有效。受教育程度越高的患者 PTG 状况越好,原因可能是知识水平越高的患者,对创伤事件的反思越深刻,应对策略更积极有效。从经济条件因素来看,家庭收入越高,患者的 PTG 水平也越高。已婚患者的 PTG 水平要高于未婚患者,可能的原因是已婚患者能从配偶处获得较多的关爱,这种关爱是患者社会支持的主要组成部分,而社会支持状况与 PTG 呈正相关。

(汪慧娟)

第八节 营 养 支 持

一、营养支持

神经外科危重症患者机体处于高代谢状态,耗氧量增加,蛋白质分解加速,不适当营养支持的危害甚至超过损伤本身,可导致营养不良和肌肉废用,增高活动及功能恢复的难度,增加压疮、肺炎、尿路感染及静脉栓塞的风险。早期营养支持有助于加速患者的神经康复、减少并发症及伤后炎性反应的概率。

(一)神经重症患者的营养支持挑战

颅脑损伤、缺血或出血性休克、肿瘤等疾病的重症患者,与其他重症患者有不同之处。

(1)根据病理,神经重症患者的年龄分布有其特殊性。创伤性脑损伤(TBI)的发生率在年轻人中比较多见。血管性出血,如蛛网膜下隙出血,常发生在 40～60 岁这一年龄段,其他脑血管病则多见于合并糖尿病、高血压及高脂血症的老年患者,从而导致病程延长、重症监护室住院时间长。

(2)神经重症可引起癫痫发作、谵妄或感染,导致代谢需求增加,机体处于分解代谢状态伴净蛋白质分解,从而损害免疫功能。危重阶段的药物治疗,比如镇静剂、麻醉剂、抗癫痫药及肌肉松弛剂也会影响新陈代谢。重症颅脑损伤可引起高代谢及高分解代谢反应,且与严重程度(GCS 分值)无明显相关性。

(3)脑损伤可导致胃排空减缓,表现为肠内营养(enteral nutrition,EN)患者的胃潴留增加。

(4)神经重症患者由于低神经系统水平,通常需要长时间的机械通气。

(二)营养风险的评定

营养风险是指患者已经存在的或潜在的与营养因素相关的、导致不良临床结局的风险。营养风险评估(nutrition risk screening)是临床营养支持首先面临的问题,也是制订营养支持方案的第 1 步。临床调查性研究表明,营养风险与外科住院患者的临床结局有关,只有存在营养风险的患者才能从营养支持中获益,所以确定获益人群等同于确定适应证,用以决定是否需要制订或实施营养支持计划。这一观念已经在国际营养支持指南中予以明确。

1. 营养风险筛查的原则

(1)已有营养不良(营养不足)或有营养风险的患者接受营养支持有可能改善临床结局,包括减少并发症的发生率、缩短住院时间等。

(2)如果不存在营养不良(营养不足)和(或)营养风险,营养支持有可能增加并发症或增加费用。

(3)有必要对每位入院患者进行营养风险筛查,评估其是否存在营养风险,并根据筛查结果,采取相应措施,如制订肠外、肠内营养支持计划。

(4)现阶段推荐每位入院患者都接受营养风险筛查。承担此项工作的人员应当是病区护士或主管医师。

2. 评估内容　包括：①当前的营养状态及需要优先补充的营养情况；②并发症；③疾病的发展情况；④伤后的严重程度及时间，相关的代谢分解效应。

无论使用何种工具计算患者的营养状况，没有任何单一工具可以作为危重患者精确营养评估的金标准。所有评估都应基于简单、可负担及可执行的原则。基本测量应作为必须的内容，如体重、身高、体质指数（body mass index，BMI）及体格。血液检查，如血清白蛋白、前白蛋白、转铁蛋白及淋巴细胞计数可以作为营养评估的内容。氮平衡是评估蛋白营养状态的可行性指标，可以通过监测肾功能正常患者的 24 h 尿，再计算饮食摄入中的氮而得出。

3. 筛查工具

（1）营养风险筛查 2002（Nutritional Risk Screening－2002，NRS－2002），是 2002 年欧洲肠内肠外营养学会（European Society of Parenteral and Enteral Nutrition，ESPEN）以 Kondrup 为首的专家组发展的一个有客观依据的营养风险筛查工具，适用于新住院患者的营养筛查。其优点在于能预测营养不良的风险，并能前瞻性地动态判断患者营养状态变化，便于及时反馈患者的营养状况，并为调整营养支持方案提供证据。包括 4 个方面的评估内容，即基本体格资料、近期体重变化、膳食摄入情况和疾病的严重程度（表 4－11）。其中，急性生理与慢性健康评分（acute physiology and chronic health evaluation，APACHE）Ⅱ是目前临床上重症监护室应用最广泛、最权威的危重病病情评价系统。由急性生理学评分、年龄评分、慢性健康状况评分 3 部分组成（表 4－12）。

表 4－11　住院患者营养风险筛查 NRS－2002 评估表

患者资料		
姓名	住院号	
性别	病区	
年龄	床号	
身高（m）	体重（kg）	
体质指数（BMI）＊	蛋白质（g/L）	
临床诊断		

疾病状态		
疾病状态	分数	若"是"请打钩
● 骨盆骨折或者慢性病患者合并有以下疾病：肝硬化、慢性阻塞性肺病、长期血液透析、糖尿病、肿瘤	1	
● 腹部重大手术、脑卒中、重症肺炎、血液系统肿瘤	2	
● 颅脑损伤、骨髓抑制、加护病患（APACHEⅡ＞10 分＊）	3	
合计		

营养状态		
营养状况指标（单选）	分数	若"是"请打钩
正常营养状态	0	

营养状态	
3 个月内体重减轻＞5％,或最近 1 个星期进食量(与需要量相比)减少 20％～50％	1
2 个月内体重减轻＞5％,或 BMI 18.5～20.5,或最近 1 个星期进食量(与需要量相比)减少 50％～75％	2
1 个月内体重减轻＞5％(或 3 个月内减轻＞15％),或 BMI＜18.5(或血清白蛋白＜35 g/L),或最近 1 个星期进食量(与需要量相比)减少 70％～100％	3
合计	

年龄	
年龄≥70 岁加算 1 分	1

营养风险筛查评估结果
营养风险筛查总分
处理
O 总分≥3.0:患者有营养不良的风险,需营养支持治疗
O 总分＜3.0:若患者将接受重大手术,则每周重新评估其营养状况
执行者: 时间:

＊ BMI＝体重(kg)÷身高的平方(m²)。BMI 是目前国际上常用的衡量人体胖瘦程度以及是否健康的一个标准。成人的 BMI 数值中过轻:BMI＜18.5;正常:BMI 18.5～24.99;过重:BMI 25～28;肥胖:BMI 28～32;非常肥胖:BMI＞32。专家指出最理想的 BMI 是 22。

表 4-12　重症患者 APACHE Ⅱ 评分表

姓名　　　性别　　　年龄	床号　　　住院号　　　诊断	
A. 年龄	≤44 岁□0;45～54 岁□2;55～64 岁□3;65～74 岁□≥5	A 记分
B. 有严重器官系统功能不全或免疫损害	非手术或择期手术后□2 不能手术或急诊手术后□5 无上述情况□0	B 记分
C. GCS 评分(分)	睁眼反应□4　□3　□2　□1 运动反应□6　□5　□4　□3　□2　□1 语言反应□5　□4　□3　□2　□1	C 积分＝15－GCS 总分

D. 急性生理评估	分值									D 记分
	+4	+3	+2	+1	0	+1	+2	+3	+4	
1. 腋下体温(℃)	≥41	39～40.9		38.5～38.9	36～38.4	34～35.9	32～33.9	30～31.9	≤29.9	
2. 平均血压(mmHg)	≥160	130～159	110～129		70～109		50～69		≤49	
3. 心率(次/分)	≥180	140～179	110～139		70～109		55～69	40～54	≤39	

续 表

D. 急性生理评估	+4	+3	+2	+1	0	+1	+2	+3	+4	D记分
4. 呼吸频率(次/分)	≥50	35~49		25~34	12~24	10~11	6~9		≤5	
5. 氧分压(mmHg)(吸入氧浓度<50%)					>70	61~70		55~60	<55	
6. 肺泡-动脉氧分压差(吸入氧浓度>50%)	≥500	350~499	200~349	<200						
7. 动脉血 pH	≥7.7	7.6~7.69		7.5~7.59	7.33~7.49		7.25~7.32	7.15~7.24	<7.15	
8. 血清 HCO$_3^-$(mmol/L)(无血气时用)	≥52	41~51.9		32~40.9	23~31.9		18~21.9	15~17.9	<15	
9. 血清 Na(mmol/L)	≥180	160~179	155~159	150~154	130~149		120~129	111~119	≤110	
10. 血清 K(mmol/L)	≥7	6~6.9		5.5~5.9	3.5~5.4	3~3.4	2.5~2.9		<2.5	
11. 血清肌酐(mg/dl)	≥3.5	2~3.4	1.5~1.9		0.6~1.4	<0.6				
12. 血细胞比容(%)	≥60		50~59.9	46~49.9	30~45.9		20~29.9		<20	
13. 白细胞计数(×10⁹/L)	≥40		20~39.9	15~19.9	3~14.9		1~2.9		<1	

D 积分:

总积分:

评估注意事项及结果判断:

A. 数据采集应为患者入监护室或抢救开始后 24 h 内最差值,APACHE Ⅱ总积分＝A＋B＋C＋D

B. 严重器官功能不全指:①心:心功能Ⅳ级;②肺:慢性缺氧、阻塞性或限制性通气障碍、运动耐力差;③肾:慢性透析者;④肝:肝硬化、门脉高压、有上消化道出血史、肝性脑病、肝功能衰竭史。

C. 免疫损害:如接受放疗、化疗、长期或大量激素治疗,有白血病、淋巴瘤、艾滋病等。

D. B 项中的"不能手术"应理解为患者病情危重而不能接受手术者。

E. D 项中的血压值应为平均动脉压＝(收缩压＋2×舒张压)/3,呼吸频率应记录患者的自主呼吸频率。如果患者是急性肾衰竭,则血清肌酐一项分值应在原基础上加倍(×2)。

F. NRS‐2002 总评分计算方法为 3 项评分相加,即疾病严重程度评分＋营养状态受损评分＋年龄评分。其中年龄评分:>70 岁者总分加 1 分(即年龄调整后总分值)。

G. 结果判断:总分值 3 分,患者有营养风险,可制订一般性营养支持。总分值<3 分,每周复查营养风险筛查。

(2)重症患者营养风险评估(nutrition risk in the critically,NUTRIC):主要是针对危重患者设计,包括以下急或慢性炎症反应和饥饿因素:①转入重症监护室前 1 周摄食减少;②近 6 个月体重下降,BMI<20;③血浆白细胞介素‐6、降钙素原及 C 反应蛋白水平;④合并内科系统疾病,如糖尿病等。通过对重症监护室患者前瞻性研究显示,NUTRIC 分值与机械通气时间、28 d 病死率等预后指标相关。但尚需要大样本前瞻性研究进一步证实其临床可行性与价值。

(3)营养不良通用筛查工具(malnutrition universal screening tool,MUST)(表4‐13):是由英国肠外肠内营养协会多学科营养不良咨询小组开发的,适用于不同医疗机构的营养风险筛查工具,适合不同专业人员使用,如护士、医师、营养师、社会工作者和学生等。该工具主要用于蛋白质-热量营养不良及其风险的筛查,包括3方面评估内容:①BMI;②体重减轻者;③疾病导致进食量减少的患者。通过3部分评分得出总分,分为低风险、中等风险和高风险。研究显示,MUST可预测老年住院患者的病死率和住院时间,即使是无法测量体重的卧床老年患者,MUST也可进行筛查,并预测临床结局。该工具的优点在于容易使用和快速。一般可在3～5 min内完成,并适用于所有的住院患者。MUST是新近发展的营养风险筛查工具,需进一步的研究证明其预测性和有效性。

表4-13　营养不良通用筛查工具(MUST)

姓名	性别	年龄	床号	住院号	诊断

项目	分值判断	记分
BMI(kg/m^2)	＞20□0 分;18.5～20□1 分;＜18.5□2 分	
过去3～6个月体重减轻(%)	＜5□0 分;5～10□1 分;＞10□2 分	
急性疾病影响	如果患者正处于急性疾病状态和(或)＞5 d 不会有营养摄入　□2 分	
总计	0 分为低危险□;1 分为中危险□;2 分或以上高危险□	

(4) 简易营养评估(mini nutrition assessment,MNA):是20世纪90年代初创立和发展的一种人体营养状况评定方法。其评定内容包括基本体格资料、整体评定、膳食问卷和主观评定等。根据上述各项评分标准计分并相加,可进行营养不良和营养风险的评估。MNA快速、简单、易操作,一般10 min即可完成,主要用于老年患者的营养评估。有研究证明,该工具既可用于有营养不良风险的患者,也可用于已发生营养不良的住院患者。此外,还可用于预测健康结局、社会功能、病死率、就诊次数和住院费用等。但对是否能监测患者对治疗的反应、MNA评分与患者临床结局的关系,还需进一步的研究。

(三) 理想的营养支持途径

营养支持是指为治疗或缓解疾病,增强治疗的临床效果,而根据营养学原理采取的膳食营养措施,又称治疗营养。目前临床营养支持途径分为肠外营养支持与肠内营养支持两种。肠外营养(parenteral nutrition,PN)是指营养要素从肠外,如静脉、肌肉、皮下、腹腔等途径供给,以静脉为主要途径,故肠外营养也称为静脉营养。如患者所需的营养物质全经肠外供给,则称为全肠外营养(total parenteral nutrition,TPN)。肠内营养(enteral nutrition,EN)是指经胃肠道用口服或管饲来提供代谢需要的营养基质及其他各种营养素的营养支持方式。20世纪80年代以后,对肠内营养的认识及其应用得到了极大的发展,肠内营养具有符合生理,更全面提供营养物,促进肠道运动、分泌、消化功能,释放胃肠激素,增加肠道与门脉血流,保护肠黏膜的完整性及维持肠屏障功能,并支持肠道免疫系统等作用,被认为是最理想的营养供给途径。

(四) 合理的营养支持时机

围手术期营养支持时机选择应根据患者具体情况考虑,包括营养状态、疾病状态以及手术情况等。可分为以下几类。

1. 术前 对存在较严重营养不良或高营养风险的患者,术前给予短时间(约1周)营养支持(特别是肠内营养),有助于纠正或改善患者的代谢与营养状态,提高对手术和麻醉的耐受能力,但对术后并发症的影响并不确定。需要掌握的原则是:不要为纠正营养不良和热量与蛋白质的正平衡而过久地延迟手术,有些疾病(如恶性肿瘤等)不处理基础疾病很难使其营养状态得到逆转或纠正。

2. 术后 多项临床研究及荟萃分析表明,肠内营养开始的时间是影响患者预后的重要因素,可以改善患者的预后,缩短住院时间,减少感染的发生率,甚至可以减少病死率。术后小肠动力恢复最快,数小时即开始,胃运动约需要24 h,结肠最慢需要3～4 d,因此,只要解剖允许,早期肠内营养(24～48 h)在临床上是可行的。对于手术后预计7～10 d肠内营养或口服饮食不能达到热量目标的患者,肠外营养仍然是指南推荐的选择。

(五)合理的营养补充量

在营养补充上近年来更多地强调"合理性"或"理想性"。

1. **防止加重饥饿和营养供给不足,避免过度喂养** 前者需要认识对于不依赖营养支持的患者及时补充所需要的营养素,避免导致和加重营养不良;后者更多的是强调应激早期能量代谢的特点,认识能量代谢的变化规律,避免早期不恰当的供给导致相关的并发症增加,如高血糖、感染等。同时也要认识特殊人群对能量的不同需要,如肥胖、高龄患者。特别是早期肠外营养支持期间的能量供给。目前推荐神经重症患者的能量摄入根据疾病阶段在83.7～120 kJ(20～30 kcal)/(kg·d)。间接测热法已成为测量静息能量消耗的金标准,当无法使用该方法时,其他静息能量计算方式,如 Harris-Benedict 公式及 Ireton-Jones 公式可以替代,计算时需考虑活动或压力因素。但是这些公式尚未能在神经重症患者中得到验证,而且没有任何单一能量计算方式是万无一失的,必须严密监测患者的个体情况,避免过度喂养或喂养不足。

2. **充分的蛋白质供给** 理想营养支持的另一方面是充分的蛋白质供给。研究显示,当能量与蛋白质均接近目标时才可获得对预后有益的效果。高分解代谢常导致过量的蛋白质分解,这种情况下,蛋白质能量摄入应占总能量的20%以上。急性期1.3～1.5 g/(kg·d)、第2周1.5 g/(kg·d)的蛋白质供给量是近年来的推荐目标。严重创伤、腹泻和消化液额外丢失者,接受肾脏替代治疗及恢复期患者应适当增加[2 g/(kg·d)或更高],肥胖患者应达到2 g/[kg(理想体重)·d]。我国应用经验公式法计算能量需求。其中轻症(GCS>12分)非卧床患者:25～35 K/(kg·d),糖脂比为7:3～6:4,热氮比为(100～150):1;轻症卧床患者:20～25 K/(kg·d),糖脂比为7:3～6:4,热氮比为(100～150):1;重症急性应激期患者:20～25 K/(kg·d),糖脂比为5:5,热氮比为100:1。

3. **微量元素的补充** 补充微量元素和锌的效果尚不能肯定,没有证据显示有利于神经重症患者的康复。氧化应激(oxidative stress, OS)所造成的脑损伤可从血浆抗氧化剂水平的下降进行推断。因此,抗氧化剂的探索和发展是目前 TBI 有效管理的最有前景的研究内容之一。

(六)肠外营养

1. **营养途径的选择**

(1) 经外周静脉的肠外营养途径。适用于:①短期肠外营养(<2周)、营养液渗透压

<1200 mOsm/L 者;②中心静脉置管禁忌或不可行者;③导管感染或有脓毒症者。此途径简单易行,可避免中心静脉置管相关并发症(机械、感染),且容易早期发现静脉炎的发生。缺点是输液渗透压不能过高,需反复穿刺,易发生静脉炎。故不宜长期使用。

(2)经中心静脉的肠外营养途径。适用于肠外营养>2周、营养液渗透压>1 200 mOms/L者。置管途径可经颈内静脉、锁骨下静脉或上肢的外周静脉达上腔静脉。此途径经锁骨下静脉置管易于活动和护理,主要并发症是气胸。经颈内静脉置管使转颈活动和贴敷料稍受限,局部血肿、动脉损伤及置管感染并发症稍多。经外周静脉至中心静脉置管(peripherally inserted central catheter, PICC)经贵要静脉置入,可避免气胸等严重并发症,但增加了血栓性静脉炎和插管错位的发生率及操作难度。不宜采用的肠外营养途径为颈外静脉及股静脉,前者的置管错位率高,后者的感染性并发症高。

2.肠外营养液的选择 肠外营养液的基本成分包括氨基酸、脂肪乳剂、糖类、维生素、电解质、微量元素和水。一般不推荐各营养素成分单瓶输注,常选用如下营养液。①二合一输液:氨基酸与葡萄糖、电解质溶液混合后,以"Y"形管或三通管与脂肪乳剂体外连接后同时输注。②全营养混合液:全营养液无菌混合技术是将所有肠外营养日需成分(葡萄糖、脂肪乳剂、氨基酸、电解质、维生素及微量元素)先混合在一个袋内,然后输注。此法使肠外营养液输入更方便,而且各种营养素的同时输入对合成代谢更合理。

3.肠外营养的适应证及禁忌证

(1)适应证:①重度营养风险,经口或经肠道营养素摄入不足,且短期内(10~14 d)无法恢复正常进食者;②胃肠道功能障碍,无法耐受肠内营养支持。

(2)禁忌证:①严重水、电解质紊乱,酸碱平衡失调;②休克、器官功能衰竭终末期。

4.肠外营养的停用指征 包括:①肠道功能恢复;②经肠内营养支持能够满足患者能量及营养素需要量;③出现肠外营养禁忌证时。

5.肠外营养的并发症

(1)技术并发症:这类并发症与中心静脉导管的放置或留置有关,主要有气胸、血管损伤、神经损伤、胸导管损伤、空气栓塞。

(2)代谢性并发症:从其发生原因可归纳为3方面。①补充不足:主要由于血清电解质紊乱、微量元素及必须脂肪酸缺乏所致;②糖代谢异常:主要是由于低血糖与高血糖及肝功能损害所致;③肠外营养本身:由于胆囊内胆泥和结石形成、胆汁淤积及肝酶谱升高,以及肠屏障功能减退、细菌移位、肠源性感染所致。

(3)感染性并发症:主要是导管性脓毒症所引起。

(4)再喂养综合征(refeeding syndrome, RFS):RFS是指给予严重营养不良患者再喂养(包括经口摄食、肠内或肠外营养)时所引起的、与代谢异常相关的一组表现,包括严重水及电解质失衡、葡萄糖耐受性下降和维生素缺乏等。心律失常、多器官功能障碍及死亡是其最严重的并发症。预防及治疗措施包括:①正确评估患者的危险状态;②提供合适的电解质、维生素和微量元素供给;③细致的液体复苏;④谨慎、逐步给予能量恢复;⑤监测关键营养指标。

(七)肠内营养

1.配方选择 肠内营养配方选择取决于对营养配方成分的了解及对营养支持目标

的确认。

（1）胃肠道功能正常患者：首选整蛋白标准配方（即以完整蛋白质形式提供氮元素的制剂），有条件时选用含有膳食纤维的整蛋白标准配方。

（2）消化或吸收功能障碍患者：选用短肽型或氨基酸型配方。

（3）便秘患者：选用含不溶性膳食纤维配方。

（4）限制液体入量患者：选用高能量密度配方。

（5）糖尿病或血糖增高患者：有条件时选用糖尿病适用型配方，具有低糖比例、高脂肪比例、高单不饱和脂肪酸含量、高果糖含量、加入膳食纤维等特点。合并低蛋白血症患者可选用糖尿病适用型配方或高蛋白配方（缓慢泵注）。

（6）高脂血症或血脂增高患者：选用优化脂肪配方。

（7）低蛋白血症患者：选用高蛋白配方。

（8）病情复杂患者：根据主要临床问题进行营养配方选择。

2. **肠内营养输注管道选择**　对于短期（＜4 周）肠内营养患者首选经鼻胃管（nasogastric tube，NGT）喂养，此种方法符合生理状态。不耐受 NGT 喂养或有反流和误吸高风险患者应选择经鼻空肠管（nasal jejunal tube，NJT）喂养。对于重症颅脑损伤的患者 NJT 喂养比 NGT 喂养效率高，肺炎发生率低。但长期 NGT 或 NJT 喂养容易使管道脱出或移位，并导致口、鼻、咽和食管的损害。故对于长期（＞4 周）肠内营养患者在有条件的情况下，选择经皮胃镜下胃造瘘术（percutaneous enteral gastrostomy，PEG）喂养。PEG 肠内喂养可明显改善患者营养状况，效果较管饲好，且并发症少，是安全、可行、较好的肠内营养选择方法。

3. **肠内营养输注的注意事项**　不论是选择何种肠内营养管，喂养前均需注意抬高床头；喂养量从少到多；喂养速度从慢到快；喂养前后均应用温水冲洗管道并定时确认喂养管的深度。

（1）一般要求：对于胃造瘘的患者术前要求禁食 8 h，术后 24 h 开始经造瘘管喂养；术后 2 周内每日给予造瘘口换药，查看造口周围有无红肿、渗血、出血，待 2 周后窦道形成可每周 2～3 次换药，同时查看造瘘管的松紧程度及造瘘管的深度。造瘘管不可过紧，否则易出现胃壁的缺血坏死；过松则易出现营养液溢出皮肤。

（2）鼻饲管位置的确认：传统的经鼻胃管检查的方法有以下 3 种。①用注射器抽取胃液；②听气过水声；③将胃管的末端放在水中，看有无气泡，无气泡则证明在胃内，但都有其不确定性。现有学者建议以鼻胃管抽吸液 pH＜5.5 作为定位的首选方法，当 pH＞5.5 或无法获取抽吸液时，需要以 X 线摄片确认。对于各种肠内营养管均可以床旁 X 线定位法作为鼻饲管定位的"金标准"，但存在耗时长、存在辐射危险，故近年来又提出应用床旁超声确定鼻饲管的位置。

（3）营养流程：严格遵守营养流程是非常重要的，包括目标能量、灌注速率、开始时间、胃潴留及灌注频率等（图 4 - 7）。由此可以判断灌注是否需要调整或者暂停。如有胃潴留，应每 6 h 测量 1 次；若胃内残余量≤500 ml，且无其他不耐受的症状，则无需暂停喂给。

（4）部分神经系统疾病合并吞咽障碍患者在发病 1～3 个月内恢复经口进食，故应根

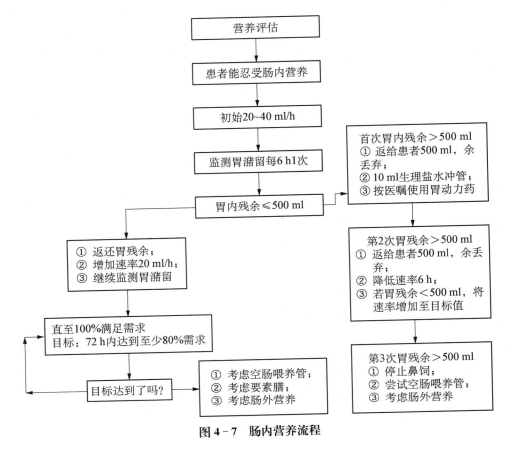

图 4-7 肠内营养流程

据床旁饮水吞咽试验决定是否停止管饲喂养。可采用洼田饮水试验,评分≤2 分时需停止管饲喂养。

4. 肠内营养支持监测 营养支持过程中须加强原发疾病和营养支持相关指标的监测,以此确保营养支持安全、有效。

(1)营养指标的监测:至少每月测量 BMI1 次。

(2)血清白蛋白:是危重症患者的重要监测指标,血清白蛋白降低预示营养不足或机体处于强烈应激状态。血清白蛋白正常每周至少检测 1 次,应特别注意前白蛋白变化。当血清白蛋白<25 g/L 时,可输注人血白蛋白并及早调整营养配方。

(3)血糖:对血糖增高患者应根据血糖变化,调整营养制剂输注速度及胰岛素输注剂量。胰岛素输注初始每 1～2 h 检测血糖 1 次,血糖稳定后每 4 h 检测血糖 1 次。血糖正常患者,每周检测血糖 1～3 次。急性脑卒中患者血糖控制目标:<10 mmol/L。危重症患者血糖控制目标为 7.8～1 mmol/L,注意避免低血糖发生。

(4)血脂:危重症患者每周检测血脂 1 次。缺血性卒中和短暂性脑缺血发作(TIA)患者血脂增高时,可给予强化他汀类调脂药物治疗,药物治疗后 2 周复查。

(5)血清电解质和肾功能:一般每周检测 1～3 次,异常时根据医嘱加强监测。

(6)记录 24 出入液量。

（7）消化道症状：记录恶心、呕吐、腹胀、腹泻、呕血、便血等症状和体征。

5. 并发症及其处理方式　常见的肠内营养并发症有胃肠道、代谢方面、感染性及机械性并发症4类。其中胃肠道并发症是最常见的，其发生的原因及处理方法见表4－14。代谢性并发症主要是高血糖，故需遵医嘱严密监测血糖。感染性并发症主要是吸入性肺炎，其发生原因及预防方法见表4－16。机械性并发症常见的有鼻饲管的堵塞、脱出，鼻咽部黏膜的糜烂坏死等。堵塞时可用温水冲洗，导管的脱出重点在于妥善固定。周围皮肤问题可涂以氧化性软膏保护。

表4－14　胃肠道并发症的原因及处理

并发症	原因	处理
恶心、呕吐、腹部绞痛	液体高渗	稀释输入液
	输注过快	降低输注速度，逐渐增加到可耐受
	乳糖不耐受	用无乳糖配方
	细菌污染	注意无菌技术配置
腹泻、腹胀、肠蠕动亢进	营养液温度过低（<10℃）	加热至30～40℃
	胃排空迟缓或胃潴留	见肠内营养流程（见图4－7）
	胃肠道梗阻	停止输注，找出梗阻原因并予以纠正

表4－15　感染性并发症的原因及处理

并发症	原因	处理
吸入性肺炎	床头未抬高	床头抬高30～45°
	鼻饲管位置不当	鼻饲前及输注中确定鼻饲管位置
	胃排空延迟或胃潴留	见肠内营养流程（见图4－7）
	气管切开或气管插管的气囊压力不适当	保持适宜的气囊压力：22～32 cmH$_2$O

二、案例导入

患者，女，59岁，160 cm，60 kg。因头痛进行性加重，烦躁不安，急诊头颅CT检查示"蛛网膜下隙出血"，收治入重症监护室。入院时患者意识混乱，GCS 11分（E3M5V3）；双瞳孔等大等圆，直径均为2 mm，对光反射均灵敏。实验室检查示：白蛋白38 g/L，前白蛋白183 mg/L。按住院患者营养风险筛查NRS－2002评估表进行营养筛选，结果显示营养状态总分3分，有营养不良。遵医嘱留置鼻胃管，给予肠内营养混悬液500 ml/d鼻饲。患者鼻饲当天未出现腹泻等不适症状，后逐渐加至1 500 ml/d鼻饲。患者第11 d意识逐渐转清，可少量进食后逐渐减少肠内营养混悬液直至完全经口进食。入院第16 d复查头颅CT示"蛛网膜下隙出血已较前有所吸收"。营养状态评估显示未有营养不良，患者已无临床症状，康复出院。

三、知识链接

1. 营养不良的诊断标准见 4－16。

表 4－16 营养不良的诊断标准

评定指标	正常范围	营养不良		
		轻度	中度	重度
白蛋白(g/L)	≥35	31～34	26～30	≤25
前白蛋白(mg/L)	≥180	160～180	120～160	<120
转铁蛋白(g/L)	2.0～4.0	1.5～2.0	1.0～1.5	<1.0
总淋巴细胞计数(×10⁹/L)	>2.5	1.8～1.5	1.5～0.9	<0.9
体重(理想正常值的%)	>90	80～90	60～79	<60
体质指数	18.5～23	17～18.4	16～16.9	<16
三头肌皮褶厚度(正常值的%)	>90	80～90	60～80	<60
上臂肌围(正常值的%)	>90	80～90	60～79	<60

2. 氧化应激　氧化应激(oxidative stress，OS)是指体内氧化与抗氧化作用失衡,倾向于氧化,导致中性粒细胞炎性浸润,蛋白酶分泌增加,产生大量氧化中间产物。氧化应激是由自由基在体内产生的一种负面作用,并被认为是导致衰老和疾病的一个重要因素。营养与氧化应激间存在着双重密切关系。一方面,营养素在体内代谢过程中可以产生活性氧及中间产物自由基;过度金属微量元素,如铁离子、铜离子可促进活性氧生成。另一方面,平衡膳食、合理营养可增强机体的抗氧化防御功能;某些营养素和食物成分能直接或间接地发挥抗氧化作用。

(郑红云)

第九节　颅脑损伤后的康复

颅脑损伤患者常伴有不同程度的意识障碍、语言功能障碍及躯体功能障碍,且患者的功能恢复缓慢,严重影响患者的生活质量。早期进行康复护理可以减少并发症的发生,提高生活质量,是一个十分关键的过程。

一、主要功能障碍及评估

颅脑损伤后功能评定能了解颅脑损伤严重程度、患者功能障碍的程度、预后结果,并能以此为依据制订合理的康复方案,通过康复治疗前后的评定比较,可确定康复治疗的效果并调整治疗方案。

1. 脑损伤严重程度的评估　对颅脑损伤严重程度进行早期评估,有利于判断预后,确定有效的治疗及康复计划。常采用格拉斯哥预后评分表(glasgow outcome scale,

GOS)(表 4-17)。

表 4-17 格拉斯哥预后评分表(GOS)

级别	判断
5级:恢复良好	患者可恢复原有的社会活动和职业活动,可能遗留有轻微的异常神经症状或体征
4级:中度残疾	患者可独立生活及自理,但仍有欠缺,过去的某些活动(工作或社会生活)已不再可能进行
3级:重度残疾	患者清醒,但日常生活某些活动需他人帮助,不能独立生活
2级:持续性植物状态	患者不能做出有意义的反应,但有自主呼吸,有时可自发睁眼,并能随物转动眼睛,肢体有反射性反应(对姿势或疼痛刺激),可吞咽口中食物
1级:死亡	

2. 运动功能评估 由于颅脑损伤后常发生广泛和多发性损伤,可出现瘫痪、共济失调、震颤等。其中瘫痪可累及所有肢体,初期多为软瘫,后期多为痉挛。常采用布伦斯特伦卒中恢复级表(Brunnstrom's recovery stages of stroke, BRSS)(表 4-18)。BRSS 将偏瘫肢体功能的恢复过程根据肌张力的变化和运动功能情况分为 6 个阶段来评定脑功能受损后运动功能的恢复过程。

表 4-18 伦斯特伦卒中恢复级表(BRSS)

分期	上肢	手	下肢
1	软瘫,无任何运动	无任何运动	软瘫,无任何运动
2	表现轻度屈肌的共同运动,开始出现肌张力	稍有联合屈曲	表现轻度伸肌的运动,开始出现肌张力
3	可随意引起共同运动	可随意联合屈曲	可随意引起共同运动
4	脱离共同运动,肘与肩关节出现分离运动 ① 上肢前屈 90°且伸肘 ② 屈肘 90°且可前臂旋前、旋后 ③ 手可触到骶尾处	脱离共同运动 ① 小范围手指联合伸展 ② 可用拇指与食指的侧面夹物	脱离共同运动 ① 坐位、足跟着地、背屈踝关节 ② 坐位、膝关节屈曲 90°以上,足底向后滑动 ③ 站立时可轻度屈膝,手可触到骶尾处
5	分离运动 ① 上肢外展 90°,伸肘 ② 上肢前屈 180°,伸肘 ③ 伸肘时前臂旋前、旋后	分离运动 ① 随意联合伸展 ② 抓握动作 ③ 拇指与小指对抓	伸髋、屈膝时背屈踝关节
6	可有协调运动,但是速度慢、动作欠灵活 ① 双上肢对称外展 90° ② 双上肢对称前屈 180°	可有协调运动,但是速度慢、动作欠灵活 ① 能进行各种抓握 ② 全范围的伸指 ③ 可进行单指活动,但比健侧稍差	可有协调运动,但是速度慢、动作欠灵活 ① 立位、髋外展超过骨盆上提范围 ② 坐位,小腿内外旋时伴右足内外翻

第1阶段:迟缓期,处于软瘫阶段,没有任何运动。

第2阶段:联合反应期,开始恢复,出现痉挛,并出现联合反应。

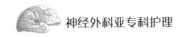

第3阶段：共同运动初期，共同运动出现，痉挛程度增加，然后痉挛达到高峰。

第4阶段：共同运动期，共同运动完善，开始出现分离运动。

第5阶段：分离运动初期，共同运动减退，随意运动增加。

第6阶段：协调性运动，患者不再以异常的运动模式进行活动，可以比较随意地做分离运动。

3. 脑神经功能评估　评估患者的嗅神经、视神经、面神经、听神经等功能是否出现障碍，检查有无偏盲或全盲、眼球活动障碍、面神经瘫痪或听力障碍。

4. 认知功能评估　认知缺陷是脑外伤后主要的功能障碍，如注意力不集中、思维能力差、记忆力丧失等。初期可采用简明精神状态检查法（MMSE）进行初筛。以后则可根据临床需要选择有关的评定量表，如洛文斯顿作业疗法认知成套测试（loewenstein occupational therapy cognitive assessment，LOTCA）等。因 MMSE 只能够比较粗略地对认知功能障碍进行评定，忽略了空间知觉、视运动组织和思维操作等方面的评定，难以全面客观地反映出认知功能障碍患者的治疗效果，而 LOTCA 弥补了这一缺点，它将多项作业任务引入认知评定，包括定向力、视知觉、空间知觉、动作运用、视运动组织时间、思维操作、注意力及专注力方面。通过这些方面的评价能更有效地鉴别出认知障碍的存在，通过其评定结果的分析亦可更加有针对性地指导认知训练和作业治疗。

5. 活动和参与的评定　颅脑损伤后常导致活动受限和参与局限性。目前日常生活能力评定常用 Barthel 指数（barthel index，BI）（表4-19）。BI 记分为0～100分。100分表示患者基本的日常生活活动功能良好，不需他人帮助，能够控制大小便，能自己进食、穿衣、床椅转移、洗澡、行走至少1个街区，可以上、下楼。0分表示功能很差，没有独立能力，全部日常生活皆需帮助。根据 BI 记分将日常生活活动能力分成良、中、差3级，>60分为良，有轻度功能障碍，能独立完成部分日常活动，需要部分帮助；60～41分为中，有中度功能障碍，需要极大的帮助方能完成日常生活活动；≤40分为差，有重度功能障碍，大部分日常生活活动不能完成或需他人服侍。

表4-19　Barthel 指数（BI）评定表

项目	内容	评分标准	得分
大便	失禁	0	
	偶尔失禁或需要器具帮助	5	
	能控制；如果需要，能使用灌肠剂或栓剂	10	
小便	失禁	0	
	偶尔失禁或需要器具帮助	5	
	能控制；如果需要，能使用集尿器	10	

项目	内容	评分标准	得分
修饰	需要帮助	0	
	独立洗脸、梳头、刷牙、剃须	5	
如厕	依赖别人	0	
	需要部分帮助;在穿脱衣裤或使用卫生纸时需要帮助	5	
	独立用厕所或便盆,穿脱衣裤,冲洗或清洗便盆	10	
吃饭	依赖别人	0	
	需要部分帮助(如切割食物,搅拌食物)	5	
	能使用任何需要的装置,在适当的时间内独立进食	10	
穿衣	依赖	0	
	需要帮助,但在适当的时间内至少完成一半的工作	5	
	自理(系、开纽扣,关、开拉链和穿、脱支具)	10	
转移	完全依赖别人,不能坐	0	
	能坐,但需要大量帮助(2人)才能转移	5	
	需少量帮助(1人)或指导	10	
	独立从床到轮椅,再从轮椅到床,包括从床上坐起刹住轮椅、抬起	15	
行走	不能动	0	
	在轮椅上独立行动,能行走45 m	5	
	需要1人帮助行走(体力或语言指导)45 m	10	
	能在水平路面上行走45 m,可以使用辅助装置,不包括带轮的助行	15	
上下楼梯	不能	0	
	需要帮助和监督	5	
	独立,可以使用辅助装置	10	
总分			

二、颅脑损伤后早期康复治疗及护理

当颅脑损伤患者生命体征平稳后即可给予早期的康复干预手段,目的在于催醒,预防并发症的发生,减少后遗症和促进身体基本功能的恢复。主要包括以下几个方面。

(一)催醒

严重颅脑损伤后会有一段时间长短不一的昏迷、昏睡状态,除应用药物醒脑之外,还可以用各种信息刺激帮助苏醒,恢复意识。具体的方法如下。

1. 音乐疗法　可以让患者听以前喜欢的音乐,可挑选高昂激情与抒情优美的乐曲交替播放。播放音乐时注意观察患者的反应、呼吸、心率变化。期间如患者出现烦躁不安,排除病理因素后可考虑是受了刺激的影响,必要时可适当调整。

2. 言语刺激　由家人或最亲近的人反复呼唤,也可讲述往日共同的经历以刺激脑神经,促进意识的恢复。同样要关注各种微小反应。

3. 高压氧治疗　早期的高压氧治疗可以减少或消除由于脑组织缺氧所导致的各种中枢神经系统的功能障碍,对颅脑损伤所致的昏迷有促醒作用,对恢复期的失语、偏瘫等后遗症也有促进康复的作用。只要患者生命体征稳定、没有高压氧治疗禁忌证(即颅内活动性出血或疑有颅内活动性缺血)的患者皆可进行高压氧治疗。因高压下唾液分泌减少,胃液的反射性分泌也明显受抑制,故最好在餐后 0.5～1 h 进舱进行治疗。高压氧也使胃肠道平滑肌张力增强,肠道内气体被压缩、体积缩小,肠蠕动增强,常会引起便意,故在进行高压氧前尽量排空两便。治疗当天禁食牛奶、豆类、韭菜、芹菜等产气食物。目前所用的高压氧治疗方案,绝大部分采用间断式吸氧,压力一般为 2ATM(1ATM＝101 kPa),先吸30 min 后,休息 5～10 min,再吸 30 min,共吸氧 1 h。

(二)维持适当体位

颅脑损伤较严重时,常需要长时间的卧床,由于大脑皮质高级中枢受损,可能会出现去大脑强直和去皮质强直状态。不恰当的体位会使患者出现压疮,特别是骶尾部、头枕部及耳郭等部位。护理中一定要定时翻身,保持床铺平整、清洁、干燥。肢体要摆放在功能位。经常帮助患者做被动运动,依次活动各关节,循序渐进,由大关节到小关节,先活动健侧后活动患侧。动作要轻缓,不能超出关节的正常活动范围,每侧肢体活动 10～15 min,每天 3～5 次。被动运动可以预防下肢深静脉血栓,防止加重运动功能障碍、肌肉关节萎缩,为下一步功能锻炼打下基础。

(三)直立练习

直立练习是指早期时即每天多次把病床的头端摇起、将患者置于坐位,如患者能耐受可转移到起立位,逐渐增加起立床的角度,使患者逐步适应。在此过程中要注意患者的生命体征变化。

三、颅脑损伤恢复期康复训练

颅脑损伤患者急性期过后,各项生命体征均平稳即可转入康复医院进行康复治疗。恢复期的康复治疗主要目的是为了对患者存在的各种功能障碍包括躯体运动功能和认知语言能力进行训练,尽可能地提高生活质量。

(一)运动功能康复训练

颅脑损伤后运动功能障碍的康复治疗涉及内容很多,其中主要以运动疗法为主。目的是通过系统的、有选择、有针对性的方法,抑制和控制低级中枢的原始反射活动,加强高级中枢对低级中枢的调控作用,降低异常肌张力引起的肌肉痉挛,打破异常的痉挛模式,逐渐恢复可以控制的功能活动。

1. 运动康复治疗的原则

(1)灵活应用各种康复治疗手段,促进瘫痪肢体早期软弱无力肌群的收缩,抑制瘫痪后期出现的肌痉挛,恢复对肢体的控制能力。

(2)治疗中不断纠正异常的运动模式,尤其需要注意纠正瘫痪上肢的屈肌痉挛模式和下肢的伸肌痉挛模式,尽可能地恢复正常的姿势和步态。

(3)治疗中强调一对一的治疗方式,加强对患者的监督与指导,注意动作完成的质量。

(4)要求患者积极配合,以主动活动为主,被动活动为辅。提倡重复训练,强化正确规范的动作。

（5）根据每个患者的实际情况制订相应的短期、长期的康复治疗目标。有可能恢复实用肢体功能者应加强患侧肢体的功能训练；有可能恢复辅助肢体功能者应加强双侧肢体的功能训练；对于失用肢体的患者应加强健侧肢体的替代训练。

2. 运动康复治疗的方法

（1）神经肌肉促进技术：是瘫痪患者常用的康复治疗技术之一。该技术是通过遵循人体神经发育的自然规律，调整和改善脑部病变部位及其周围神经组织的兴奋性，以实现高级中枢对神经肌肉组织的重新支配。主要采取抑制异常姿势，促进正常姿势的发育和恢复的方法治疗中枢神经损伤的患者。

（2）恢复与增强肌力训练：重点是加强软弱无力肌群的力量训练，但痉挛期患者应避免会加重痉挛肌群的肌力训练。肌力训练的时间不宜过长，过度疲劳或抗阻用力过大会诱发肌痉挛。

（3）改善关节活动度：通过对不同部位关节、肌肉的缓慢或快速牵拉，可以改善关节的活动范围，预防关节的畸形。

（4）平衡训练：顺序从坐位平衡训练过渡到站立平衡训练，然后进展到坐位起立平衡，最后练习步行平衡训练。

（5）步态训练：①训练前患者必须能保持坐位和立位的平衡，在帮助下能完成步行的分解动作，如重心的前后、左右移位，健侧和患侧下肢的单腿站立等；②平衡杠内训练；③室内行走：平地、坡地、阶梯；④在活动平板上练习行走；⑤室外行走。

（6）日常生活活动（activities of daily living，ADL）训练：ADL 训练是指为满足日常生活活动所需的一种最基本、最具有共性的生活能力，包括进食、穿衣、大小便、个人卫生和行走等。

（二）语言功能康复训练

失语患者的康复训练应从最简单的"啊"音开始，然后说出生活中常用的单词，如吃、喝、水、尿等，反复强化训练，一直到能用完整的语句表达需要表达的想法。

1. 运动性失语的康复训练 运动性失语以口语表达障碍为突出特点，听理解相对较好，但对语法词和秩序词句子理解困难，复述、命名、阅读及书写均不同程度受损。运动性失语以语音训练为主。

（1）发音训练：先要进行舌肌、面肌、软腭和声带运动的训练，以使语言肌肉的功能得以恢复。

（2）词、句单音训练：发音训练 1 周后逐步训练患者说出单词-词组-短句。从简单的单词开始，逐渐加大难度。

（3）阅读训练：将适合患者发音的生活用语录制成磁带，让患者跟着读，反复进行语言刺激。

2. 感觉性失语的康复训练 感觉性失语以听理解障碍突出，表现为语量多，发音清晰，语调正确，短语长短正确，但缺乏实质词。患者常答非所问，虽滔滔不绝地说，却与检查者的提问毫无关系。感觉性失语以提高理解能力训练为主。

（1）听觉训练：与患者采取一对一的形式，通过患者以往所熟悉的声音，如平时最喜欢听的音乐,刺激患者的听觉,强化应答能力,刺激思维,增加语言的理解力。

(2) 手势训练:通过患者较熟悉的手势激发其理解能力。如梳头,护士做梳头的动作,让患者模仿、重复。

(3) 实物刺激:用图片边读边示意,并提出一些简单的问题,让患者思考后回答,以锻炼患者对问题的理解能力。

3. **完全性失语的康复训练** 完全性失语是最严重的一种失语类型,所有言语功能都有明显障碍。完全性康复训练时不宜过于着急,一般选用适当的难度,使患者基本能完成为宜。因部分患者的情绪常不稳定,连续生硬的语言会使患者失去信心而不能配合治疗。可请患者尽可能多地进行自我介绍,家庭成员介绍和自己的病史述说等,训练患者的表达能力,同时指导患者家属配合训练,可以互相促进效果。康复训练应因人而异,由易到难、由浅入深、循序渐进。

4. **认知语言能力康复训练** 认知障碍主要表现在觉醒和注意障碍、学习和记忆障碍、问题解决能力障碍等。根据认知障碍的恢复程度不同,采用相应的治疗策略。

(1) 记忆障碍的训练方法。①朗读法:反复朗诵需要记住的信息,在朗读的随后,大脑回忆与朗诵相一致的图像印象;②提示法:用活动信息的第 1 个字母或首个词句来提醒记忆;③叙述法:将需要记住的信息融合到一个故事里,当患者在表达故事情节时,记忆信息被不断地叙述出来,从而帮助记忆;④印象法:在患者的大脑中产生一个影像帮助记忆;⑤建立常规的日常生活活动程序:如同样的时间吃饭等;⑥辅助法:让患者利用写日记、填写表格等记录活动安排。

(2) 注意障碍的训练方法:①选择使注意力集中的作业活动;②做患者感兴趣的某些活动使其集中精力;③对分散注意力障碍的患者,开始训练时,应在安静的或独立的环境中完成某项活动,逐步恢复到正常的环境中。

(3) 定向力障碍的训练方法:①带患者到不同的地方参观,在过程中提示,再多次身处其境,让患者指出其所在地;②请家属、朋友与之交谈,根据其相貌和衣着、声音来识别是何人,与自己的血缘关系或社会关系、称谓等。

(4) 解决问题能力障碍的训练方法:①选择一项功能活动,与患者一起讨论,决定活动步骤和方法,然后让患者自己确定另一项活动计划,治疗师给予补充、纠正,得到患者同意后再执行;②提出一些难题、问题,问患者如何解决,让患者分析判断,提出解决问题的方法和步骤;③治疗师完成一项工作任务,让患者看到操作的全部过程,再问患者采用哪种方法更好,并尝试做一次;④推理训练,如讲一段故事,让患者设想几种结局;⑤参与家庭管理,如整理衣物等。

四、案例导入

患者,男性,42 岁。2011 年 7 月 20 日因车祸致头部外伤,当时拟诊"右额顶颞硬膜下血肿"收治入院。并予急诊全身麻醉下行"ICP 监测术＋血肿清除术＋去骨瓣减压术"。术后第 10 d 患者生命体征平稳,GCS 7 分(E2M4V1),双瞳孔等大等圆,直径均为 2 mm,对光反射均灵敏。现处早期康复治疗阶段,每周 2 次高压氧治疗。定时为患者翻身、拍背、吸痰,翻身后将患者肢体放至功能位。定时夹闭导尿管以训练膀胱功能。嘱家属放些患者平日喜欢听的音乐,经常在患者耳边呼唤、说话。患者因功能区受损左侧肢体偏瘫,穿弹力袜防止深静脉血栓的同时,教会家属为患者做床上的被动运动,定时按摩肢体,促进血液循环。术后 20 d 患者出院转至康复医院继续治疗,GCS 11 分(E3M6V2),左侧肢体仍偏瘫,不能说话但可以理解家属的意思。

(郑红云)

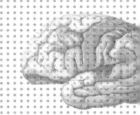

第五章
先天性疾病患者的护理

第一节　脑　积　水

　　脑积水(hydrocephalus)是由于脑脊液分泌增多、吸收障碍和(或)循环障碍,引起脑脊液循环动力学的异常改变,使得脑脊液在脑室内和(或)颅内蛛网膜下隙异常积聚,使其部分或全部异常扩大。由脑萎缩、局部脑组织缺失等原因引起的脑实质体积减小而导致脑脊液在颅内相应增多的情况,不属于脑积水。

　　脑积水在人群中的患病率为 $1‰\sim1.5‰$。脑积水多为散发,无性别差异。先天性中脑导水管狭窄引起的脑积水有家族遗传倾向,属于 X 性染色体隐性遗传疾病,女性携带,男性发病。婴幼儿常好发先天性脑积水,而 60 岁以上的老年人则好发原发性正常压力脑积水。

一、疾病解剖

　　脑室系统可分为侧脑室、第三脑室及第四脑室(图 5 - 1)。侧脑室位于大脑半球内,左右各一,延伸至半球的各个叶内,侧脑室有 3 个角,分别为前角伸向额叶、后角伸入枕叶、

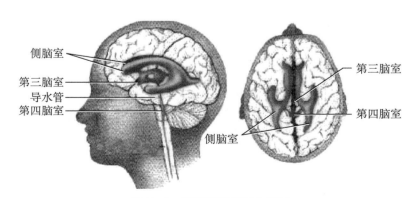

侧脑室
第三脑室
导水管
第四脑室

第三脑室
第四脑室

侧脑室

图 5 - 1　脑室侧视图和上视图

下角伸至颞叶。左、右侧脑室经左、右室间孔与第三脑室相通。第三脑室位于左、右间脑之间,为两侧丘脑和下丘脑间的狭窄腔隙。前方与侧脑室相通,后方与中脑导水管相通连于第四脑室。第四脑室是位于延髓、脑桥和小脑间的室腔。第四脑室向后与延髓池相通,向上通中脑导水管,向下通延髓中央管。

脉络丛由软脑膜陷入脑室腔内形成,主要位于侧脑室、第三脑室和第四脑室,是产生脑脊液的主要结构。脑脊液是充满于脑室系统、脊髓中央管和蛛网膜下隙内的一种无色透明的液体,在中枢神经系统类似淋巴液,起到营养、代谢、调节和保护的作用。成人脑脊液总量为 100～150 ml。脑脊液产生的速率为 0.3 ml/min,日分泌量为 400～500 ml,即脑脊液在不断地产生、循环和回流的平衡中。

二、分类

1. **按脑室系统和蛛网膜下隙是否相交通分类**

(1) 交通性脑积水:其特点是全脑室扩大,脑室系统和蛛网膜下隙相交通。梗阻发生在脑室系统外,即蛛网膜下隙(以基底池多见)、蛛网膜颗粒或静脉回流。

(2) 梗阻性脑积水(也称非交通性脑积水):其特点是梗阻发生在脑室系统内或第四脑室出口,使脑脊液全部或部分不能流入蛛网膜下隙,梗阻部位以上的脑室扩大。现代的观点认为所有脑积水都是梗阻性的。

2. **按病程分类** 可分为急性脑积水(数天)、亚急性脑积水(数周)和慢性脑积水(数月或数年)。

3. **按压力分类** 根据颅内压,可分为高压性脑积水、常压性脑积水和低压性脑积水。

4. **按临床症状有无分类** 可分为症状性脑积水和无症状性脑积水。

5. **按病情进展与否分类** 分为进展性脑积水和静止性脑积水。

6. **按脑积水部位分类** 分为脑室内脑积水和脑室外脑积水,后者是一种由于脑脊液吸收障碍引起的蛛网膜下隙扩大,婴幼儿期发病,具有自愈倾向。

7. **按年龄分类** 可分为小儿脑积水和成人脑积水。

三、病因

导致脑积水产生的原因可以归纳为:脑脊液分泌过多、循环受阻、吸收障碍或兼而有之。病变性质可以有先天性发育异常、炎症、出血、肿瘤和外伤等。小儿脑积水以先天性发育异常多见;成人脑积水以肿瘤、蛛网膜下隙出血和外伤多见。

四、病理生理

由于机械性损伤、缺血性损伤、代谢障碍或细胞毒性损伤,导致脑脊液循环受阻、脑室扩大可引起一系列的病理生理改变,以皮质损伤为主。

(1) 脑室周围反应性胶质增生,脉络丛上皮萎缩致脑脊液分泌功能减退。

(2) 脑室周围白质水肿,白质细胞外间隙扩大,成为循环受阻后脑脊液吸收的代偿通路,胼胝体和锥体束等因长期受压而萎缩。轴索损伤是脑积水重要的病理改变,伴有髓鞘

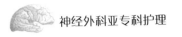

脱失、星形细胞和小胶质细胞反应性增生和肥大。

（3）严重的脑积水可导致脑皮质变薄和基底节萎缩；第三脑室扩张压迫下丘脑核团，引起神经内分泌功能障碍。

五、临床表现

（一）颅缝未闭合的婴幼儿高压性脑积水

1. 症状　患儿可出现喂食困难、易激惹、活动减少及频繁呕吐。

2. 体征　患儿出生后数周开始出现头颅增大，少数患儿出生时头颅就明显大于正常，头颅异常增大与面颅及身体其他部位的发育不成比例；头皮变薄发亮，因颅内压增高导致颈内静脉回流受阻，颈外静脉回流代偿性增加导致额颞部头皮静脉扩张；视诊或触诊可发现颅骨骨缝分离，叩诊头部额颞顶交界处可呈实性鼓音即"破罐音"称麦克尤恩征（Macewen征），严重者可有振动感；前囟饱满、凸出，直立且安静时仍不凹陷，其他囟门也有扩大；双眼球呈下视状态，上眼睑不伴随下垂，可见眼球下半部沉落到下眼睑缘，部分角膜在下睑缘以上，上睑巩膜下翻露白，也称日落现象；单侧或双侧展神经麻痹出现复视、眼球内斜、眼球外展受损；运动异常主要表现为肢体痉挛性瘫痪，以下肢为主；当脑积水严重或进展较快时，可出现视盘水肿、视神经萎缩甚至失明，如病情继续进展，可出现嗜睡、惊厥，甚至脑疝、死亡。少数病例在一段时间后，病情不再进展，头颅不再增大，颅内压也不高，称为静止性脑积水。

（二）颅缝已闭合的儿童脑积水

1. 症状　患儿可出现头痛（以早晨更为明显）、频繁呕吐、视物模糊、颈部疼痛（提示小脑扁桃体疝）、复视、行走困难、智力发育障碍、内分泌异常、生长发育迟缓、肥胖、性早熟等。

2. 体征　患儿虽颅缝已闭合，但慢性颅内压增高也可引起头颅增大；Macewen征阳性，提示颅骨骨缝又分离；严重者视盘水肿伴有视网膜出血，如果颅内压增高得不到治疗，会引起视神经萎缩甚至失明；单侧或双侧展神经麻痹；上视困难；双下肢痉挛性瘫痪。

（三）成人急性高压性脑积水

症状和体征　包括：①急性颅内压增高三联征为头痛、呕吐、视盘水肿，并呈进行性加重；②颈部疼痛，提示小脑扁桃体疝；③天幕裂孔疝导致大脑后动脉受压出现一过性黑矇；④上视困难；⑤单侧或双侧展神经麻痹；⑥进行性意识障碍；⑦晚期呈去大脑或去皮质强直发作，以及脉缓、血压升高和呼吸深沉（库欣反应），如不及时治疗可导致死亡。

（四）成人慢性高压性脑积水

症状和体征　包括：①慢性颅内压增高，头痛和恶心、呕吐均较急性脑积水轻，视盘水肿常伴视神经萎缩，导致失明；②上视困难；③单侧或双侧展神经麻痹；④扩大的第三脑室压迫视交叉导致双眼颞侧偏盲；⑤双下肢痉挛性瘫痪；⑥认知功能障碍，人格改变；⑦额叶功能受损导致尿失禁；⑧内分泌异常，如肥胖性生殖器退化等。

（五）正常压力性脑积水

正常压力性脑积水主要表现为以下三联征。

1. **步态障碍** 为首发症状。最初表现为头昏、在坡道或楼梯上行走困难,起身或坐下困难;随病情进展,出现失平衡、闭目难立,即使睁眼站立也需双脚分开;行走时双脚分开、足外旋、步幅小、行走速度慢、起步及转身困难;严重者不能站立及行走。

2. **痴呆** 认知障碍以额叶功能障碍为主。起初表现为完成日常活动困难;随疾病的进展,出现注意力下降、精细运动能力差、短期记忆障碍,严重者出现淡漠、思维迟钝、说话减少、说话迟缓、肢体运动功能减退、记忆力和书写功能明显障碍。

3. **尿失禁** 因失去中枢抑制,膀胱功能紊乱,逼尿肌过度活跃,起初表现为尿频,随疾病进展可出现尿失禁,但大便失禁很少出现。

六、辅助检查

1. **头围** 正常新生儿头围(周径)为 33～35 cm,出生后前半年增加 8～10 cm,后半年增加 2～4 cm,1 岁时头围平均约 46 cm,第 2 年增加 2 cm,第 3～4 年增加 2 cm,5 岁时达 50 cm,15 岁时接近成人头围为 54～58 cm。当头围超出正常上限、连续每周增长 > 1.25 cm或与身体其他部位发育比例失衡时,则需查找原因,以排除脑积水。

2. **X 线平片检查** 婴幼儿可见头颅增大、颅骨变薄、板障结构稀少甚至完全消失,血管沟变浅或消失,颅缝分离、囟门扩大及颅面骨的比例失衡等。在儿童则可见蝶鞍扩大、后床突吸收、脑回压迹加深等颅内压增高的表现。

3. **CT 和 MRI 检查** 是临床筛查脑积水最常用的影像学诊断方法。典型表现为侧脑室额角增大、第三脑室变圆和颞角增大(图 5-2)。

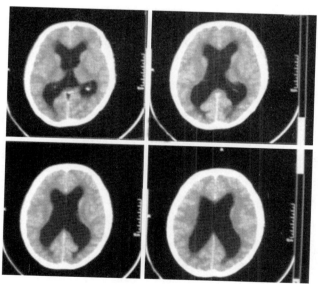

图 5-2 CT 检查显示第三脑室梗阻伴积水

4. **腰椎穿刺检查** 有助于完善诊断和辅助手术治疗的决策。其目的如下。①测定压力:确认脑积水为高压性还是正常压力性;②脑脊液检查:留取一定量的脑脊液标本进行相关检查,评估疗效和确认是否存在手术禁忌证;③脑脊液引流效果测试:有助于脑积水和单纯脑室代偿性扩大的鉴别；也有助于正常压力脑积水是否适合于分流手术的筛选。通常采用每次腰椎穿刺释放 30 ml 脑脊液的方法，比较释放前后神经功能状态。

七、治疗

对于临床表现不明显的脑积水患者，应该首选随访观察，因为部分患者的脑积水可表现为静止状态，甚至可以自行逐步缓解。但是，对于临床上有意识障碍加重或神经系统状态一度好转后又恶化、减压窗外膨逐渐加重、影像学上有典型征象并进展性加重的脑积水者，应该及时给予治疗。

（一）临时性治疗方法

1. 药物疗法　使用抑制脑脊液分泌的药物和降低颅内压的渗透性脱水剂及利尿剂，如甘露醇、呋塞米（速尿）。

2. 手术治疗　通过间歇性腰椎穿刺、控制性腰池引流术、脑室外引流术和皮下奥马耶囊（Ommaya 囊）植入术等方法，释放一定量的脑脊液，以达到暂时缓解颅内高压、引流血性脑脊液和控制颅内感染的目的。

（二）永久性治疗方法

1. 脑脊液腹腔分流术（ventriculoperitoneal shunt）　又称为 V-P 分流术，目前仍然是脑积水治疗的主要方式。其中以侧脑室-腹腔分流术占第 1 位；侧脑室-心房分流术（ventriculoatrial shunt）又称为 V-A 分流术，虽然逐渐减少，但对有腹部手术史或分流后腹腔感染者，仍然是不可缺少的选择。部分交通性脑积水者，可采用腰池-腹腔分流术（lumbar peritoneal shunt）又称为 L-P 分流术。

2. 脑脊液颅内转流术　以内镜下第三脑室造瘘术最为常用，其次还有终板造瘘术、中脑导水管成形术、透明隔造瘘术和脑室系统内新生隔膜造瘘术等。

八、护理

（一）术前护理要点

1. 一般观察　评估患者的意识状态，记忆力，头痛的部位、程度及其伴随症状，视力障碍程度，共济失调的类型和程度。还应了解患者的饮食、睡眠、营养状况、生活自理能力，有无尿失禁，注意观察患者的生命体征、颅内高压症状、患者主诉的其他不适症状及脱水治疗的效果，发现异常及时通知医生，给予处理。

2. 脑室外引流的护理　①脑室外引流管的放置高度：以平卧位时引流管开口高出侧脑室平面（脑外定位标志：耳屏）30～50 mm 为准；②引流早期速度不宜过快，因为患者原处于颅高压状态，骤然减压会使脑室塌陷，导致硬膜下血肿，而且引流过快患者又易出现低颅压性头痛，所以一般引流量保持在 150～200 ml/d 或遵医嘱；③保持引流管的通畅，妥善固定，避免牵拉、受压、扭曲，发现堵塞及时寻找原因，予以处理；④保持整个引流管装置的清洁和无菌，如需搬运应暂时夹闭引流管，防止脑脊液反流，造成颅内感染；⑤观察引流液的颜色、性状及量，出现异常立即通知医生；⑥当患者脑积水症状改善，抬高或试夹闭引流管 24～48 h，以便了解脑脊液循环是否通畅，有无颅内压再次升高的情况；

⑦一般引流管放置≤7～10 d,拔管后切口处如有脑脊液漏,应及时告知医生予以缝合,以免引起颅内感染。

(二)脑室腹腔分流术术中配合

1. **麻醉方式** 全身麻醉,气管内插管。

2. **手术体位** 仰卧位,头偏向健侧,患侧肩下垫一小枕或小沙袋,头圈固定。

3. **手术切口** 标记右额发际内小马蹄形切口,颈部和胸部皮下隧道及剑突下正中长约5 cm的切口。

4. **手术物品准备**

(1)器械及物品:脑室腹腔分流包、开颅敷料包及开腹敷料包。

(2)特殊器械及物品:脑棉10块、钝头皮下隧道通条、吸收性明胶海绵、骨蜡、7号粗线,脑室腹腔分流管1套。

5. **手术主要步骤与护理配合**

(1)消毒头部、颈胸腹部皮肤,铺无菌巾,贴无菌保护膜。

(2)用大圆刀做一小马蹄形切口,用双极电凝镊止血,乳突牵开器牵开,骨膜剥离器剥离骨膜。在颅骨切口中央,用手摇钻进行钻孔,剥离子清除骨屑,咬骨钳扩大骨窗,骨蜡止血。

(3)辅助护士将分流装置拆封,洗手护士应将其浸泡于含有庆大霉素注射液的生理盐水中。

(4)用双极电凝镊电灼硬膜,"十"字或"丁"字形切开硬脑膜,取分流管脑室端,导丝支持下穿刺侧脑室前角,退出导丝即见脑脊液流出,将分流管固定于支架内,再用小圆针细线固定于骨膜上。

(5)用长的血管钳沿皮下扩张切口,取带芯的钝头皮下通条自额部切口沿皮下深层经耳后、颈部向剑突下切口处剥离。在形成皮下隧道时,辅助护士应将垫在肩部的小沙袋取出,通条在穿过胸锁关节处皮下时,其末端应向上挑起,以免损伤深部血管。胸部皮下组织不要太薄,以免局部皮肤坏死或感染。

(6)用小号尖头刀在剑突下做正中切口,并逐层分离,用双极电凝镊止血,暴露腹膜。

(7)通条于剑突下穿出,退出针芯,在通条头端用粗线固定,将通条退出,将丝线从皮下隧道内引出,连接分流管的远端,然后将分流管从额部切口经皮下隧道引至剑突下切口,将分流管近端连接阀门。安装分流管前,先检查分流管装置是否通畅,以及阀门内要充满液体。如使用可调压的分流管,应事先调节好阀门的压力。分流阀放在头皮切口外侧方,应注意阀门上箭头应指向脑脊液流出方向,并用丝线固定,分流管末端置于腹腔内,按压阀门可见分流管远端开口孔中有脑脊液流出,再次证明引流装置通畅。

(8)用双极电凝镊、吸收性明胶海绵、脑棉止血。冲洗手术野后,分层缝合头、腹部伤口,依次缝合腹膜、腹肌、皮下组织和皮肤。用无菌敷贴覆盖。

(三)术后常见并发症护理

脑脊液分流术后的并发症有分流装置故障、感染、分流过度、癫痫、分流管装置外露。脑室-腹腔分流术后还可见消化道症状,多见于术后早期,表现为腹痛、腹胀、食欲缺乏甚至呕吐,主要是脑脊液刺激腹膜所致,一般1周左右可消失。第三脑室造瘘术后的并发症包括颅内积气、脑脊液漏、脑室内出血、硬膜下出血或积液、下丘脑损伤及颅内感染。

1. 分流装置故障 可导致脑脊液分流不足,是分流术最常见的并发症。堵塞是最常见的分流装置故障,其中又以分流管近段(脑室端)堵塞最多见,可因脉络丛粘连、血块堵塞或脑组织粘连所致;脑室炎、脑室内出血及脑肿瘤术后,脑脊液中的炎性细胞或肿瘤细胞、蛋白或纤维素含量增高可使分流阀门堵塞;分流管远段(腹腔端或心房端)堵塞一般是由于分流管远端裂隙开口被血块、大网膜或纤维素堵塞或腹腔感染出现严重粘连引起。一旦发生,患者的脑积水症状和体征就会复发,头颅 CT 扫描显示脑室未缩小或再度扩大。一旦堵管后,轻度阻塞者反复按压减压阀可使分流管再通,严重者常需更换分流装置。术后嘱患者经常变换体位,使分流管随肠蠕动自由伸直而防止折管阻塞。

2. 分流过度 可引起颅内低压、硬膜下血肿或积液。患者可表现为典型的体位性头痛,直立时加重,平躺后缓解,具有自限性。

3. 分流管装置外露 多见于头颅增大、头皮变薄、营养状况差的慢性脑积水患者,也可见于对分流管材料过敏的患者。当出现分流管装置外露,常会继发感染,应立即予以无菌敷料覆盖,局部换药,避免引起炎症加重感染,待稳定后手术取出分流管。

4. 分流术后感染 多在术后 2 周内出现,感染多来源于患者的皮肤,最常见的病原菌是表皮葡萄球菌。感染后患者可出现发热、头痛或腹痛、分流管皮下红肿等,严重者可出现癫痫和意识障碍。脑脊液常规、生化、细菌涂片和细菌培养检查可获得阳性结果。故为防止术后感染,应严格无菌操作;术后观察患者有无切口感染征象及切口的渗血、渗液情况,及时通知医生更换敷料,保持敷料的清洁干燥。发现切口感染时,按医嘱应用有效的抗生素控制感染。

5. 颅内积气 为第三脑室造瘘术后最常见的并发症,主要是由于术中头位摆放不当及术中冲洗灌注不足所引起。患者多无症状,仅在复查头颅 CT 时发现,一般能在 10 d 内吸收,如积气量过多而出现张力性气颅时会出现颅内高压症状甚至意识变化,应穿刺排气。

6. 康复指导

(1) 一般头、腹部伤口 7 d 左右拆线,拆线后如伤口愈合良好 3 d 后即可洗头、沐浴。动作应轻柔,避免抓破伤口。

(2) 定期门诊随访,如出现头痛、呕吐、腹痛、胃肠道不适等表现,及时来院就诊。

(3) 对于需按压分流阀门的患者,指导正确的按压方法,即缓慢压下阀门后迅速放开,以保持分流管引流通畅。

(4) 传统的分流管是采用固定压力的分流管即有高、中、低压力的区别,但随着对疾病的进一步了解发现脑室的压力会随着疾病的变化而发展,故目前在经济状况允许的条件下患者常可选用可调压式的抗虹吸功能分流管。这种分流管可随病情的需要在体外将压力调至 0.30～1.96 kPa(30～200 mmH$_2$O),适合临床多种病例,特别是由于小儿发育成长较快、颅内压力变化范围大故更为适用。此外,可调压式分流管还可避免出现引流不足或引流过度。

九、案例导入

患者,男性,52 岁。2015 年 4 月 2 日因车祸致"右侧额颞叶硬膜下血肿"行"ICP 监测仪置入术+去骨瓣减压术+血肿清除术",术后 GCS 15 分,除左侧肢体因功能区受损不能活动外,右侧肢体活动及肌力均恢复至 Ⅴ°,转至康复医院行康复治疗。5 月 26 日患者晨起时主诉头痛,逐渐进展至右侧肢体无力(肌力 Ⅳ°),右侧骨窗处有膨出并出现视物模糊。行头颅 CT 检查示"侧脑室额角增大、第三脑室变圆和颞角增大",腰椎穿刺检查显示压力为1.96kPa(200 mmH$_2$O),5 月 28 日转入上级医院。入院后在局部麻醉下行腰椎穿刺术以进行脑脊液引流效果测试,结果腰椎穿刺术后患者主诉头痛缓解。完善各项术前检查后,于 6 月 4 日在全身麻醉下行脑室-腹腔分流术。术后予以抗感染、止血对症支持治疗。患者右侧肢体肌力恢复至正常,骨窗下陷,于 2015 年 6 月 20 日出院。

（汪慧娟　陈　燕）

第二节　脊膜膨出

脊膜膨出是指在脊椎裂的基础上,椎管内的脊膜和脊髓神经组织向椎管外膨出,是部分脊椎裂的常见类型。脊髓脊膜膨出的全球发病率为 0.05％～0.1％,我国的发病率为0.1％～1.0％,是新生儿致残和致死的重要原因之一,严重损害我国儿童身体健康并给其家庭带来巨大的经济和精神上的负担。引发该病的因素可能与母亲孕前或孕早期叶酸摄入不足、糖尿病、长期服用某些药物及遗传因素有关。

一、分类

根据膨出内容物不同及有无脊髓外露,分为 3 种类型。

1. **脊膜膨出型**　仅有脊膜膨出而脊髓组织位于椎管内(图 5-3),分为脊膜后膨出与脊膜前膨出。

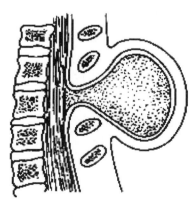
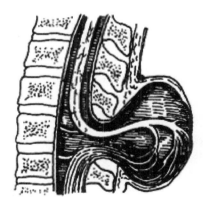
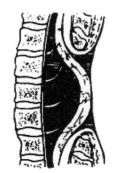

图 5-3　脊膜膨出　　　　图 5-4　脊髓脊膜膨出　　　图 5-5　脊髓外翻

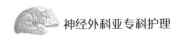

2. 脊髓脊膜膨出型　脊髓组织与脊膜同时膨出,膨出物表面有完整的皮肤或假上皮覆盖(图5-4)。

3. 脊髓外翻型　脊髓在某部位呈平板状,而部分脊髓组织在中线处直接暴露在外,也称脊髓裂(图5-5)。

二、临床表现

1. 局部包块　婴儿出生时,背部中线,颈、胸或腰骶部可见一囊性肿物。包块呈圆形或椭圆形,多数基底较宽,少数为带状。表面皮肤正常,也有时为瘢痕样,而且菲薄。曾发生破溃者,表面呈肉芽状或有感染。已破溃者,包块表面有脑脊液流出。婴儿哭闹时包块增大,压迫包块则前囟门膨隆。

2. 神经损害症状　有不同程度的双下肢瘫痪及大小便失禁,可随年龄、身高增长加重症状。

3. 其他症状　脊膜膨出向胸腔、腹腔、盆腔内伸长时可出现包块及压迫内脏的症状。

三、诊断与治疗

1. 诊断　脊膜膨出患者X线检查可见脊椎裂、椎管扩大或骶骨缺损。B超检查可见不同于盆腔器官的囊状肿物。CT扫描可见膨出物与椎管蛛网膜下隙相通。MRI检查可见有无合并其他畸形。

脊髓脊膜膨出X线检查可见病变部位椎板缺损和局部椎管扩大。B超检查可见囊内充满液体,脊髓及神经粘连于囊壁。CT和MRI检查可见囊腔与椎管蛛网膜下隙相通,脊髓呈弓状凸入囊内,并可见合并其他畸形。

脊髓外翻是一种开放性的神经管闭合不全畸形。

2. 治疗　脊髓脊膜膨出患儿应尽早手术治疗以恢复或减轻神经功能障碍。

四、围手术期护理

(一)术前护理

(1)患者取侧卧位或俯卧位,所穿衣物宽松柔软,避免囊肿受压、摩擦致破溃感染。

(2)观察患者的膨出物有无增大,有无大小便失禁及双下肢活动情况。小儿需测量头围及观察前囟张力。

(3)对肿物皮肤完整者,术前一日沐浴,动作应轻柔,切忌使肿物表面皮肤破损。

(4)囊壁薄弱或局部已破溃者可用无菌生理盐水纱布覆盖,保持创面清洁,避免进一步污染。对于局部感染严重者,应进行抗感染治疗,争取在创面清洁或近于愈合时再施行手术。

(5)腰骶部脊膜膨出物距离肛门、会阴部较近,新生儿、婴幼儿要勤换尿布,大小便后及时用温开水冲洗干净。

(二)术后护理

1. 体位　取侧卧位或俯卧位,臀部稍抬高。

2. 伤口护理　切口加压包扎,以减轻局部张力,防止发生脑脊液漏。臀部严禁覆盖尿布,防止大便污染敷料,敷料浸湿后及时更换。拆线前及拆线后 3 d 不宜抱起或坐起,小儿患者尽量减少哭闹,保持大便通畅,避免增加切口张力。

3. 引流管护理　保持引流管通畅,防止扭曲、受压及脱出。观察和记录引流液的色、质、量。

4. 臀部皮肤护理　臀部皮肤污染要及时用温水清洗,并涂抹氧化锌膏以防止发生红臀。

5. 术后并发症的护理

(1) 急性脑积水:小儿患者前囟张力增高,头围增大,提示术后急性脑积水可能,应遵医嘱及时应用甘露醇等药物脱水治疗。

(2) 脑脊液漏:如发现切口敷料被淡红色液体浸湿,提示有脑脊液漏的可能。患者应取俯卧位或侧卧位以利于切口愈合。

(3) 切口感染:密切观察体温变化及伤口局部有无红肿、压痛,如发现切口红肿及有分泌物,遵医嘱应用抗生素的同时可给予红外线灯照射,以促进局部血液循环,使创口愈合。

6. 饮食指导　患者术后第 1 d 起可给予高蛋白、高维生素、高热量、易消化饮食,以增强机体抵抗力,利于切口愈合。

7. 功能指导　观察患者双下肢活动情况、下肢肌力、肛周皮肤感觉、大小便次数等,并与治疗前进行比较。对瘫痪肢体进行功能锻炼,预防关节畸形,注意下肢关节保持于功能位置。对于排尿功能异常的患者嘱其定时紧缩腹部和按摩排尿,培养其定时定量饮水、定时排尿的习惯。

8. 康复指导　包括:①指导患者术后 1 个月内避免剧烈活动,以防止伤口裂开;②指导患者出院后仍需保持伤口敷料的清洁干燥,如有渗出,需来院换药;③指导患者加强营养,少量多餐,食用高蛋白、易消化食物;④指导患者及家属注意观察大小便及两下肢活动情况,如有神经功能障碍加重,应及时来院就诊。

五、案例导入

患者,男性,14 岁。幼时发现腰臀部局部有异常毛发,局部包块隆起,当时未予重视和进一步检查。至半年前开始出现小便次数增多伴小便费力,解不尽感;大便费力且有干结,排便间隔时间延长。MRI 检查示"脊髓脊膜膨出",由门诊收治入院。入院后患者在全身麻醉下行脊髓脊神经松解术及脊膜修补术,术后予以脱水、抗感染、止血、抑酸、营养神经等治疗。患者留置导尿于术后 1 周拔除,拔除后主诉尿频且每次尿量较少伴有腹胀感,给予 B 超检查测定膀胱内残余尿量,检查结果示:残余尿量>50 ml。尿流率测定结果示:最大尿流率≤10 ml/s,结合病史诊断为"神经源性膀胱"。

六、知识链接

神经源性膀胱的护理

当神经系统损伤或疾病导致神经功能异常,引起膀胱的储存和排空机制发生障碍时,即发生神经源性膀胱。神经源性膀胱是一类由神经性病变导致的膀胱、尿道功能失常,因而产生一系列并发症的疾病总称。

1. 康复目的　恢复和重建膀胱功能,减少患者泌尿系统感染,保持泌尿器官形态和功能,提高生活质量,降低病死率。

2. 护理原则　恢复膀胱的正常容量;增加膀胱的顺应性,恢复低压储尿功能,减少膀胱输尿管反流,保护上尿路;减少尿失禁,恢复控尿能力;减少和避免泌尿系统感染和结石形成等并发症。

3. 护理方法

(1) 间歇性导尿:是较为常用的安全的膀胱康复护理方法。间歇性导尿有利于降低泌尿系统感染的发生率,有助于维护膀胱顺应性,保护肾脏功能,对膀胱功能的重建及自主性排尿起重要作用。间歇性导尿可使膀胱建立规律的充盈与排空,符合人体生理状态,并反复刺激排尿点,诱发排尿反射,最终建立反射性膀胱,恢复患者自主排尿。

(2) 制订饮水计划:患者每天饮水量应控制在 2 000 ml 以内,在限水的同时应特别注意患者有无脱水或意识不清等情况。参考饮水计划:早餐含水量 200～250 ml;早餐后午餐前饮水 200～250 ml;午餐含水量 200～250 ml;午餐后晚餐前饮水 200～250 ml;晚餐含水量 200～250 ml。

(3) 诱发排尿:刺激臀部、大腿内侧、会阴区,寻找引起患者排尿反射的触发点进行叩击,首先叩击耻骨上区,要轻而快,避免重叩,再重叠双手从脐部向耻骨方向挤压和环形按摩,将尿液挤出。

(4) 训练盆底肌:指导患者收缩肛门的同时进行桥式、站立、坐位、配合呼吸训练及排尿过程中中断尿流训练等。

(任　琳)

第三节　小脑扁桃体下疝畸形及脊髓空洞症

一、小脑扁桃体下疝畸形

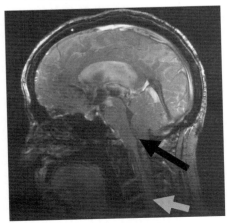

图 5-6　MRI 检查显示脊髓空洞症

(深色箭头为小脑扁桃体下疝处,浅色箭头为脊髓空洞处)

小脑扁桃体下疝畸形又称 Chiari 畸形,是一组后脑异常,包括小脑扁桃体经枕大孔疝入到椎管的一组后脑异常。小脑下疝、拥挤的枕大孔和颅颈交界区脑脊液流动异常,导致了脊髓空洞症的形成(图 5-6)。Chiari 畸形的发病机制有后脑发育不全、发育停滞学说、尾端牵拉学说、胚胎脑室膨胀缺乏学说等。

(一) 疾病分类

小脑扁桃体下疝畸形共分为 4 型,其中最常见的是 Ⅰ 型和 Ⅱ 型。

1. Ⅰ型　小脑扁桃体下移至上部颈椎管内,常伴有经髓空洞,偶尔并发脑积水,拥挤的枕大孔可能压迫疝出的小脑组织,限制颅颈区正常的脑脊液流动。

2. Ⅱ型　下疝的组织有小脑蚓部、脑干和第四脑室。脉络丛和相关的椎-基底动脉、小脑后下动脉也可能向下移位。常并发脑积水与脊髓空洞。

3. Ⅲ型　小脑、脑干经颅裂向后膨出,常伴有严重神经发育障碍和脑神经损害,往往预后不良。

4. Ⅳ型　小脑发育不全,不并发后脑下疝。

（二）临床表现

1. 疼痛　持续性枕部、颈部和臂部疼痛,疼痛呈放射性烧灼样,在颈部活动时疼痛加重。

2. 感觉障碍　上肢常有痛觉、温度觉减退,而下肢则为本体感觉减退。

3. 其他症状　眩晕、耳鸣、复视、步态不稳及肌无力、肌萎缩(特别是手肌)。

二、脊髓空洞症

脊髓空洞症(图 5-7)是由多种原因引起的进行性脊髓或延髓退行性疾病,是以充满液体的异常空腔为特征的脊髓内异常液体的积聚状态,在空洞周围常有神经胶质增生,多伴随颅颈交界畸形或脊髓栓系综合征。患病率约为 8.4/10 万,多发生于青壮年,男性多于女性,病程数月至数十年。

临床表现如下。

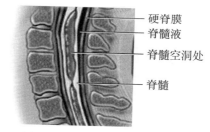

右侧标注：硬脊膜　脊髓液　脊髓空洞处　脊髓

图 5-7　脊髓空洞症示意图

1. 分离性感觉障碍　单侧的痛觉、温度觉障碍,而触觉及深感觉完整或相对正常。

2. 运动障碍　肌肉萎缩、软弱无力且有肌束震颤,表现为腱反射及肌张力减低等。

3. 营养性障碍及其症状　关节磨损、萎缩、畸形或肿大。

4. 颈交感神经麻痹症状　病损节段可有出汗功能障碍,表现为出汗过多或减少,晚期可出现神经源性大小便失禁现象。

三、诊断与治疗

（一）诊断

对于小脑扁桃体下疝畸形,枕颈部 MRI 检查可显示小脑扁桃体下降至枕大孔水平以下;头颅 CT 或 MRI 检查可显示是否合并脑积水;颈部、胸部 MRI 检查可显示是否合并脊髓空洞;颅颈交界区 X 线片、CT 和 MRI 检查可显示是否合并颅底畸形。

（二）治疗

小脑扁桃体下疝畸形进展缓慢,如扁桃体移位轻微且无客观神经病学表现,可以通过连续检查和影像学进行安全随访,不需要手术治疗。当患者出现顽固性头痛和客观的神经病学表现时,应选择手术治疗。颅后窝减压术可以改善小脑和脑干的直接受压症状,若

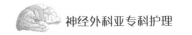

合并有脑积水,需先做分流术后,无改善者行颅后窝减压术。

脊髓空洞症需先行原发病的治疗,如颅颈交界处畸形的治疗,脑积水者可行脑室腹腔分流术;由小脑扁桃体下疝畸形引起脊髓空洞者,可做枕大孔减压术或颅后窝容积扩大术。

四、围手术期护理

(一)术前护理

(1)嘱脑积水患者保持情绪稳定,避免剧烈咳嗽、打喷嚏,勿用力排大便,以免诱发颅内压增高而发生脑疝。

(2)评估患者肌力,有无肢体麻木。对行走不便者加强预防跌倒及坠床的宣教。了解排便、排尿情况,并指导患者锻炼卧床排大小便。

(3)对感觉障碍患者,应加强安全防范与相关知识宣教。冬季要注意保暖,使用热水时,注意水温,先用健侧测试。

(4)观察小脑扁桃体下疝畸形患者疼痛的部位、性质、程度及有无放射痛。由于扁桃体下疝入颈椎椎管内,直接压迫延髓和上脊髓,可能影响患者的呼吸功能,应严密观察患者呼吸的频率、节律和形态的变化。术前应指导患者进行深呼吸及有效咳嗽的锻炼,以增加肺活量,促进痰液排出,预防术后发生坠积性肺炎。

(二)术后护理

1. 体位 术后取平卧位,头部垫软枕,高度以一拳为宜,使颈部与躯干保持呈直线,以免过高引起颈部前曲,过低引起颈部向后过伸。患者侧卧位时在肩背部和腿部垫支持物,以维持侧卧姿势。术后翻身或搬动时,应保持患者头、颈、肩、躯干纵轴一致,避免旋转与震动。

2. 饮食指导 鼓励患者多进高热量、富含营养、易消化的饮食,以利于伤口愈合。

3. 术后观察 术后严密观察患者生命体征变化,尤其是呼吸的频率和节律。观察患者四肢感觉及运动功能恢复情况。如有感觉缺失、肌力下降等神经功能障碍,应立即报告医生。

4. 咳嗽、咳痰 鼓励患者主动咳嗽、排痰,对咳嗽反射迟钝和咳嗽无力者应协助翻身拍背,必要时给予吸痰。术后遵医嘱予以雾化吸入治疗,以稀释痰液,有利痰液的排出。

5. 观察伤口敷料 观察伤口敷料有无渗血、渗液,若周围皮下组织有瘀斑,要警惕颈部深血肿的发生。伤口敷料如有无色或淡红色渗出液,提示有脑脊液外漏的可能,应嘱患者严格卧床。

6. 佩戴颈托 由于手术导致脊柱稳定性下降,术后患者需佩戴合适的颈托,防止因头颈部扭曲导致脊椎脱位压迫脊髓,引起脊髓功能障碍。

7. 功能指导 鼓励患者早期进行功能锻炼,可在麻醉清醒后进行上肢和下肢的轻度伸展,以不劳累为度。病情允许可逐渐扩大活动范围直至下床活动。训练时观察患者是否出现头晕、面色苍白等直立性低血压表现。

8. 康复指导

（1）鼓励患者保持乐观愉快的情绪，寻找心理放松的方式和方法，在精神方面为自己创造一个良好的环境。

（2）指导感觉障碍患者每天自我检查无感觉区有无受伤，注意皮肤有无发红、水疱、淤血、抓伤等情况出现；在拿热的碗、盆、杯及金属勺子时应戴手套，以免烫伤。

（3）指导患者合理搭配饮食，宜食用高蛋白及富含维生素、钙、锌的饮食，以提供神经细胞和骨骼肌细胞重建所必需的营养物质。

（4）佩戴颈托者，需坚持戴颈托 1～3 个月，避免扭转、过屈及过伸等损伤颈椎的动作。

（5）建议患者在康复师指导下进行肢体锻炼并持之以恒，以促进功能恢复。

五、案例导入

患者，女性，33 岁，颈项胀痛伴四肢乏力、麻木，且温度觉减退，大便控制力下降 2 年。MRI 检查示"脊髓空洞伴脑积水"。由门诊收治入院。入院后在全身麻醉下行枕-颈减压术及脑室-腹腔分流术，术后予以抗感染、止血、抑酸、营养神经等治疗。患者术后恢复好，复查 3.0T MR 快速电影相位示"脑脊液运行正常"。患者术后恢复良好，10 d 后拆线，遵医嘱出院。

六、知识链接

3.0T MR 快速脑脊液电影相位

3.0T MR 快速脑脊液电影相位是一种无创的显示流体的流速及流向的技术。它最初应用于血流的研究，能够在十几秒内连续快速提供一个心动周期中血液的实时流速、流向。将 MR 快速电影相位对比技术应用于研究脑脊液的循环机制，可以反映中脑导水管区域脑脊液的生理性和各种病理性流动状态，如交通性脑积水、阻塞性脑积水、Chiari 畸形，以及其他颅颈交界区畸形引起的中脑导水管区域脑脊液的异常流动。3.0T MR 快速脑脊液电影相位为进一步研究脑脊液循环障碍性疾病提供依据，可广泛应用于脑脊液循环障碍性疾病的诊断和术后的疗效评估。

（任　琳）

第六章
功能神经外科治疗及护理

第一节　立体定向放射外科

　　立体定向放射外科(stereotactic radiosurgery)的概念最早由瑞典立体定向专家 Lars Leksell 教授于 1951 年提出。20 世纪 80 年代,随着计算机技术和神经影像技术的发展,立体定向放射外科技术走向成熟。立体定向放射外科是指立体定向系统的精确定位,将高能量放射线(γ射线、X射线或荷电粒子束)单次分割,并在短时间内聚焦于某一局部靶点内,摧毁该区域内的所有组织,或引起所需要的生物学效应,达到类似外科手术的效果,靶点外围的放射剂量呈梯度锐减,周围脑组织免受损伤或呈轻微的可逆性损伤。

　　放射外科所采用的设备目前主要有四大类,即伽玛刀(γ刀)、立体定向加速器(X刀)、粒子束射线和射波刀。

一、伽玛刀放射外科

　　第 6 代伽玛刀(leksell gamma knife perfexion)于 2006 年问世。它使用 192 个$^{60}C_o$(钴-60)放射源,其治疗床在计算机的控制下也可进行上、下、左、右移动以及前进和后退(图 6-1)。

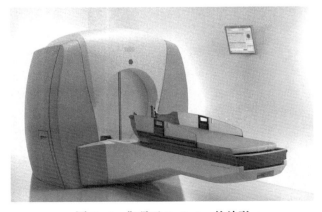

图 6-1　伽玛刀 Perfexion 的外形

伽玛刀的准直器全部安装在伽玛刀的内部，无须人工更换准直器头盔。治疗过程中的自动化程度、精确度和安全性得到了进一步提升。医生只需要在计算机上设计好治疗计划，并将治疗计划传输到控制伽玛刀的计算机，然后将患者安放在治疗床上，头架固定在治疗床的卡坐上，最后按动治疗按钮，治疗的全过程自动完成。

目前临床上使用的伽玛刀有 C 型伽玛刀、4C 伽玛刀和 Gamma Knife Perfexion，后者治疗的靶区范围和解剖范围比 C 型伽玛刀扩大，从脑部扩大到颅底、颅外的头颈部、颈椎、颈部脊髓和鼻咽部。

（一）伽玛刀照射后的放射生物学改变

一次性大剂量接受伽玛刀照射后，受照组织中仅有部分细胞的 DNA 双螺旋链被高能射线所打断，这些细胞因不能正常代谢而迅速死亡和破裂。同时，受照组织中的毛细血管壁也因射线作用而产生肿胀、变性、坏死、血管腔变窄、血液流动缓慢、血栓形成，最终造成血管闭塞，进一步使受照组织缺血、缺氧，组织变性坏死，从而达到控制肿瘤生长的目的。

（二）伽玛刀治疗的适应证

伽玛刀主要治疗小型或中等大小动静脉畸形、直径＜3 cm 的听神经瘤、三叉神经鞘瘤、中等大小的颅底脑膜瘤、小型垂体瘤、直径 3 cm 左右的颅内单发或多发转移瘤（肿瘤数≤4 个肿瘤）、其他小型边界清楚的颅内肿瘤，以及术后残留的颅内良性肿瘤（肿瘤直径＜3 cm）（图 6-2）。但是，如肿瘤位于深部和重要功能区、常规外科手术难以切除或创伤较大、并发症较多、高龄、有系统性疾病不能耐受外科手术的患者，伽玛刀仍不失为一种良好的治疗方式。在功能神经外科方面，伽玛刀主要用于治疗三叉神经痛、癫痫、帕金森病等。

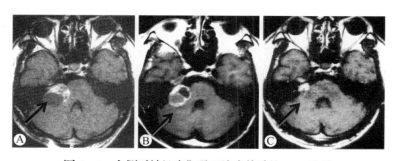

图 6-2　右侧听神经瘤伽玛刀治疗前后的 MRI 比较

A. 伽玛刀治疗前；B. 伽玛刀治疗后 1 年，肿瘤缩小；C. 伽玛刀治疗后 5 年肿瘤进一步缩小，未见肿瘤复发

（三）伽玛刀设备的组成

伽玛刀设备由伽玛射线源、准直器、移动手术床、控制系统、立体定向仪及剂量计划系统（Leksell GammaPlan®，LGP）等组成。

准直器分为内外两层，外层与 $^{60}C_o$（钴-60）源一起固定于主体结构内，内层准直器为半球状头盔，可取出更换并固定在移动手术床支架上。改变不同型号的头盔便可改变伽玛射线光束的粗细，也可通过堵塞部分孔洞而改变中心焦点截面的几何图形，使其与病变形状相符（图 6-3）。

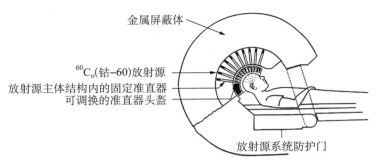

图6-3 伽玛刀工作原理示意图

全部伽玛刀工作均由控制系统计算机控制,启动后整个治疗程序联动,并由定时、计时器自动控制照射过程及开闭机门。治疗过程中配有专用摄像系统监视患者情况,并通过双通道对讲系统与患者保持联系。

(四)治疗过程

1. 安装立体定向架 除年幼或不合作患者外,绝大多数患者在局部麻醉下通过特制金属螺钉,将定位头架固定于颅骨上。

2. 定位扫描 利用立体定向架上的4个小圆孔和固定卡扣将定位盒固定在立体定向架上。根据病变的性质和部位可选择CT、MRI或DSA作为伽玛刀术前定位方式。肿瘤病灶多选用MRI定位,但是当肿瘤位于顶叶、枕叶或额叶上部也可选用CT定位。

3. 计量计划 通过网络、光磁盘或扫描仪将定位片(CT、MRI或DSA影像)输入到计算机工作站LGP内。在LGP上设定剂量矩阵范围、照射时的角度、等剂量曲线,然后选择不同直径准直器设计剂量计划。

4. 治疗 治疗时患者平卧于治疗床上,按照治疗计划书上所给的准直器和三维坐标,通过立体定向架将患者的头部固定在准直器头盔上进行照射治疗。治疗结束拆除立体定向架并包扎伤口。

二、立体定向加速器

立体定向加速器是近十多年来新发展起来的一种治疗设备。由于直线加速器主要释放X线,功能上又能达到立体定向放射外科的治疗要求,故习惯上称之为X刀。

(一)适应证

用于治疗中小直径的脑动静脉畸形及颅内良、恶性肿瘤。X刀通常作为恶性胶质瘤全脑放疗后或复发肿瘤有效的局部治疗手段,可明显延长这类患者的中位生存期。此外,X刀除了完成定向放射外科治疗外,其直线加速器也可用于普通放射治疗。

(二)设备组成

X刀主要由改良的直线加速器、可调式治疗床、立体定向仪、剂量计划系统,以及计算机控制系统等组成。

改良的直线加速器支架可沿其支撑轴旋转。准直器垂直安装于支架头端,可根据需要选择不同大小的口径。可调式治疗床除了可按定位要求将病灶固定于治疗位置外,还能进行水平的旋转。治疗时无论支架及治疗床怎样旋转,射线轨迹怎样变化,射线总是交汇于靶点区域,使该部位在短时间内接受大剂量聚焦照射,而周围组织可因放射剂量的锐减而免遭损害。

三、粒子束射线

粒子束刀是利用同步加速器或回旋加速器所产生的带电重粒子射线束(如氢离子、氦核、氖核等)对颅内病灶进行立体定向放射外科治疗。粒子束射线可用于垂体腺瘤、垂体去势手术及脑动静脉畸形的治疗。但由于设备本身造价昂贵,至今在全世界范围内,仅有10余家实验室和医院开展这项技术。

四、射波刀

射波刀(cyberknife,也称赛博刀)是一种新型立体定向放射治疗设备,由直线加速器、机器人机械臂、治疗床、靶区定位追踪系统(target localization system)、呼吸追踪系统、治疗计划系统、计算机网络集成与控制系统组成(图6-4)。它无须使用金属头架或体架,采用计算机立体定位导航和自动跟踪靶区技术,治疗中实时追踪靶区(肿瘤),然后从100多个节点对肿瘤实施聚焦照射。

(一)适应证

射波刀主要治疗小型或中等大小脑动静脉畸形、直径<3 cm 的听神经瘤、三叉神经鞘瘤、中等大小的颅底脑膜瘤、小型垂体瘤、直径3 cm 左右的颅内单发或多发转移瘤(肿瘤数≤5 个肿瘤)、其他小型边界清楚的颅内肿瘤,以及术后残留的颅内良性肿瘤(肿瘤直径<3 cm)(图6-5)。对于肿瘤位于颅底

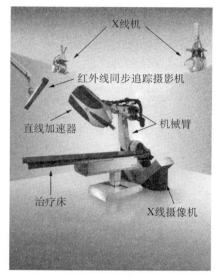

图6-4　射波刀外形

深部和重要功能区、常规外科手术难以切除或创伤较大、并发症较多、高龄、有系统性疾病不能耐受外科手术的患者,可实施低分割射波刀治疗(hypofractoinated cyberknife radiosurgery),达到控制肿瘤生长、提高患者生活质量的目的。

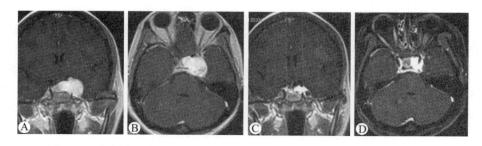

图6-5　右侧海绵窦海绵状血管瘤(影像学诊断)射波刀治疗前后 MRI 比较

A、B. MRI 增强显示肿瘤均匀强化;C、D. 射波刀治疗后7 个月,肿瘤缩小90%以上,患者视力恢复正常

(二) 治疗过程

1. 制作面罩或体模 颅内肿瘤患者在做定位扫描之前,需要制作一个无创的网眼热缩面罩,用于固定头部,防止头部移动。

2. 射波刀的定位扫描 颅脑肿瘤或脑血管畸形患者使用颅骨结构作为参考框架,进行 CT 及增强 MRI 扫描,用于图像的融合。脑动静脉畸形患者需要做 DSA 造影和旋转三维 DSA。通过医院的局域网将定位图像从放射科传输到 Multiplan 计算机工作站内,然后在计算机上设计治疗计划(等中心照射或非等中心照射)。

3. 设计治疗计划 在 Multiplan 计算机上接收 CT 和 MRI 定位影像资料,脑动静脉畸形患者还需要接受 DSA 图像资料进行融合,最后按照病灶的性质、部位和病灶周围是否有重要结构,选择准直器的大小、射线强度、靶区范围、剂量分布、治疗剂量和其他参数。计算机自动设计一个满足设定条件、适形满意、剂量分布均匀、照射范围与肿瘤形状几乎吻合的治疗计划。治疗计划设计完毕,将治疗计划保存并传输到射波刀主控计算机上。

4. 实施治疗 由技师按已设计好的治疗计划给患者实施射波刀治疗。

五、立体定向放射治疗的护理

(一) 治疗前护理

1. 心理护理 介绍伽玛刀治疗的方法、流程,使患者对治疗过程有所了解,减轻恐惧情绪,能够更好地配合治疗。

2. 遵医嘱完成常规检查 若发现白细胞计数低于正常值,遵嘱做相应处理,并保护性隔离。

3. 饮食 根据患者的营养评估,选择性给予高蛋白、高维生素、易消化饮食,以增加营养,改善全身情况。避免在治疗前饱餐,如需做 DSA 定位者手术日晨禁食。

4. 观察患者有无出血倾向 如牙龈出血、鼻出血、皮肤瘀斑、血尿及便血等。

5. 做好各项评估及指导 对 CT 或 MRI 定位者做好相关指导,了解有无造影剂过敏史。解释治疗的目的、方法及可能出现的不良反应,使患者了解有关知识,保证配合全程治疗。告知治疗过程需仰卧在治疗床上,仰卧的姿势应保持与 CT 扫描时一致。为了防止患者头部过多移动,可能给其佩戴头罩,然后将头罩固定在治疗床上,也能防止眼球被射线伤害。嘱患者检查日更换衣裤,去除所带的金属物品(如义齿、戒指等)。

6. 植入术 行射波刀治疗患者,在治疗前几日将 4~5 粒金属微粒标记点(金标)植入患者体内肿瘤病灶附近,用于治疗时定位。植入术后观察生命体征和创口出血情况,有无气胸的发生,如气促、胸痛等。病房内备胸腔穿刺包、胸腔闭式引流的物品及药物。如发生气胸及时配合医生进行相关处理。

7. 头部准备 术前一日的上、下午用肥皂各洗头 1 次。手术日晨洗头后用 0.1% 苯扎氯铵(新洁尔灭)浸泡 5~10 min,未浸到消毒液的头发用消毒梳子在消毒液中梳洗,用吹风机吹干头发。

8. 治疗前建立静脉通路 用套管针穿刺浅静脉,避免在关节处穿刺。

（二）治疗中护理

（1）协助医生在局部麻醉下安装固定头架。如在安装过程中出现呕吐、低血糖等情况，遵医嘱及时对症处理。

（2）CT 或 MRI 定位时，详细检查并排除患者身上的金属物品，确定患者无手术植入不适合 MRI 检查的金属物品，并嘱患者尽可能保持头部稳定。密切观察有无过敏反应。

（3）定位后，护送患者返回病房。卧床休息，床头抬高 30～45°以减轻头部重量。

（4）治疗过程中，通过窗口观察患者反应，询问有无不适感。更换坐标时动作要轻，避免不必要的搬动及晃动患者头部，以免引起患者不适。

（5）治疗结束后，协助医生取下头架，头部加压包扎，护送患者返回病房。

（三）治疗后护理

（1）用轮椅将患者护送回病房，防止患者长时间平卧治疗后直立所引起的头晕不适。

（2）行伽玛刀治疗患者返回病房后即刻观察生命体征、意识等情况每小时 1 次，共 1 次；以后每 2 h 1 次，共 2 次。行射波刀治疗患者测血压、脉搏、呼吸 1 次，记录患者治疗日期及时间。若病情需要，可根据医嘱继续观察。

（3）脑部肿瘤治疗后，为防止脑水肿及放射性颅内高压，遵嘱给予 20％甘露醇及地塞米松静脉滴注治疗，观察药物疗效及不良反应。在放疗期间应严密观察病情变化，预防颅内高压加重，防止脑疝形成。对于头痛、呕吐较剧烈或已出现意识障碍者，应警惕脑积水形成或加重可能，特别是放疗前伴有阻塞性脑积水而未行脑脊液分流术者应更加小心。

（4）照射野皮肤护理。保护好照射野皮肤，保持局部清洁干燥。螺钉固定点处有时可有少量渗血，经压迫后多能自行止血。钉孔处敷料可在治疗 1 d 后自行摘除。照射野皮肤忌用肥皂及粗毛巾擦拭，不可涂酒精、贴胶布及搔抓，避免冷、热刺激及防止日光直射等。观察术区切口是否有红肿、变黑、坏死等情况，及时报告医生给予正确处理，严禁私自用药，避免切口感染。

（5）白细胞及血小板减少的护理。放疗范围大的患者，其时间较长，尤其是全脑全脊髓照射后白细胞计数下降明显。因此应密切观察血常规及有无口腔黏膜、皮下出血等倾向，及时通知医生。

（6）放疗前护士先告知患者治疗过程中有脱发可能，使其有心理准备。出现脱发时及时疏导患者，耐心向患者解释脱发的原因。嘱患者注意保护头发，梳发动作要轻，勿用卷发器，多吃富含维生素、矿物质的食物，多饮水。帮助患者调整外观情况，如帮助准备假发、帽子等，改善患者形象。

（7）健康教育包括：①皮肤钉眼破损处避免抓挠，愈合期内避免洗头，以免伤口感染。②保证足够的睡眠休息和充足的营养。如有恶心、呕吐等胃肠道不适症状，可少食多餐。③告知射波刀治疗做体模的患者，穿着全棉衣裤；面模的患者不要穿中高领的衣服。④定期随访。不同性质的病灶，需要随访的间隔时间也不同。对于良性病变，通常每半年随访 1 次，随访时间应不少于 2 年；而对于恶性病变，多在 1～3 个月后开始随访，以后每 3～6 个月随访 1 次。

六、案例导入

患者,男性,23 岁。2009 年突发左下肢麻木,头颅 CT 和 MRI 检查发现右额顶多发异常血管团,DSA 检查证实为右额顶多发动静脉畸形,分 2 次行"部分介入栓塞术"后症状消失。2013 年 7 月起患者出现发作性意识不清及肢体抽搐,平均每月 1 次,以丙戊酸钠及苯妥英钠口服抗癫痫治疗。2013 年 11 月患者再次癫痫发作后出现左侧肢体麻木无力并伴有头痛,行 MRI 检查示右额及顶部仍见多发畸形血管团,于 2013 年 11 及 2015 年 1 月 2 次在局部麻醉下,头架固定后行伽玛刀治疗,其照射剂量为右额近中线处畸形血管团 30Gy - 50% - 15Gy,右顶畸形血管团 30.8Gy - 52% - 16Gy,结束后给予 20% 甘露醇脱水治疗。2015 年 7 月复查 MRI,畸形血管团明显缩小。

（卢　红　张　铮）

第二节　三叉神经痛

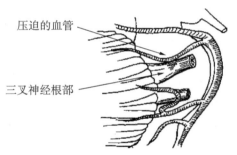

图 6 - 6　三叉神经压迫示意图

三叉神经痛(trigeminal neuralgia, TN)是一种累及单侧面部三叉神经 1 支或数支感觉分布区的阵发性、剧烈的电击样或刀割样、反复发作的疼痛。病程多迁延数年,间歇期逐渐缩短,发作渐趋频繁,疼痛程度逐渐加重,发作持续时间可由最初的数秒延长至数分钟。一般中老年人好发,发病高峰年龄为 50～70 岁,青少年罕见。女性多于男性,约为 1.4 : 1。右侧多于左侧,约为 1.2 : 1。疼痛常累及单侧面部三叉神经第 2 和第 3 支分布区,双侧发病罕见(图 6 - 6)。

一、解剖与生理

三叉神经为混合性神经。从脑桥中枢起源后,分成运动根和感觉根,前者支配颞肌和咀嚼肌的运动;后者管理面部的痛温觉和触觉。感觉根上的感觉神经节位于颞骨岩部尖端前面的三叉神经压迹处,称为三叉神经半月节。自三叉神经半月节发出 3 支(图 6 - 7),即眼神经、上颌神经和下颌神经。这 3 支神经分别经眶上裂、圆孔和卵圆孔出颅。

二、病因与发病机制

三叉神经痛从病因学角度可分为原发性和继发性两

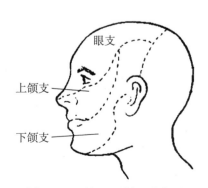

图 6 - 7　面部三叉神经分布区

大类。原发性三叉神经痛是指过去常规影像学检查,包括常规 CT、MRI 检查未能发现明显异常,病因未明的一类三叉神经痛。继发性三叉神经痛是指三叉神经路径上从半月节到脑桥入口之间或其周围存在明确的器质性病变,如多发性硬化或自发性脱髓鞘、肿瘤机械性压迫或牵拉三叉神经根等情况。现今大量临床研究发现,无论原发性或继发性三叉神经痛,其病因可能是多源性的,包括:血管压迫刺激、神经受卡压、中枢性可塑性改变引起疼痛易化、髓鞘退行性改变和病毒感染等。

三、临床表现

疼痛为本病最突出表现,常具有以下特点。

1. **疼痛性质** 常无先兆,为骤然闪电样发作,犹如刀割、烧灼、针刺或电击样,持续数秒至 2 min。病初起时发作较稀少,以后越发频繁,疼痛程度也随之加重。发作时患者表情十分痛苦,有的突然呆木而不敢多动,有的以手掌紧按面部或用力揉搓。

2. **疼痛部位** 仅限于面部三叉神经分布区,多为单侧,右侧居多。病初起时,疼痛发作仅在某一支分布区,而后逐渐扩散。

3. **疼痛"扳机点"和诱发因素** 所谓"扳机点",是指患者面部存在某些敏感部位,轻微触碰该部位,都会引发剧烈疼痛发作。一个患者可有 1 至数个触发点,常见于患侧上下唇、颊部、鼻翼等。说话、吃饭、洗脸、剃须、刷牙及风吹等均可诱发疼痛发作,以致患者精神萎靡不振,行动谨小慎微,甚至不敢洗脸、刷牙、进食,说话也小心,唯恐引起发作。

4. **伴随症状** 疼痛发作时可出现面肌痉挛性收缩、口角向病侧歪斜、结膜充血,流泪或流涎等症状。

5. **疼痛周期** 患病初期,发作次数少,历时数秒,间歇期长,一些患者早起发作与季节交替有关,疼痛在每年春、秋季发作,冬、夏季缓解,直至下一年同一季节又开始发作。如疼痛控制尚可,病程往往迁延数年甚或数十年。疼痛发作时间可逐渐延长,间歇期缩短,严重者每天可发作数十次,甚至上百次,患者常主诉面部持续性疼痛,伴阵发性加重。

四、辅助检查

1. **影像学检查** X 线、CT 和普通 MRI 扫描检查对于原发性三叉神经痛的诊断帮助不大,但对原发性和继发性三叉神经痛,以及明确继发性三叉神经痛的病因有很大帮助。磁共振体层成像脑血管显影术有助于术前明确责任血管。

2. **神经电生理** 对三叉神经痛患者可行诱发电位监测。目前主要用于术中监测,以判断三叉神经的完整性,或通过听觉脑干诱发电位检测对听力保护起一定作用。

五、治疗

(一)内科治疗

药物治疗仍然是目前的首选方法。卡马西平是治疗三叉神经痛的一线药物,奥卡西平与卡马西平的镇痛效果无显著差别,但不良反应小于卡马西平。单药控制不满意的患者可以加用拉莫三嗪,两药有一定的协同作用。其他如苯妥英钠、丙戊酸钠、巴氯芬、加巴喷丁等也有一定疗效。卡马西平仅能暂时缓解症状,主要不良反应有胃肠道反应、眩晕、嗜睡、皮疹、复视、眼球震颤、共济失调、白细胞计数减少等,在治疗初期(第 1 个月内)应定期检查血常规。

(二)外科治疗

1. 微血管减压术(microvascular decompression,MVD) 也称 Jannetta 手术,是目前唯一针对病因治疗的非毁损性手术,有效率高且可同时保留三叉神经正常功能。10 年以上长期治愈率可达 70% 左右。

2. 立体定向放射外科治疗 利用立体定向技术,将大剂量高性能伽玛射线交叉,精确准直聚焦后摄入颅内预设的靶点上,损毁靶区内神经纤维而达到治疗疼痛的目的。但作为毁损性质的手术,脑神经根并发症也不可避免地增加。

3. 经皮穿刺三叉神经半月节毁损术 在局部麻醉或全身麻醉下经口角外侧进针穿刺,应用射频热凝损毁术、甘油注射术或球囊压迫术对三叉神经进行部分毁损,以达到控制疼痛的目的。

六、护理

(一)日常护理

1. 心理护理 三叉神经痛患者由于疼痛剧烈,病程长且反复发作,一旦罹患此病,常抑郁寡欢、坐卧不宁、寝食难安、痛不欲生,严重影响身心健康。因此,要从心理上帮助患者消除不安和恐惧。加强与患者的沟通交流,介绍疾病相关知识,缓解患者的焦虑、紧张情绪,必要时遵医嘱应用镇静剂。

2. 疼痛护理 采用合理的评估工具进行疼痛评估,并采取正确、合适的控制措施。保持周围环境安静,避免因周围环境刺激而产生焦虑情绪,以致诱发或加深疼痛。鼓励并指导患者听音乐、阅读等分散注意力,以达到放松精神,减轻疼痛。疼痛剧烈、频繁和入睡困难者,可酌情使用镇痛、安眠药或对症处理,并注意观察药物效果。

3. 饮食及口腔护理 鼓励患者进食高蛋白、高维生素、易消化的饮食,避免粗糙、干硬食物。患者由于疼痛或面部抽搐常常减少漱口和进食的次数导致口腔卫生情况较差,应督促患者每日早晚及饭后使用生理盐水或漱口液漱口,预防口腔感染和溃疡等并发症。

(二)用药护理

(1)了解患者所用药物治疗的目的、方法、剂量,指导患者按时、按量服用,以达到有效的血药浓度。

(2)掌握药物的药理作用,观察药物的疗效及不良反应,如皮疹、肝功能损害、血细胞下降等,遵医嘱定期复查相关指标。

(3)做好健康教育,协助患者按时服药,不可随意加量、减量或停服。

(三)术后护理

1. 密切监护 由于手术部位毗邻脑干、小脑及后组脑神经,术后应严密观察生命体征、意识瞳孔、GCS 评分变化,尤其是呼吸形态的变化,警惕脑干受压及颅内继发性出血的发生。评估三叉神经痛的程度、持续时间及频率,按医嘱使用止痛剂。

2. 并发症的护理

(1) 口唇疱疹:由于手术可能损伤三叉神经,因而导致口唇皮肤抵抗力下降发生口唇疱疹。遵医嘱予以阿昔洛韦软膏外涂,口服 B 族维生素及抗病毒药物,保持口周皮肤清洁。

(2) 面部麻木:由于手术可能损伤面神经,因而导致面神经麻木。应给予面部局部按摩、保暖,以促进血液循环。患者因面部感觉减退,残留食物易存在于颊部与齿槽间,且咀嚼时颊黏膜和舌易被咬伤而发生溃疡。因此,应嘱患者进食时细嚼慢咽,防止咬伤;进食后予以漱口,必要时进行口腔护理以保持口腔清洁。

3. 眼睑闭合不全　由于手术可能损伤面神经,因而导致眼睑闭合不全。应加强眼部护理,避免角膜溃疡的发生。

4. 复视　由于术中展神经可能受到牵拉或触碰,因而导致患者术后出现复视。应耐心向患者解释出现复视的原因,消除其紧张心理。遵医嘱给予患者营养神经治疗,并给予眼部热敷,嘱其患者闭眼休息。

5. 耳鸣及听力下降　由于术中面神经、听神经和供血动脉可能受到损伤、牵拉或触碰而导致耳鸣及听力下降。应做好患者的心理护理,减轻患者的心理负担。必要时提高说话的音量或在健侧与患者交流。

(四) 健康教育

(1) 告知患者及其家属,三叉神经痛是一种慢性疾病,需长期按时、按量服药,且不可随意减量或停药,以免发生药物不良反应及并发症。

(2) 给予生活指导。饮食合理,忌食辛辣等刺激性食物,忌烟酒。保持劳逸结合,情绪稳定,大小便通畅等。避免不良刺激等诱发因素。

(3) 注意季节的冷暖变化。外出时避免面部受风,注意保暖,防止感冒。

(4) 三叉神经痛及合并面肌痉挛患者术后可有不同程度面部麻木感,可给予局部按摩、保暖,促进血液循环。

六、案例导入

患者,男性,54 岁。主诉右侧枕骨部疼痛 20 余年,右侧面部电击样疼痛 4 年,疼痛位置主要为眉心右侧、鼻梁右侧面部及右侧口角。疼痛剧烈,每次持续 10 s 左右,每年发作 1 次,缓解后面部无异常感,未予以重视。最近 1 年每隔数日出现右侧口角酸胀感,多在白天,不能触碰,受刺激则引发眉心-右面部-右侧口角区域的电击样疼痛,进食、刷牙也可诱发疼痛,疼痛每次持续 10 余秒,剧烈,难以忍受。当地医院诊断为"三叉神经痛",给予卡马西平片口服,疗效不明显,来上级医院就诊。以"三叉神经痛"收治入院。患者伴有高血压病。入院后,给予患者入院评估。完善术前准备后,患者在全身麻醉下行微血管减压术,术后置引流管 1 根,并予以止血、预防感染、营养支持、神经营养及对症支持治疗。术后第 2 日予以拔出引流管,术后第 10 日予以拆线,患者意识清、双侧肢体感觉、活动无异常,症状较术前明显缓解,给予出院指导后出院。

(卢 红 任 琳)

第三节 癫 痫

癫痫是指由于大脑神经元突然发作性异常放电导致的短暂大脑功能障碍。根据世界卫生组织(World Health Organization,WHO)报道,癫痫的患病率在不发达国家、发展中国家、经济转轨国家、发达国家分别为11.2‰、7.2‰、6.1‰和5.0‰,估计全球约有5 000万癫痫患者。我国各地癫痫患病率差异较大,在0.48‰～8.51‰,患病率较前有所增高,较其他发展中国家低。不同国家、不同地区癫痫患病率差别较大,可能与经济发展水平不同、生活习惯不同、基因因素及癫痫的诊断标准、调查者及调查方法不同等有关。

在欧美等发达国家癫痫发病有两个高峰,分别为儿童期和老年期。我国多数调查显示癫痫发病高峰在儿童期。新生儿期和婴儿期首次有癫痫发作者多为脑器质性疾病,如产伤、感染、先天性脑部疾病等。青年及成年人则颅脑外伤是一个重要原因,中年期颅内肿瘤所致者较多见,老年期则脑血管病所致者占居首位。

约15％患者对药物反应不佳而成为顽固性癫痫患者。采用外科手术切除癫痫病灶,可使部分患者的癫痫发作得到良好控制。

一、病因

癫痫根据发病原因大致分为三大类:特发性癫痫(即原发性癫痫)、症状性癫痫(即继发性癫痫)和隐源性癫痫。

1. 特发性癫痫　其病因可能是遗传因素。患者多数是在青春期前发病,预后良好。目前研究显示中枢神经系统离子通道异常是特发性癫痫的主要病因。

2. 症状性癫痫　是由于各种原因(包括脑结构异常或者影响脑功能的各种因素)造成的中枢神经系统病变或者异常,癫痫发作是其中一个症状或主要症状;有一些遗传性疾病,导致发育异常及代谢性障碍等,也被划分为症状性癫痫的范围。其常见病因为:外伤、孕产异常、中枢神经系统感染、脑卒中、酒精中毒、脑瘤,以及某些先天因素(如灰质或白质移位、局部脑发育异常等)。

3. 隐源性癫痫　是目前的手段难以找到病因的癫痫。

二、分类

(一) 癫痫的国际分类

1. 部分发作(局限发作)　包括简单(无意识障碍)部分发作、复杂(有意识变化)部分发作、部分发作(单纯或复杂性)转为全身发作。

2. 全身发作　包括强直或阵挛或强直阵挛性发作、小发作、肌阵挛性发作和失张力发作。

3. 不能分类的癫痫发作　因资料不足或不能归入上述各类的发作。

(二)癫痫持续状态的分类

癫痫持续状态(status epilepticus，SE)是指每次惊厥发作持续 5 min 以上，或 2 次以上发作，发作间期意识未能完全恢复。

1. 惊厥性癫痫持续状态　最急重，表现为持续的肢体强直、阵挛，并伴有意识障碍。

2. 微小发作持续状态　常发生在惊厥性 SE 发作后期，表现为不同程度意识障碍伴(或不伴)微小面肌、眼肌、肢体远端肌肉的节律性抽动，脑电图显示持续性痫性放电活动。

3. 难治性癫痫持续状态　表现为足够剂量的一线抗癫痫持续状态药物，如苯二氮䓬类药物后续另一种抗癫痫药物治疗仍无法终止惊厥发作，脑电图痫性放电。

4. 超级难治性癫痫持续状态　麻醉药物治疗癫痫持续状态超过 24 h(包括麻醉剂维持或减量过程)，临床惊厥发作或脑电图痫性放电仍无法终止或复发。

三、临床表现

主要表现为意识障碍、肢体抽搐、感觉异常或行为混乱。发热、失眠、饥饿、过度换气、过度饮水、便秘、闪光、感情冲动和一过性代谢紊乱等都能激发癫痫的发作。某些药物如贝美格(美解眠)、丙咪嗪、戊四氮或突然撤除抗癫痫药物，也可导致癫痫发作。

1. 全身强直-阵挛性发作　又称大发作，是最常见的发作类型之一，以意识丧失和全身对称性抽搐为特征(图 6-8)。按其发展过程可分 3 期。①强直期：患者突然意识丧失，全身骨骼肌强直性收缩，喉部痉挛导致呼吸暂停，面色由苍白转为青紫，上睑抬起，眼球上翻。持续 10～30 s 后，出现指端震颤并延至全身震颤。②阵挛期：患者全身肌肉间歇性痉挛伴有阵挛性呼吸，口中有白沫或血沫，持续 30～60 s 后突然停止，所有肌肉松弛，可发生尿失禁。在上述两期可见心率加快、血压升高、瞳孔散大和对光反射消失等自主神经改变。③痉挛后期：患者呼吸首先恢复，心率、血压和瞳孔也随之恢复正常，意识逐渐苏醒。发作开始到意识恢复一般历时 5～10 min。清醒后对发作过程不能回忆。部分患者进入昏睡，少数在完全清醒前有自动症或惊恐等情绪反应。

2. 肌阵挛发作　以躯干或肢体突然、短暂和快速的肌收缩为显著特点，屈肌比伸肌

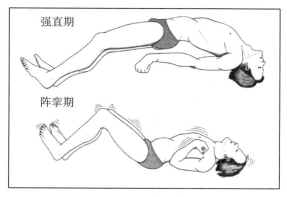

图 6-8　全身强直-阵挛性发作

更易受累,上肢多于下肢。可仅发作1次或快速重复多次。常发作于即将入睡或醒来时,有意识的动作可使之加重。

3. 失神发作 典型的失神发作通常称为小发作。表现为患者意识短暂中断,停止当时的活动,呼之不应,两眼瞪视不动,持续3~5 s,无先兆和局部症状。事后对发作全无记忆。

4. 强直性发作 表现为四肢肌肉的强直性收缩,往往使肢体固定于某种紧张的位置,如四肢伸直、头眼偏向一侧或后仰、角弓反张。呼吸肌受累时,面色可由苍白变为潮红,继而青紫。

5. 失张力发作 全身或部分肌肉张力突然减低,表现为头下垂,下颌松弛而张口,头下垂,甚至倒地。可以有短暂的意识障碍。也可以为一侧肢体或单一肢体的局限性张力低下。

6. 单纯部分性发作 可表现为部分运动性发作、躯体感觉发作、特殊感觉发作(幻嗅发作最常见)、情感障碍、记忆障碍、知觉异常。

7. 复杂部分发作 也称精神运动性发作,因病灶在颞叶,故又称颞叶癫痫。多数自简单部分发作开始,常有幻觉、胃肠不适等发作先兆。随后出现意识障碍、自动症和遗忘症,也有发作开始即有意识障碍。发作一般持续数分钟至0.5 h。

8. 癫痫持续状态 发生率占癫痫发作的2.6%~6%,任何类型癫痫均可出现癫痫持续状态,最常见于全身强直-阵挛性发作(大发作)。

(1) 全身性惊厥性持续状态:系反复的全身强直-阵挛性发作,两次发作间期意识不清,或一次发作持续较长。常伴有瞳孔散大、对光反射消失、角膜反射消失,可有严重自主神经症状,如胸闷、心慌、濒死感、胃胀呕吐、头晕、多汗等。严重者脑缺氧、充血、水肿,呈去大脑皮质状态、痴呆状态,甚至因脑疝而死亡(表6-1)。脑电图表现为反复性痫性放电或节律性棘慢波发放。

表6-1 癫痫持续状态严重程度评分量表(STESS)

项目	分值	具体说明
意识	0分	清醒、嗜睡或意识模糊
	1分	昏迷
最严重的发作情况	0分	单纯部分性发作、复杂部分性发作、小发作、肌痉挛
	1分	大发作
	2分	非痉挛癫痫持续状态
年龄	0分	<65岁
	2分	≥65岁
既往发作史	0分	有
	1分	无或不知道

注:满分6分。≤2分预后良好,死亡风险低

(2) 全身性非惊厥性持续状态:一种延长的失神发作,常可反复发作,多见于儿童。多表现为意识轻度混浊、嗜睡、反应迟钝、自发动作及言语减少,较重者呈昏睡状态。发作过后患者恢复正常。

（3）部分性惊厥性持续状态：系某一组肌群的持续阵挛或肌阵挛性抽动，可见于一侧口角、眼、面部、拇指（趾）、手、脚或前臂、下肢等。持续数小时、数天甚至数月。

（4）简单部分性发作持续状态：身体一部分持续不停地抽搐，达数小时、数天甚至数月，但无意识障碍。可发展为继发性全身性癫痫，发作终止后可有发作部位的瘫痪。

（5）脑电图性癫痫持续状态：脑电图呈现持续痫性放电，患者无临床异常表现。发作前神经精神及运动功能正常，发作期患者的情绪、语言、注意力等多方面均出现异常。行为改变包括多动和具有攻击性；运动障碍表现为共济失调、肌张力障碍。

四、辅助检查

1. 脑电图（EEG）　当前仍是诊断癫痫的首选和最重要的方法。包括普通脑电图、睡眠脑电图、24 h 动态脑电图、脑深部电极、硬膜下电极及卵圆孔蝶骨嵴电极等。脑电图不仅对癫痫手术适应证的选择有价值，而且能对癫痫放电的原发灶进行定位（图 6 - 9）。

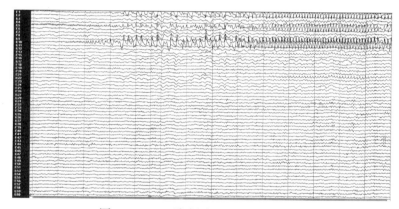

图 6 - 9　24 h 脑电图监测显示癫痫发作

2. 影像学技术　CT、MRI 的应用，对于癫痫的诊断提供了很大的帮助。

（1）MRI 检查：当前诊断海马硬化的影像学标准包括以下 4 条：①前颞叶萎缩；②颞角扩大；③海马萎缩；④海马信号增强。

（2）功能性 MRI 检查：为颞叶癫痫的定侧及语言优势半球的无创定位提供了有力手段。

3. 功能性影像学技术

（1）单光子发射断层扫描成像（SPECT）：用于观察大脑功能活动与血流、代谢之间的关系，临床上也用于对癫痫病灶的定位诊断。癫痫病灶发作时由于局部血流量的增加可表现为局部血流灌注增加，发作间歇期局部血流降低。

（2）正电子发射断层扫描（PET）：在癫痫的诊断中，PET 可用于测量脑糖代谢率、氧代谢和氧摄取，中枢苯巴比妥类受体的分布、阿片类受体的分布及苯妥英钠和丙戊酸钠等药物分布情况。

4. 脑磁图（MEG）　具有高时间和空间分辨率的特点，它可以准确定位致痫灶并显示

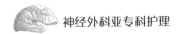

癫痫波的分布特征,可探测到<3 mm的癫痫灶,其时间分辨率达到1 ms,在非侵袭癫痫外科术前评估中已发挥重要的作用。

五、治疗

(一)病因治疗

积极治疗原发病,脑脓肿、脑肿瘤应手术治疗,在病因治疗的同时服用药物加以控制。

(二)药物治疗

药物治疗是临床上最主要的治疗方法,超过80%癫痫患者的发作可由药物控制。原则上按癫痫发作类型选药,及早用药,尽快控制发作,结合血浆药物浓度选择合适的药物剂量,以单一药物为主,联合用药时需注意药物相互作用,逐渐停药。

丙戊酸是新诊断特发性全面性癫痫的一线药物且唯一的首选药物。症状性部分性癫痫的初始药物首选均为卡马西平和奥卡西平。在特发性全面性癫痫药物治疗中,丙戊酸是与其他药物联合治疗的首选药物。失神发作的首选与一线药物均为拉莫三嗪。

(三)手术治疗

作为基本原则,癫痫患者经系统抗癫痫药物治疗无效,或出现严重的药物毒副反应时应考虑手术治疗。对于癫痫发作频繁的婴儿和儿童也应考虑手术,以阻止癫痫对脑发育的影响。手术方法包括:颞叶切除术、选择性海马杏仁核切除术、脑皮质癫痫灶切除术、多处软脑膜下横纤维切断术及胼胝体切开术。迷走神经电刺激术是近年来被用于治疗难治性复杂部分性癫痫、继发性全身性癫痫的一种新的治疗方法。

六、护理

(一)一般护理

1. 心理护理 帮助患者及家属正确认识疾病,充分尊重,不鄙视也勿过度同情。

2. 环境安全 保持环境安静、安全,室内热水壶、火炉、锐利器械等应远离患者,避免强光刺激。间歇期可以下床活动,出现先兆即刻卧床休息。

3. 安全测体温 癫痫患者不可测量口温,可采取测腋温。有条件的地区,可使用电子体温表,以免水银体温表在癫痫发作时折断,造成损伤或汞吸入。

4. 饮食 以清淡为宜,避免过饱,戒除烟、酒。高浓度的钠盐可致神经元过度放电,从而诱发癫痫,故应少食盐。豆类食物和谷类食物富含微量元素锰,可补充癫痫患者锰的摄取不足。长期服用苯妥英钠可导致食物中叶酸吸收障碍,可遵嘱同时服用叶酸和维生素C。适当饮水,避免过量饮水后造成膀胱过度充盈,从而产生较强的电冲动,诱发神经元异常放电。

5. 病情观察 癫痫患者需观察其癫痫发作方式、意识状态、癫痫类型、持续时间、发作频率及伴随症状,有无幻觉、精神异常或语言障碍等。如有癫痫发作的先兆或者症状,应及时、正确处理。

(二)药物护理

严格按医嘱定时、定量服用抗癫痫药物,观察药物的疗效及不良反应。对患者和家属做好相应的药物宣教,提高服药依从性。

抗癫痫药物是常见致敏药物之一。卡马西平引起过敏性药疹的发生率为 15.52%,尤其是 HLA-B*1502 阳性的汉族,严重者可导致中毒性表皮坏死松解型药疹。

卡马西平还可引起中枢神经系统不良反应,表现为视力模糊、复视及眼球震颤,水潴留和低钠血症发生率为 10%~15%,饭后服用可减少胃肠反应。丙戊酸钠可有神经功能或消化功能紊乱、暂时性嗜睡、脱发、恶心等不良反应。苯巴比妥最常见不良反应为镇静,可有认知和记忆的缺损,大剂量时可产生眼球震颤、共济失调和严重的呼吸抑制。托吡酯常见中枢神经系统不良反应,包括共济失调、注意力受损、嗜睡等,与奥卡西平同时服用时,食欲减退的危险性增加。奥卡西平和左乙拉西坦在用药开始时,均可能出现轻度的暂时性不良反应,如乏力、头晕、头痛等。

(三) 24 h 脑电图监测的护理

1. **宣教及指导** 监测前,护士做好教育指导,详细告知患者监测的原理、如何监测及癫痫发作时如何应对,评估患者的情绪,做好沟通,避免因监测时间长而产生的烦躁情绪。告知患者常规的抗癫痫药物会影响脑电图背景波而干扰评估,所以在监测期间需停用抗癫痫药物,以提高阳性检出率。

2. **医护合作,指导诱发实验方法** 责任护士要主动关心患者,使患者顺利完成脑电图监测。诱发试验方法有过度换气、闪光刺激和睡眠剥夺等。如需诱发癫痫,护士根据技师的指令做好床旁指导,协助患者准确地完成指令。如对通过睡眠剥夺来诱发的患者,夜班护士可采取语言沟通、看书、指导床上适度活动等措施。

3. **加强巡视及生活照顾** 责任护士应加强巡视,给予患者生活照顾,指导患者按时进食,以免空腹致低血糖对脑电图结果造成影响。巡视过程中如发现电极脱落、导线松动等问题,及时处理或报告医生。

4. **围发作期护理** 一旦患者癫痫发作,应立即记录下发作的全过程。不可马上使用抗癫痫药物,以免影响脑电图监测。发作结束后,及时记录发作的时间及临床表现,并遵医嘱正确使用药物。

(四) 发作期护理

1. **观察癫痫的前驱症状** 如头痛、生命体征及意识改变、肢体及面部异常运动等;大发作前数小时出现的全身不适、易激惹、烦躁不安等;发病的诱因及服药史。在前驱症状出现的时候采取及时的措施会减少发作带来的危害,有效保护患者。前驱症状距发作时间可数秒钟至数小时。

2. **癫痫发作时的护理**

(1) 当患者突然癫痫大发作时,不可离开患者,患者出现异样或者突然意识丧失时,首先要迅速判断是否是癫痫发作。单纯部分性发作可无生命体征及意识、瞳孔的改变。观察是否突然发作,有无先兆,是否张口尖叫,有无大小便失禁情况;抽搐起始部位,眼球偏向何方,瞳孔大小及整个发作过程持续时间。神志模糊或处于浅昏迷状态患者,注意观察有无呼吸困难加重、发绀,唾液或喉头分泌物增多等现象。

(2) 立即协助患者平卧,头偏向一侧,防止误吸,解开衣领、衣扣,保持呼吸道通畅,及时给氧。呼吸功能障碍者,及时予以人工辅助通气。

（3）使用张口器或者包裹了纱布的压舌板置入患者上、下臼齿之间（也可用牙垫或手帕，甚至衣角卷成小布卷），防止舌咬伤。拉起床旁护栏，以免发生坠床。

（4）不可对抽搐肢体用暴力按压，以免造成骨折、脱臼等。

（5）快速建立静脉通路，遵医嘱使用药物控制癫痫发作，观察用药反应。磷苯妥英钠与劳拉西泮联合应用是抗癫痫持续状态最好的配伍；地西泮首次使用对 85% 以上癫痫持续状态有效，缺点包括维持时间短、呼吸抑制、降低血压、诱发喉痉挛及昏睡时间长等；丙泊酚（异丙酚）使用前必须做好呼吸、循环支持的准备工作。

（6）遵医嘱使用脱水剂，防止脑水肿导致脑疝。

（7）专人陪护，详细记录发作类型、次数、持续时间及间歇期。

（8）发作后，及时观察有无伴随症状，如高血压、舌咬伤、高热及脑膜刺激征等，做好相应护理。保持环境安静，避免光、声刺激。注意有无精神症状，少数患者抽搐停止后，意识在恢复过程中，有短时间的兴奋躁动。加强安全护理，以防自伤或他伤。给予患者心理安慰，言语安慰有利于患者的意识恢复。提供足够的隐私保护，维护患者自尊。

（9）癫痫持续状态需行联合治疗和手术的患者须在神经重症监护病房严密监护。

（五）术后护理

1. 早期病情观察　观察患者的生命体征、瞳孔和意识状态、语言及肢体活动，引流管是否通畅、引流量及引流液的性质，癫痫发作的情况，出入液量。了解患者的血常规、生化检查、肝功能、肾功能及抗癫痫药物的血药浓度。对于引流量大、术中出血较多的患者，术后出现心率加快、面色苍白，要考虑到失血性休克；当患者连续应用脱水剂，出现神志变化时，要考虑到低钠血症和低钾血症。

2. 做好癫痫发作的紧急处理　防止坠床、窒息、误吸的发生。

3. 各类手术并发症的护理

（1）颞叶手术后：①4% 患者可出现短暂的偏瘫，2% 患者有持续性偏瘫的可能，应加强观察，及时进行肢体的康复训练；②语言困难一般术后 2～4 d 内出现最多见，1 周左右能恢复；③右侧颞叶术后更易出现术后抑郁，应注意患者的情绪变化，保证患者的安全。

（2）胼胝体切开术后：患者可出现急性失连接综合征，表现为缄默、左侧失用（常误认为偏瘫）、局灶性运动性癫痫发作、尿失禁等，一般持续数天或数月后自行恢复。做好相应症状的护理，如淡漠拒食者可暂予鼻饲。

（3）迷走神经电刺激术后

1）早期并发症：伤口感染是术后早期常见并发症。护士需严密观察伤口情况，保持伤口清洁。较表浅的感染可遵医嘱用抗生素控制。

2）参数调整期：常见由电流刺激引起的一过性反应，如声嘶、声音中断、咳嗽、喉咙或胸部针刺感和麻木感等，尤其是在参数调试阶段较为明显，患者多可耐受，一般于调试后 3 d 至 1 周症状即明显减轻或消失。

3）罕见并发症：呼吸性窦性心律不齐，进而出现脑组织的氧输送量下降，加重癫痫患者脑组织损伤；严重的睡眠呼吸紊乱，高频率电刺激还会导致呼吸暂停和表浅呼吸的增加。严密观察呼吸状况，尤其是原有呼吸-睡眠暂停综合征的患者，如有异常及时通知医生。

（六）健康教育

（1）需警惕约 6.7％ 的顽固性癫痫患者可能会在术后数周或数月内出现精神障碍或长期精神症状，主要表现为焦虑、抑郁、精神性发作，应注意患者的情绪变化，保证患者的安全。

（2）避免劳累，保证睡眠时间，成人每天睡眠 7～9 h，儿童 8～16 h。

（3）告知患者长期规律按时服药的重要性，定期门诊随访。原则上手术后 2 年或 2 年以上无发作（包括无先兆发作），可以考虑在医生指导下缓慢减停抗癫痫药。手术后抗癫痫药的疗程还需考虑停药后癫痫复发的因素，根据情况适当延长抗癫痫药的治疗时间或长期服药，不宜自行停药或减量。

（4）告知患者迷走神经电刺激术后 1 周行 X 线摄片检查，以了解电极及刺激器位置是否妥当，固定是否牢靠，术后至少 2 周才可启动装置。告知患者调试期间常见的不良反应，对于症状较重或持续时间较长的患者，需联系医生，通过降低电流强度和脉宽等方法以缓解。警惕技术性并发症的发生，如电极折断、移位及脉冲发生器功能障碍等，青春期身体生长发育导致的电极断裂是小儿患者主要的并发症。

（5）指导患者不能从事高空作业及潜水、驾驶、有危险的机械操作（电焊、大型电器）、有强光刺激、生活不规律的工作。随身应携带病情卡片（注明疾病、姓名、地址、联系电话、就诊医院），以利疾病发作时取得联系，便于抢救。

七、案例导入

患者，女性，33 岁。8 年前无明显诱因下出现发作性意识不清伴有言语不能，诊断为癫痫。对症治疗无效，后逐渐加重，4 年前确诊为右颞海绵状血管瘤，予以伽玛刀治疗 3 次，无明显好转，癫痫发作频繁，逐渐加重，每天最多 7～8 次，多为失神小发作。4 个月前突发一次意识不清伴四肢强直抽搐，小便失禁，至当地医院查头颅 MRI 示右颞占位。考虑海绵状血管瘤复发收治入上级医院。完善各项检查及准备后，于全身麻醉下行右侧岛叶海绵状血管瘤切除术，术中先行颞叶皮质表面脑电图提示多量棘慢波形，再行肿瘤病灶全切除，大脑中动脉分支保护完好，复查颞叶脑电图提示棘慢波等表现减少，皮下置负压引流管 1 根。给予脱水、激素、抗感染、止血、抑酸及预防癫痫等治疗。术后患者 GCS 15 分，言语流利，双侧瞳孔等大等圆、对光反射灵敏，四肢活动、感觉及肌张力正常，次日拔除负压引流管。术后 8 d 伤口拆线，予以出院。

（金煜峰）

第四节　神经干细胞治疗的护理

中枢神经系统再生一直是再生医学研究的重点之一。神经系统疾病（如脑卒中、脑外伤、神经退行性病）均存在脑组织的损伤和变性，损伤的脑组织区域是否存在神经再生，再生的神经细胞如何参与脑组织的修复和功能重建，一直是神经再生科学关注的重点。近年来的研究发现,神经再生是成年哺乳动物大脑中的普遍现象,这与成体神经干细胞有着密切的关系。

神经干细胞移植主要有 3 种途径:①通过腰椎穿刺行脑脊液置换把神经干细胞注入蛛网膜下隙,通过脑脊液循环进入病变部位;②静脉注射神经干细胞;③采用立体定向技术将神经干细胞行微创手术直接注射到病变部位。

一、神经干细胞在神经系统疾病治疗中的应用

神经系统疾病包括脑和脊髓损伤、脑缺血、脑肿瘤及神经退行性疾病(如帕金森病)等。研究显示,脑损伤时,病灶附近的神经干细胞将会迅速扩增并迁移以实现自我修复。其机制包括神经干细胞在损伤局部分化为有功能的神经细胞,并与周围组织形成突触联系,同时神经干细胞可以分泌营养因子改善局部神经细胞代谢,以帮助损伤的神经组织进行修复或再生,但是内源性干细胞的修复功能有限。针对这一特点,科学家们开始尝试从外部去启动或促进该进程。外源性神经干细胞移植即是近年来兴起的一种通过外部手段扭转因脑损伤或其他神经系统疾病所造成的损失而进行细胞替代治疗的方式。到目前为止,已在人体上开展多项有关该法治疗神经系统疾病的研究。干细胞来源包括胚胎神经干细胞、成体神经干细胞,以及其他组织来源的干细胞或诱导而来的神经干细胞。

(一) 脑肿瘤

人类高级别胶质瘤是最常见的大脑原发性恶性肿瘤,其预后极差,经手术、放疗和化疗正规治疗的患者 5 年存活率仍不足 10%,治疗比较棘手。目前,这种疾病是神经系统疾病中的治疗难点,一直困扰着临床医生。

在过去的 10 余年里,干细胞作为一种治疗手段在人类高级别胶质瘤的治疗中引起人们极大兴趣。其原理是因为干细胞在体内可以不受血-脑屏障(blood brain barrier, BBB)的限制迁移或定向于脑肿瘤,并被基因修饰而表达各种治疗介质。而且,干细胞具有内在的免疫抑制特性。正是这些特点使得干细胞目前被用于胶质瘤的细胞载体治疗策略。目前有 3 类干细胞可作为胶质瘤治疗的载体,即胚胎干细胞、神经干细胞和间充质干细胞。

(二) 脑卒中

在现代社会,脑卒中(stroke)是全球范围内致死和致残的主要原因之一。尽管科学家们已对其进行了长达半个世纪的调查和研究,但是,直到现在也还没有一种真正有效的疗法可对抗由脑卒中引起的脑损伤和神经功能障碍。Kondziolka 等通过对 12 名缺血性脑卒中患者进行 NT2N 细胞移植的临床Ⅰ期试验,未发现有任何不良反应。该课题组又开展临床Ⅱ期试验,在一组包含 18 名脑卒中患者的试验中,研究者再次证实了细胞移植的安全性,但遗憾的是无显著的结果表明患者神经功能在接受细胞移植后得到了恢复。Savitz SI 等和 Bang OY 等通过长达 4 年的随访,不仅发现接受过细胞移植的患者神经功能随时间呈现逐步恢复的趋势,还证明异体干细胞也可用于修复受损神经。基于上述结果,"干细胞移植是安全的"这一观点开始被人们所接受。

(三) 神经退行性疾病

帕金森病(Parkinson disease, PD)是临床最常见的中枢神经系统退行性疾病

(neurodegenerative disease)。神经干细胞的发现及其临床应用为 PD 患者的治疗带来崭新阶段。有研究者将 8～9 周人胚分离出的多巴胺能前体细胞植入 PD 患者的一侧纹状体中,发现这些神经元不仅能在人脑中存活下来而且使患者脑内的多巴胺水平明显提高,进而缓解了患者的震颤症状。

(四) 颅脑损伤

脑外伤和脊髓损伤是严重影响人类生命和生活质量的疾病,其所带来的社会问题和经济损失也极为显著。但是到目前为止,医学界对于严重颅脑损伤所致的永久性神经功能障碍仍然缺乏有效的治疗手段。Zhu 等在遵守医学伦理的情况下,利用自体神经干细胞移植治疗开放性脑外伤患者。方法是从开放性脑外伤破碎的脑组织中分离出神经干细胞,在体外培养扩增至满足移植所需数量,然后移植回脑损伤区域,为神经干细胞替代治疗提供新的干细胞来源。

采用自体神经干细胞移植可以避免由免疫系统引起的排斥反应,且移植的干细胞来源于同一个体,细胞相容性好、存活时间长,且更易迁移并产生细胞间联系。Zhu 等经过完善的体内、外安全性观察后,对开放性脑外伤患者进行了自体神经干细胞移植治疗,同时以损伤情况相似的患者作为对照,进行了对照研究。在移植 2 年后的随访过程中,通过 PET、功能核磁共振(functional magnetic resonance imaging, fMRI)、运动诱发电位(motor evoked potential,MEP)等客观方法评价发现自体移植神经干细胞可促进患者损伤区代谢改善和功能恢复。

二、围手术期护理

(一) 心理护理

术前对患者及家属进行积极的心理护理,告知其神经干细胞移植的原理及可能出现的情况。对于多数患者,干细胞移植到体内后需要经过数十天的时间,有的需要经过半年以上才能证明其效果。倾听并鼓励患者说出对自己身体的情况和生活方式改变的感受,让患者有心理准备,因为也有需要接受多次移植手术才会显效的案例。针对患者及家属对此治疗方法的期望值过高和心存疑虑和恐惧的心理进行耐心的解释,经常去探望,听其倾诉,鼓励患者表达自我的感受。

(二) 术前护理

1. 饮食　给予高蛋白、高维生素、易消化、营养丰富的饮食,提高机体对手术的耐受性,手术前不主张服用人参。

2. 完善术前各项检查　术前需完善各项检查,如 CT、MRI 等。

3. 物品准备　带好 CT 及 MRI 片子和相关药品。为防止神经干细胞在体内产生过敏反应,术前遵医嘱予以激素治疗 1 个疗程。

4. 皮肤准备　第 2 次手术头部皮肤准备,术晨再次确认头部皮肤有无破损。

(三) 术后护理

1. 严密监测生命体征变化　按照神经外科护理常规,定时做好 GCS 和生命体征的监测,记录神经功能的评分。

2. 移植术后过敏反应及潜在免疫排斥反应的观察　主要观察体温,躯体皮肤红疹、水肿和血压的情况。

3. 颅内压的观察　定时观察瞳孔、神志、肢体活动和生命体征的变化,每 2h 测量呼吸 1 次,心率和血压,保持大便通畅,减少因腹压增加而引起颅内压增高的任何因素。

4. 并发症的观察　迟发性脑出血是立体定向移植术后最严重的并发症,表现为渐进性意识障碍、肢体活动障碍及生命体征改变。

(四)功能锻炼

神经干细胞移植术是目前修复神经的一项新技术,防止患者因渴求显效出现焦虑心理,根据患者情况调整运动的幅度和力度。

(五)出院用药指导

移植术后虽有显效,为了强化手术治疗效果,出院后营养神经药物要持续服用,通过门诊随访和电话指导来保证患者手术后规范用药。

(六)出院后饮食指导

指导患者和家属回家后的饮食结构,避免摄入刺激性食物,给予清淡、易消化、高蛋白、高维生素饮食,摄入适量的粗粮和水果。

(七)随访复诊

嘱患者 3 个月来院复查 1 次,电话随访,如出现异常情况及时复诊。

三、案例导入

患者,女性,61 岁。干农活时不慎被钉耙致头部外伤,开发性伤口,大量脑组织暴露,当即来院就诊,急诊 CT 检查示"额颞部多处颅骨粉碎性骨折,脑挫裂伤,硬膜外血肿",GCS 9 分,运动反应 4 分,上肢肌力 II°,即刻办理入院,准备清创手术。经神经外科医生团队讨论决定,此患者符合做神经干细胞移植术的条件,拟在清创手术后的 4～6 周行立体定向自体神经干细胞移植术。急诊清创时从颅脑开放伤口小心收取破碎的脑组织,即刻送实验室,从碎的脑组织中分离出神经干细胞,体外培养 6 周后,当神经干细胞扩增至满足移植所需数量即可做立体定向自体神经干细胞移植术。把神经干细胞移植回脑损伤区域,再生的神经干细胞将参与脑组织的修复和功能重建,为促进损伤区功能恢复起到一定的作用。

急诊清创术和自体移植术的围手术计划完善,手术后按神经外科颅脑外伤常规护理,抗感染、控制颅内压和神经营养药治疗,GCS 观察,重点关注功能区受损后的上肢肌力情况。围手术期给予心理支持,倾听患者的感受,告知患者权利,患者和家属对知情权的了解对术后康复有正相关性。为患者制订可行的肢体功能锻炼计划,通俗易懂地解释自体神经干细胞移植后康复锻炼的重要性,以使患者和家属积极配合。在移植手术后近 2 年的跟踪随访过程中,有显著效果,患者手术后经过自体功能锻炼,右上肢肌力从 I° 逐渐恢复到 IV°,握拳有力,能从事拣菜、烧饭等家务活,能完成较精细的动作,提高了生活质量。

四、知识链接

立体定向干细胞移植手术

立体定向干细胞移植手术是一种细胞替代治疗方式。外源性神经干细胞移植是近年来兴起的一种通过外部手段扭转因脑损伤或其他神经系统疾病所造成的损失而进行的治疗方法。立体定向技术是神经干细胞的 3 种移植途径之一,通过微创手术直接把神经干细胞注射到病变部位。第 1 次手术把受损后暴露的脑组织收集起来,从脑组织中分离出神经干细胞,在体外培养扩增至满足移植所需数量,然后移植回脑损伤区域(图 6-10)。

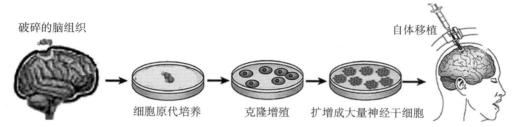

图 6-10　自体神经干细胞脑内移植治疗开放性脑外伤示意图

(郎黎薇　朱侗明)

第七章
神经外科手术的术中配合

一、神经外科手术常规护理配合要点

（一）术前准备

（1）术前了解患者病情和手术部位。根据患者的体型、手术体位等实际情况准备手术所需的常规用品。

（2）充分估计术中可能发生的意外，提前准备好各种抢救用品。对出血比较多的手术如动脉瘤夹闭或切除术、巨大脑膜瘤等，应事先准备两路吸引器。

（二）体位护理

因神经外科手术基本以全身麻醉为主，而且手术时间较长，为了使患者更安全，需采取以下措施。

（1）贴眼贴膜保护角膜。

（2）需特别注意身体受压部位的皮肤保护，衬垫必须保持绝对平整、干燥，防止压疮。在放置特殊体位时将身体会长时间受压的部位，先喷雾防护油，然后轻轻按摩 1 min，可增加皮肤抵抗力，并在局部形成脂质保护膜，减少皮肤破损及压疮的产生。

（3）俯卧位使用头托的患者，脸部需贴上胶布以防脸部皮肤受压后破损。术中严密观察患者眼睛是否受压，特别是做好骨窗以后，注意身体各部位是否有移动。

（三）物品清点

（1）术前脑棉和缝针必须由洗手护士和巡回护士两人共同清点，清点脑棉时应注意脑棉以 10 块一包装，每台手术以 50 块为基数，并记录在手术护理记录单上。

（2）术中添加脑棉时，则以 10 的倍数进行添加，也需及时清点并记录。

（3）关闭脑膜前，必须确认脑棉、缝针的数量准确无误后，方可关闭脑膜切口。

（4）经蝶垂体瘤切除的手术，术前、术后除清点脑棉和缝针以外，还需清点含麻黄碱的纱条。

（5）手术中掉在地上的物品要及时捡起，防止带出手术房间。

（四）显微手术的配合

（1）洗手护士在手术显微镜下配合手术时，要特别注意显示屏上的操作，主动与主刀医生配合。

（2）传递器械动作幅度要小，做到稳、准、轻。做到一手递，一手接，接后即能用。

（3）传递脑棉时，需将脑棉平放于食指的指背上，光面向前，带线部分向后，根据需要将不同大小的脑棉传递到医生的视野内。

（4）各种操作绝对不可倚靠及碰撞手术床和手术显微镜。

（五）术中仪器设备的管理

（1）术中辅助护士必须加强巡回，注意保持电凝、气钻、超声吸引刀等各种管道的通畅，避免受压。

（2）注意氮管道内氮气的压力以保证气钻的正常使用。

（3）注意吸引瓶内的出血量，及时更换吸引瓶。

（4）注意尿袋内的尿量，及时更换尿袋并计量。

（六）术中留置导尿管的护理

（1）进入手术室时，如患者带有留置导尿管，巡回护士应检查导尿管是否通畅，尿袋封闭，同时妥善固定尿袋。

（2）如在手术室进行导尿管置入操作，巡回护士需记录操作者的姓名、导尿管型号及是否通畅等情况，尿袋固定于麻醉机一侧的床边。术中注意尿量的观察，及时更换尿袋计量，同时报告麻醉师。

（3）动脉瘤手术患者必须在麻醉完成后，才能进行导尿操作。

（4）放置特殊体位的患者，完成体位放置后，需检查导尿管是否通畅，保证无受压。

（5）手术结束搬运患者时，注意导尿管的保护，防止牵拉脱落。

（七）术中留置腰椎穿刺针的护理

对放置腰椎穿刺的患者，腰椎穿刺针芯拔出后，需注意观察脑脊液的引流是否通畅，及时向医生汇报。针芯和针头拔出时间都需记录于手术护理单上。需留置腰椎穿刺针的患者，首先应准备好有腰椎穿刺针留置孔的手术床，铺床单时，该孔不遮盖，与留置孔的相应部位地面放置药碗（当腰椎穿刺针开放时可存取脑脊液）。做好腰椎穿刺后，必须用小纱布保护好腰椎穿刺针头，并用胶布固定，避免针芯脱落。术中遵医嘱拔出针芯，做脑脊液外引流。拔出的针芯用无菌纱布包裹，仅露出针柄。术中注意观察脑脊液的颜色和引流速度。终止腰椎穿刺时，拔出腰椎穿刺针，用无菌纱布盖住穿刺孔所在的皮肤，轻压片刻，确认无脑脊液渗漏后用敷贴妥善保护。应特殊交班，内容包括患者的姓名、床号、住院号、腰椎穿刺针芯拔出时间、引流是否通畅及腰椎穿刺针拔出时间并签名。

（八）其他

（1）术中需送冷冻病理标本时，标本要置于干的小纱布内，交于辅助护士放入密闭容器内登记后及时送验，并记录于护理记录单。

（2）术中所用的植入性物品，如脑膜、钛板、钛钉、连接片等，需采用追溯系统扫描，将条形码贴于植入物品验收单和植入用品使用单予以保存。

（3）加强对无菌技术的监督。控制手术室内参观人员的数量，监督并提醒参观人员参观手术时不能过分靠近手术者，不得跨越无菌安全禁示线。

二、幕上肿瘤手术配合

幕上肿瘤是指小脑幕以上各部位的肿瘤,如大脑半球内、外肿瘤,脑室内肿瘤及鞍区肿瘤等。

（一）麻醉方式

全身麻醉,气管内插管。

（二）手术体位

根据病变部位采用仰卧位、仰卧头侧位、侧卧位或俯卧位等。

（三）手术切口和局部备皮

根据手术部位常用冠状切口、额部或额颞部切口、颞部或颞顶部切口、额顶部切口、顶枕部切口、翼点入路切口等。用电动剃发器沿头皮切口剃去头发,注意剃下的头发收集处理,不散落周边。不可用剃刀剃发,因剃刀易损伤表皮,从而引发切口感染。用甲紫(龙胆紫)或染色笔标出切口。

（四）手术物品准备

1. 器械及物品　开颅手术器械包及开颅敷料。

2. 特殊器械及物品　包括:头架、气钻、显微镜、一次性无菌显微镜套、吸收性明胶海绵、骨蜡、电刀、止血纱、双极电凝、负压球、生物胶水和化学胶水、弹簧剪、脑棉、枪状剪、枪状息肉钳等。

（五）手术主要步骤与护理配合

(1) 常规皮肤消毒铺巾和身份核对(Time Out):在皮肤消毒前由主刀医生、麻醉师、巡回护士再次核对患者身份、手术部位、手术体位、手术器械及植入物的准备等。

(2) 传递含0.5%罗哌卡因局部麻醉针筒,沿切口注射。传递纱布、大圆刀给手术者做皮肤切开,传递头皮夹,夹住皮肤切口,以止血。

(3) 传递手术刀和血管钳,锐性分离帽状腱膜下疏松组织层,以利皮瓣翻起。传递双极电凝,止血。传递湿的盐水纱布覆盖皮瓣。递皮肤拉钩或三角针粗线,以牵开并固定皮瓣。

(4) 传递大圆刀、骨膜分离器,沿切口内侧切开和剥离骨膜,暴露颅骨,选择合适的钻孔部位钻孔,注意在使用气钻钻孔和用铣刀铣开骨瓣时,必须用灌洗器不断地进行冲洗,以减少周围组织的损伤和骨屑飞溅。准备骨蜡止血。

(5) 递2把骨膜剥离器,翻起骨瓣,骨瓣取下,生理盐水洗净后用干净的生理盐水纱布包裹保存。递咬骨钳者,修平骨窗。硬膜与骨窗缘缝隙处填塞长条吸收性明胶海绵,递小圆针细线缝吊硬膜外层与骨创缘骨膜或腱膜。

(6) 传递纱布垫铺巾,建立一个新的无菌区域,医生、洗手护士换手套,洗手护士和巡回护士套好手术显微镜套并保持无菌备用。

(7) 递尖头刀、蚊式钳切开硬脑膜。用脑膜剪扩大脑膜切口。递枪镊、脑棉给术者,以保护脑皮质。小针细线,悬吊硬脑膜。

(8) 辅助护士将双极电凝镊功率调低,洗手护士将吸引器头换成小号,准备蛇形拉钩、脑压板、枪状镊、弹簧剪或枪剪等切取肿瘤。在进行脑内操作时,洗手护士应及时擦拭双极上血迹,根据需要准备好各种尺寸的脑棉和止血纱布,用于止血。取下的肿瘤置于生理盐水中妥善保存,若肿瘤标本很小应放置在玻璃试管内,立即送验。关闭脑膜前与辅助护士一起清点脑棉,清点无误后,递小圆针细线给术者进行硬脑膜的缝合。

（9）放置负压引流管于硬膜外或硬膜下,大三角针、中线固定引流管。

（10）用钛合金连接片及螺钉固定游离骨瓣,也可在骨瓣周边钻小孔,然后用粗线进行固定。

（11）切口周围皮肤消毒,用大三角针、中线依次缝合帽状腱膜及皮肤。

（12）缝合完毕,再次用消毒纱布消毒切口,无菌敷料覆盖切口,网状头套包扎。

三、后颅窝肿瘤手术配合

后颅窝肿瘤是指小脑幕下的颅后窝肿瘤,常见有小脑、桥小脑角区、第四脑室、斜坡、脑干、枕大孔区肿瘤等。

（一）麻醉方式

全身麻醉,气管内插管。

（二）手术体位

根据病变部位采用侧卧位、俯卧位或坐位。

（三）手术切口和局部备皮

根据手术部位常有正中线直切口、旁中线直切口、钩状切口、倒钩形切口。此处以最典型和最常用的枕下正中切口后颅窝开颅术为例。局部备皮同幕上肿瘤的相关操作。

（四）手术物品准备

1. 器械及物品　开颅手术器械包、脑脊柱特殊器械包及开颅敷料。

2. 特殊器械及物品　同幕上肿瘤手术的要求。

（五）手术主要步骤与护理配合

（1）常规皮肤消毒铺巾和 Time out 实施。

（2）传递含 0.5％罗哌卡因局部麻醉针筒,沿切口注射。传递纱布、大圆刀切开皮肤。用头皮夹做切口止血。

（3）传递单极电刀给术者切开肌层,沿正中白线操作,可减少出血。传递骨膜剥离器给术者向两侧分离附着于枕骨的肌肉及肌腱,显露寰椎后结节和枢椎棘突,递双关节乳突拉钩、梳式拉钩给术者以牵开肌层。用双极电凝镊或电刀止血。

（4）递颅骨钻或磨钻给术者在一侧枕骨鳞部钻一孔,并用鼻甲咬骨钳扩大骨窗,向上至横窦,向下咬开枕骨大孔,必要时咬开寰椎后弓。

（5）重新铺消毒巾,建立一个新的无菌区域。医生、洗手护士换手套。洗手护士和巡回护士套好手术显微镜套,并保持无菌备用。

（6）用尖头刀、脑膜剪剪开脑膜。并用双极电凝止血,用小圆针细线悬吊和牵开硬膜。

（7）显露颅后窝结构。颅内操作同幕上肿瘤的相关操作。

（8）肿瘤切除并止血后，洗手护士应清点器械及脑膜，确认无误后用小圆针细线缝合硬脑膜。

（9）放置负压引流管，用粗线、大三角针或"0"号可吸收线，严密缝合枕下肌肉、筋膜。中线、三角针缝合皮下组织和皮肤。

（10）切口再次用消毒纱布消毒，传递敷料覆盖切口，网状头套包扎。

四、经鼻蝶入路垂体瘤切除手术配合

一般选择"经单鼻腔－鼻中隔－蝶窦入路"手术治疗的肿瘤有：①鞍内肿瘤，包括垂体微腺瘤、颅咽管瘤、Rathke 囊肿等；②向鞍上垂直生长的垂体腺瘤；③鞍内肿瘤向蝶窦生长；④伴鼻漏的鞍内肿瘤；⑤因年龄或全身状况不能耐受开颅术的鞍内肿瘤；⑥选择性垂体切除，如乳腺癌转移等。

（一）麻醉方式

气管插管，全身麻醉。

（二）手术体位

患者取平卧位，肩下垫一方枕，头部后仰 15～20°（如果后仰角度不够，会导致暴露不全，影响手术视野；如果后仰角度过大，则在手术操作中容易造成手术视野误导，而误入前颅底），头圈固定。

（三）手术物品准备

1. 器械及物品　包括：小垂体包、小垂体特殊包及开颅敷料包。

2. 特殊器械及物品　包括：小垂体双极、小垂体电刀头、枪状显微剪、宝石刀、长柄磨钻、液状石蜡、金霉素眼膏、麻黄碱、庆大霉素注射液、5 ml 注射器、棉球及吸收性明胶海绵若干、膨胀海绵、医用生物蛋胶、医用化学胶。

（四）手术主要步骤与护理配合

（1）常规消毒和 Time out 实施。

（2）铺巾。用 1 块手术巾和 1 块包布（手术巾在上）垫于患者的头下，以开刀巾包裹患者的头面部，毛巾钳固定，仅暴露口鼻部，再按常规铺巾。

（3）用血管钳和剪刀剪去薄膜，暴露鼻腔。

（4）用短枪状镊、中号吸引器头、短扩鼻器和含碘棉球消毒鼻腔后，给予干棉球拭干。

（5）塞入 2 块麻黄碱脑棉于鼻腔内，收缩鼻甲以减少术中出血（高血压患者不宜）。将相对污染的短枪状镊、中号吸引器头、短扩鼻器及剪薄膜时用的剪刀和血管钳放置在一边。

（6）辅助移去手术灯，将手术显微镜推至适当的位置，并连接显示器。

（7）将鼻镜插入鼻腔后，打开。传递的鼻镜应处于合闭状态，并涂上液状石蜡，以防损伤鼻黏膜。

（8）用电刀"U"形切开右侧鼻中隔黏膜，用鼻镜钝性折断骨鼻中隔，推向左侧鼻道，用单、双极电凝止血。

（9）重新调换鼻镜，暴露蝶窦前壁。

（10）给予髓核钳及鼻甲咬骨钳咬开蝶窦前壁，直径约 1.2 cm×1.2 cm。

（11）递双极电凝、枪剪剪除蝶窦黏膜，直接暴露鞍底。

（12）在鞍底中央用平凿凿开一小骨窗，并以鼻甲咬骨钳扩大骨窗，直径约 1.0 cm×1.0 cm；用枪状息肉钳钳夹骨蜡及脑棉进行止血。

（13）用钩刀或宝石刀做"＋"形切口，切开鞍底硬膜；用双极电凝扩大硬膜切口，用刮匙和枪状息肉钳摘除肿瘤。因手术标本一般较小，故应立即送病理检查，以免遗失。

（14）手术结束前，仔细止血，检查有无脑脊液漏的发生，并用吸收性明胶海绵填塞。如有脑脊液漏，可取大腿外侧或腹部的皮下脂肪，用生理盐水冲洗，后用纱布拭干，加医用耳脑胶填塞，封闭脑脊液漏口。

（15）取出鼻镜，用涂有液状石蜡的剥离子将鼻中隔向右侧推至正中，放入涂有金霉素眼膏的膨胀海绵于鼻腔内，加入适量的生理盐水使膨胀海绵膨胀以压迫止血，如为带通气道的膨胀海绵则需剪去一头。

五、唤醒麻醉颅内肿瘤切除手术配合

脑功能区手术是神经外科手术的一个难点，要求定位准确，操作精确，肿瘤切除的同时大脑功能不受到损害。因此脑功能区的手术常在唤醒麻醉下进行。术中唤醒麻醉是指在手术过程中的某个阶段要求患者在清醒状态下配合完成某些神经测试及指令性动作的麻醉技术。术中可实时监测患者脑功能，最大限度地保护运动和语言功能，是当前脑功能区手术的新策略。

（一）麻醉方式

唤醒麻醉。

（二）手术体位

根据肿瘤部位的不同而相应地采取平卧位或侧卧位。

（三）术前准备

1. 术前访视　术前 1 d，巡回护士到病房探视患者，向患者介绍手术过程，术中可能发生的情况及需患者配合的要点和方法，告之其手术中配合的重要性。向患者讲解疼痛评分标准、指令性语言对话等，同时进行模拟练习，以便术中更好地配合手术。

2. 心理护理　与病房护士共同确认患者身份，核对所带物品齐全后，患者方能进入手术室。为帮助缓解患者的紧张情绪，可先向患者做简单的自我介绍，并介绍手术室的环境及设施。播放一些轻松悠扬的音乐，以消除患者恐惧的心理，再次耐心讲解手术中的配合，充分调动其自身的主观能动性。

3. 环境准备　室温 22～24℃，相对湿度 40%～60%。

4. 手术物品准备

（1）器械及物品：开颅手术器械包、生理盐水、双极电凝、脑棉、缝针、敷料等。

（2）特殊器械：导航用品、刺激电极、皮质刺激器、无菌银针、无菌脑功能区定位标志等（同幕上、幕下肿瘤手术的特殊器械要求）。

（3）仪器准备：B超、导航仪、头架、电刀等。

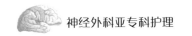

（四）手术主要步骤与护理配合

（1）术前行头颅 MRI 神经导航注册定位。麻醉师给患者面罩吸氧，配合使用镇静、镇痛药物及进行头皮神经的神经阻滞。护士配合医生妥善安置头架并摆放体位，进行术前头颅 MRI 神经导航注册定位。加强术中唤醒期间体位的检查与固定。摆放体位的原则是：在充分暴露手术野的同时尽可能保持患者的舒适。妥善放置导尿管和输液管，并保持通畅。特别注意约束带的松紧度，以免过度约束，造成肢体缺血。一旦患者出现躁动，要及时检查和调整约束带及体位垫的放置，以保证患者的安全。

（2）术中使用电刀的患者，要检查患者身体其他部位不能与金属部件接触，防止灼伤，正确放置锌板。

（3）根据神经导航设计的手术入路常规消毒铺巾后，取下眼贴膜，取出患者耳朵里的棉球，以免唤醒时影响听力。消毒铺巾完毕后，将覆盖在患者头面部区域的无菌单适当牵开，给予一定的空间和透亮度，建立一个交流区域，使麻醉医师和巡回护士，能与患者进行语言及肢体交流。

（4）手术前由主刀医生、麻醉师、巡回护士再次核对患者身份、手术部位、手术体位、手术器械及植入物的准备等，Time out 正确实施，开始手术。

（5）开颅步骤同幕上或幕下肿瘤手术。使用 0.5％罗哌卡因局部麻醉，骨瓣取下、剪开脑膜后，准备好无菌皮质监测电极，进行脑电图监测并进行手术中导航定位。在手术开始前关闭脑膜前后及缝皮后，采用 2 人 4 遍法准确核对手术中使用的脑棉、缝针、器械，并准确记录手术护理单。术中严格遵守无菌操作原则，保证手术区域的安全。

（6）切除功能区肿瘤前，护士对患者进行唤醒。唤醒初始期，由于患者处于朦胧状态，配合程度欠佳会出现躁动现象，护士通过握住患者的手以稳定患者情绪，根据医生要求，通过指令性语言，取得患者的配合，如将事先准备好的简单易懂的图案展示在患者面前，进行看图识物；让患者背诵事先准备的唐诗，回答相关常识问题，如简单的加减法等，根据其回答的准确性判断肿瘤在功能区的位置。测试过程中手术室必须保持安静，护士需仔细倾听及判断患者的语言，要求回答准确、吐字清晰。一旦有误即刻告知术者，避免手术切除肿瘤时伤及语言或运动功能区，直到肿瘤切除完毕后方可结束交谈。

（7）手术结束后，注意保暖，妥善固定并注意安全，仔细检查患者全身皮肤有无出现异常，保持输液及导尿管通畅，待患者完全清醒后方可离开手术室。

六、iMRI 手术配合

iMRI 是目前纠正神经导航术中脑移位最精确可靠的解决方案。术中 MRI 影像信息可以在手术进程中依据术者的需求随时采集，并现场输入到神经导航系统，更新术中导航影像，设计个体化手术入路，实时判定病灶方位、切除程度及脑移位状况，纠正手术轨迹并引导切除范围，从而达到对病灶的根治和邻近重要组织结构和神经功能的损伤。

（一）麻醉方式

常规采用全身麻醉或唤醒麻醉两种方法。

（二）手术体位

患者取仰卧位或俯卧位,用碳纤维头架固定头部。

（三）术前准备

（1）术前1d访视患者,了解患者的全身情况,并核查确认患者所签署的《个人iMRI安全筛选表》,向患者介绍超高场强磁共振手术中心的环境及其特殊性,以消除患者的紧张与焦虑情绪,使其能更好地配合手术。

（2）手术当日患者进入手术中心前,手术室护士必须与病房护士交接并核对患者信息及手术所需物品,再次确认患者所签署的安全筛选表,严禁患者体内有起搏器、金属植入物或耳蜗植入物等。无论过去是否接受过磁共振成像检查,进入手术中心扫描前必须重复一次安全问询。

（3）患者在麻醉准备室内做好动脉、静脉穿刺等术前准备,随后进入磁共振环境的手术室内。

（4）手术物品准备

1）器械及物品:开颅手术器械包、生理盐水、双极电凝、脑棉、缝针、开颅敷料等。

2）特殊器械与物品:同幕上、幕下肿瘤手术的要求。

（四）手术步骤与护理配合

（1）患者进入磁共振环境手术室后,双上肢皮肤用布单包裹,使其与躯干皮肤无接触,双下肢无交叉,所有的监护导线及锌板电线无盘卷与交叉,以避免引起电流回路而灼伤皮肤。

（2）麻醉实施后,为患者留置导尿,并协助手术医生安放头架及扫描线圈。

（3）双耳道塞干棉球,双眼用金霉素眼膏涂封并用眼贴膜敷盖保护,以防消毒药水流入耳朵及眼睛内引发感染及灼伤。对于唤醒麻醉的患者,使用耳塞可以减轻扫描时的噪声给患者带来的不适。

（4）术前扫描,需将所有与磁共振不兼容的仪器及设备全部移出地面上所标识的5高斯(Gs)安全线以外,由手术室护士、手术医生、磁共振技术员按照iMRI安全核查表进行安全检查,确认无误并签字后方可由技术员打开手术室的射频屏蔽门,三方再次共同检查磁体移动路径,确认无任何碰触危险,开始移动磁体入室,磁体移动到位后全体工作人员退出,开始进行扫描。患者的生命体征通过无线传导至控制室内由麻醉师进行监测。

（5）扫描结束后各类仪器设备归位,手术医生先行导航注册,确定手术切口部位后,进行即时局部理发,理发范围为手术切口旁开1～2cm。

（6）进行常规消毒铺巾,用无菌敷料将患者非手术野的头发遮盖保护,并用缝皮机将手术巾固定于患者头部以防滑落,以更有效地保护手术切口。

（7）洗手护士在术前与巡回护士共同清点器械、脑棉和缝针。洗手护士还需清除所有纱布垫与大纱布上的铅线,以防引起术中扫描图像的伪影而影响扫描质量。

（8）iMRI影像采集可依据术者的要求在手术进程中实时进行,影像技师在接到采集通知后,需保证诊断室持续空气层流自净30min以上。随后仍需重复术前扫描的所有安全核查程序,并卸除患者身上的锌板及电线。洗手护士与巡回护士需再次共同核对所有手术器械,确认手术野上无任何金属器械遗留后,先用无菌小单将手术野遮盖保护,然后

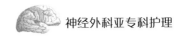

采用无菌的磁体套将患者连同手术床一起包裹,盖上线圈套。最后用双层无菌小单将所有器械台遮盖保护,并撤退至 5 Gs 线以外,再次核查无误后磁体入室。手术医生、护士与磁共振技术员共同检查磁体路径,确保磁体安全移至扫描部位。

(五) 注意事项

(1) 由于手术中心具有超高场强这一环境的特殊性,故所有进入 iMRI 手术中心的工作人员都应经过 iMRI 的专业岗前培训,不存在磁共振禁忌,方可入室工作,并严禁携带任何金属物品(钥匙、打火机、皮带、手表、硬币、耳环、项链、小刀、手机、磁卡、照相机、病史牌等)进入手术室的磁体所在的 5 Gs 线内。

(2) 手术室护士需要具备高度的责任心,严格执行每项操作前的安全核查,确保手术患者与设备的安全,并设有专人管理,严格执行手术中心的各项规程。

七、脊髓肿瘤手术配合

脊髓肿瘤可分为硬脊膜外、髓外硬膜下肿瘤、髓内肿瘤。硬脊膜外肿瘤多为恶性肿瘤;髓外硬膜下肿瘤主要是神经鞘瘤和脊膜瘤;髓内肿瘤主要有胶质瘤和血管母细胞瘤等。

(一) 麻醉方式

全身麻醉,气管内插管。

(二) 手术体位

俯卧位,颈椎手术可采用坐位。

(三) 手术切口

常采用后正中切口,切口一般应包括病灶上、下各 1～2 个椎板,长度依照病变范围而定。

(四) 手术物品准备

1. 器械及物品 开颅手术器械包、脑脊柱特殊器械包及开颅敷料包。

2. 特殊器械及物品 包括:显微持针器、显微剪刀、显微息肉镊、神经剥离子、7"0"无损伤缝线、2"0"可吸收线、3"0"可吸收线。

(五) 手术主要步骤与护理配合

(1) 常规消毒铺巾。Time out 实施。

(2) 传递纱布、大圆刀、电刀依次切开皮肤、皮下组织及筋膜,直至棘上韧带,向两侧稍做分离,显露出棘突。沿棘突两旁切开肌筋膜。用骨膜剥离器紧贴棘突旁从骨膜下剥离棘突旁肌肉,逐个棘突剥离后,用纱布填塞止血。用椎板牵开器牵开肌肉,显露椎板。

(3) 用电刀切断棘间韧带;小号尖头刀切开黄韧带。用咬骨剪、椎板咬骨钳咬除棘突和椎板。暴露硬脊膜。

(4) 用双极电凝镊彻底止血后,冲洗手术野。用消毒敷料重新铺巾,建立一个新的无菌区域,医生、洗手护士换手套。

(5) 用小号尖头刀切开硬脊膜,脑膜剪扩大硬脊膜切口。用小针细线把硬脊膜切口向两侧牵开,用蚊式钳牵引。

（6）髓外肿瘤：用生理盐水棉片保护脊髓。如肿瘤较小，用小针细线牵引，将肿瘤牵至脊髓背侧。用双极电凝粘连后，用显微剪剪断取下肿瘤，用滴水双极电凝镊、吸收性明胶海绵止血。如肿瘤较大，可用双极电凝肿瘤包膜后，切开包膜，做瘤内切除。待瘤体缩小后，再游离和摘除肿瘤。

（7）髓内肿瘤：用小号尖头刀片切开脊髓表面。用低功率双极电凝血管和粘连。用显微持针器和7"0"无损伤缝线悬吊脊髓软脊膜切口。

（8）分离肿瘤：用剥离子分离肿瘤与脊髓的分界处，用双极电凝电灼肿瘤周围的血管，再用显微剪刀剪断即可取出肿瘤。或用息肉钳和小吸引器头吸除肿瘤，用脑棉、吸收性明胶海绵止血。

（9）缝合硬脊膜：用双极电凝止血、无菌生理盐水冲洗。用小圆针、细线严密缝合硬脊膜。2"0"可吸收线分层严密缝合肌肉，3"0"可吸收线缝合皮下组织和大三角针、中线缝合皮肤。

八、颅内动脉瘤手术配合

（一）麻醉方式

全身麻醉，气管内插管。复杂性或难治性动脉瘤可加用亚低温麻醉。

（二）手术体位

仰卧位，患侧肩下垫一小枕，头向对侧倾斜30～45°，头架固定，上半身略抬高。

（三）手术物品准备

1. 器械及物品　开颅手术器械包及开颅敷料包。

2. 特殊器械及物品　同幕上肿瘤手术器械的要求外，准备显微持针器、显微剪刀、显微镊、显微持针器、微型剥离子、微型钩子、神经剥离子、7"0"无损伤缝线、3"0"可吸收线、8～9"0"血管缝线、施夹钳、各类动脉瘤夹、临时阻断夹、可调节吸引器管、多普勒血流测定仪、两路吸引器及罂粟碱溶液。

（四）手术主要步骤与护理配合

（1）开颅同幕上或幕下肿瘤手术。以下以额颞开颅为例。

（2）剪开脑膜时，辅助护士协助开放已留置的腰大池引流，放出脑脊液，进一步降低颅内压，有利于手术野暴露，同时换上可调节吸引器，由主刀医生控制吸力大小。

（3）辅助护士协助安放手术显微镜，在手术显微镜下经蛛网膜下隙游离动脉瘤。在外侧裂浅静脉的额叶侧，用小号尖头刀切开蛛网膜，用微型剥离子、微型钝头钩子、小枪剪和弹簧剪逐步进行剥离。当侧裂完全开放后，用蛇形拉钩将额叶和颞叶轻轻拉开，脑压板下要垫脑棉以保护脑组织。

（4）分离和暴露动脉瘤。解剖动脉瘤前应先暴露其供血和回流的血管和神经结构并加以保护。游离载瘤动脉的近端和远端，然后暴露瘤颈，最后暴露瘤体。用微型钝头钩子、微型剥离子分离瘤颈，探出一个通道，利于动脉夹通过。

（5）夹闭动脉瘤。辅助护士协助将双极电凝功率调小，当瘤颈较宽不能直接夹闭时，可在低电流下用双极电凝镊将瘤颈电烙变细，然后再夹闭。当动脉瘤粘连较严重，瘤壁较薄时,可暂时阻断载瘤动脉,然后再夹闭。瘤体较大时,可先用注射器抽吸瘤体血液,等瘤体缩小后再行夹闭。对巨大型动脉瘤、梭形动脉瘤可先行血管重建术(搭桥),用显微器械8或9"0"血管缝线缝合,以减少载瘤动脉结扎引起的脑缺血并发症,建立良好的侧支循环。根据需要选择合适的动脉夹,传递时动脉瘤夹要沾水,然后由洗手护士握住施夹钳的颈部传递。张开瘤夹的叶片,伸到瘤颈的两侧,然后缓慢夹闭。瘤颈夹闭后,应检查动脉夹的位置是否满意,如动脉夹位置不满意应取下重放,直至满意。用多普勒超声探测血流,证实载瘤动脉通畅。

(6)用含 3‰罂粟碱溶液的小棉片湿敷载瘤动脉 5 min,解除血管痉挛。用不同规格的止血纱布、吸收性明胶海绵、脑棉妥善止血。用含庆大霉素注射液的生理盐水清洁手术野。清点棉片、缝针、器械。

(7)按常规关颅,辅助护士协助拔出留置装置,并用小敷贴覆盖穿刺点。

(8)注意事项

1)术前腰椎穿刺、导尿等操作应在全身麻醉后进行,避免刺激患者诱发动脉瘤的破裂出血。留置腰椎穿刺时,应注意腰椎穿刺位置的安全性,腰椎穿刺开放,放脑脊液必须在硬脑膜剪开时,切忌过早放脑脊液;观察脑脊液的色泽、滴速等情况。术中应保持静脉通路的畅通,注意出血量和尿量。

2)解剖蛛网膜时,要避免钝性解剖,以免牵拉而诱发动脉瘤破裂出血。

3)动脉瘤夹闭时,两种持夹器要分清楚,动脉瘤夹和临时阻断夹需分开放置,以免术时混淆而延误时间。

4)整个夹闭过程中要准备好临时阻断夹备用,以防动脉瘤破裂出血,夹上临时阻断夹后应立即计时,一般不超过 15 min,以免过度夹闭产生脑缺血等不良反应。

5)使用双极时,应保持双极电凝镊的清洁,及时用湿的生理盐水纱布擦拭,以免镊尖粘连,影响手术操作。

6)设立专用的登记本,每次使用动脉瘤夹前后需检查,使用后及时补足,因为动脉瘤夹属于植入性物品,所以每次使用后应将其外标签贴于手术护理单及植入性物品单上,以避免不必要的纠纷。

九、脑动静脉畸形(AVM)手术配合

(一)麻醉方式

全身麻醉,气管内插管。

(二)手术体位

根据 AVM 的部位、大小选择合适体位(卧位、侧卧位或坐位)。

(三)手术物品准备

1. 器械及物品　开颅手术器械包及开颅敷料包。

2. 特殊器械及物品　同幕上肿瘤手术器械要求外,准备钛夹和钛夹钳、微型剥离子、微型枪剪或弹簧剪、临时阻断钳、临时阻断夹、可调节吸引气头。

（四）手术主要步骤与护理配合

（1）开颅同幕上或幕下肿瘤手术。

（2）剪开硬膜。辅助护士根据需要调节双极电凝功率,洗手护士递双极电凝镊给术者,电凝硬脑膜与皮质粘连及硬脑膜与 AVM 沟通的小血管,显微剪刀剪断。在显微镜下,用小号尖头刀、微型弹簧剪将蛛网膜锐性剪开,在低电流下用双极电凝镊小心剥开蛛网膜,递脑棉加以保护,确定 AVM 的部位。

（3）围绕病灶用微型剥离子、弹簧剪、可调节吸引器头逐步分离,沿病变与脑组织的分界线呈圆锥状进入,用脑压板将两侧界面轻轻拉开,解剖供血动脉,用双极电凝镊电凝后切断或钛夹夹闭后切断。分离畸形血管团。

（4）结扎和切断主要引流静脉。当病灶与周围脑组织分离和主要供血来源阻断后,在靠近病变处,将引流静脉用双极电凝后切断,并完整摘除 AVM。

（5）彻底止血。脑组织创面严密止血,用不同规格的吸收性明胶海绵、脑棉、止血纱布、双极电凝妥善止血。

（6）生理盐水冲洗手术野,清点脑棉无误后按常规关颅。

（五）注意事项

（1）翻开硬膜时,注意其可能与 AVM 有粘连,应用双极电凝镊仔细分离。

（2）遵循先阻断供血动脉,再游离病变,最后切断引流静脉的原则。

（3）术中应准备好临时阻断夹备用,以防 AVM 骤然破裂出血。

十、颅内硬脑膜动静脉瘘(DAVF)手术配合

（一）麻醉方式

全身麻醉,气管内插管。

（二）手术体位

根据需要采用不同体位,此处以仰卧位为例。患侧肩下垫一小枕或小沙袋,头向对侧倾斜 30～45°,床头抬高 10～20°,头架固定。

（三）手术切口

根据 DAVF 位置的不同,设计合理的切口,用记号笔做好标记。

（四）手术物品准备

1. 器械及物品　开颅手术器械包及开颅敷料包。

2. 特殊器械及物品　同幕上肿瘤手术器械要求外,准备钛夹和钛夹钳、微型剥离子、微型枪剪或弹簧剪、临时阻断钳、临时阻断夹、可调节吸引器管、多普勒血流测定仪等。

（五）手术主要步骤与护理配合

（1）开颅同幕上肿瘤步骤,注意在翻开骨瓣时要小心,因为硬脑膜上充满了动脉化的静脉血管,应及时用可吸收明胶海绵、脑棉压迫,以减少出血,用双极电凝镊将出血处逐一电凝止血。

（2）用小号尖头刀,脑膜剪剪开硬膜,用小圆针 0 号线悬吊硬膜在骨窗缘上。

（3）在显微镜下解剖侧裂,将额叶牵开,改换蛇形脑牵开器。用脑棉保护显露的额叶

眶面,用双极电凝镊、微型剥离子、弹簧剪或枪剪切开蛛网膜。将双极电凝镊电流调小,在低电流下电凝并切断从大脑皮质回流至上矢状窦的桥静脉,对大的供血动脉可用钛夹夹闭或临时阻断夹暂时阻断,以防大量失血。若术中突发出血,器械护士应沉着冷静,立即更换粗号吸引器头,必要时准备两路吸引器,及时准备好临时阻断夹、钛夹、可吸收明胶海绵、脑棉予以备用。用微型剥离子逐步分离,直到暴露出DAVF。

(4)找到瘘口,用双极电凝镊电凝引流瘘口的软脑膜静脉,再切断。用多普勒超声检查血流速度和方向,比较和确认脑膜静脉切断前后的颜色、流速和血流方向。

(5)用生理盐水冲洗手术野,清点脑棉无误后按常规关颅。

(赖　兰)

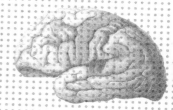

第八章
神经外科术后感染的预防和处理

神经外科术后感染绝大多数由化脓性细菌引起,少数由真菌等引起。一旦发生感染,可引起严重并发症或致残、致死,应引起重视。

一、诊断

(一)切口感染
(1)手术切口红肿伴炎性渗出。
(2)细菌培养阳性。

(二)细菌性脑膜炎
1. 相应的临床症状和体征　如头痛、发热、畏寒及脑膜刺激征等。
2. 脑脊液检查　白细胞计数>$1\,180\times10^6$/L;蛋白定量>$2\,200$mg/L;葡萄糖定量<1.9mmol/L(脑脊液/血<0.23)。
3. 细菌学培养　阳性。

具备上诉1、2两项诊断即可成立。细菌学培养通常阴性,这与抗生素预防性应用和脑脊液中细菌浓度低有关。

二、神经外科手术后感染的预防和处理

神经外科患者发生感染说明宿主防御、细菌致病力及术中细菌种植这三者平衡的打破。优化术中防御,重视感染高危因素的预防,规范外科操作和有效管理术后切口是正确预防神经外科术后感染的基本手段。

(一)优化患者防御
术前优化患者的营养状态,补充 ω-3 脂肪酸、精氨酸、谷氨酰胺及核苷酸在临床试验中已被证明能够提高手术患者的免疫力。营养过剩患者过厚的皮下脂肪可能增加手术难度,延长手术时间,还可使组织灌注受损。另外,肥胖者的糖尿病发病比例较高。肥胖也可能通过与剂量无关的方式阻碍预防性应用抗生素的组织渗透,限制了其在预防术后感染中的疗效。改善营养过剩也被证明能够减少手术感染并发症。

术后血糖升高直接损害中性粒细胞和树突状细胞的功能,因此术后有效控制血糖升高可减少感染的发生。

（二）规范围手术期的操作与护理

1. 患者的皮肤准备　研究结果表明,剃头与否或剃发多少并未降低手术伤口感染的风险。但有证据表明,相比使用电动剪刀装置,使用剃刀增加外科伤口感染率,这可能与剃刀损伤表皮组织有关。所以不建议使用剃刀来去除神经外科患者的头发。

2. 患者与手术医生的皮肤消毒　患者的皮肤准备和外科医生皮肤消毒减少微生物负载非常重要,许多高质量的研究数据证实患者皮肤消毒确实有效,而氯己定(洗必泰)乙醇溶液优于聚维酮碘。有研究推荐将两者联用,可以完全杀灭皮肤微生物,有效减少术后感染的发生。

3. 手术室环境条件　手术室应保持室内温度 $20\sim25℃$,相对湿度 $40\%\sim60\%$。手术室空气中也含有雾化微生物,所以应例行清洁手术放大镜、头灯、手术显微镜和其他手术设备。在需进行连台手术时,应将手术室关闭自净 20 min,这样既能保证空气中细菌含量达到标准要求,又能提高手术室周转率;同时避免频繁开门及人员流动,也是保证手术室内空气质量的重要措施。

4. 建议患者术前淋浴　患者术前淋浴可以减少皮肤表面的细菌负载,降低术后感染率。

5. 加强术后切口护理　严格执行无菌操作,尤其是留置外引流管的患者。另外,尽量避免术后脑脊液漏的发生。

6. 消毒物品要求　严格检查消毒敷料、器械包装是否密封,是否在消毒期限内。打开一切消毒敷料和器械前必须先安置好患者的体位。

（三）预防性抗生素的应用

目前多主张采用围手术期用药,包括术中和术后 48 h 内用药。

1. 术中用药　抗生素在切皮前使用可以减少手术部位感染的风险,它的有效覆盖时间应包括整个手术过程至手术后 4 h。因此,建议长时间(>3 h)的手术应重复抗生素使用,保持抗生素在组织内部的抗菌作用。术中出血较多($>1\,500$ ml),也会降低抗生素的药物浓度,应重复用药。

2. 术后用药　存在术后感染高风险因素的患者可以沿用术中使用的抗生素,直至术后 $24\sim48$ h 停药。术后用药做法的有效性尚缺乏证据。有研究认为,延长预防性应用抗生素时间在减少手术部位感染方面是无效的,还增加了细菌耐药的发生率。

（四）药物治疗

药物治疗是神经外科术后感染的首选及核心治疗。

（五）脑脊液引流的治疗

脑脊液引流常采用反复腰椎穿刺放脑脊液及腰大池置管引流两种方式。临床上采用后者较多。其优点在于:①可引流出脑脊液中大量的病原菌渗出物及炎性因子,加速病原菌清除。②能及时彻底引流炎性脑脊液,加速脑脊液循环,防止室管膜及蛛网膜下隙粘连,减少脑积水的发生。③可随时行脑脊液细胞学检查,动态观察脑脊液变化。④降低颅内压,减少切口局部脑脊液漏的机会。⑤终止引流治疗及拔管指征:体温正常后,连续 3 次以上脑脊液常规生化检查均正常。建议拔管后继续应用抗感染药物 $1\sim2$ 周以上,防止感染复发。

（六）全身支持治疗

中枢神经系统感染具有病程长、病情重的特点，且患者处于高消耗状态，应及时给予全身营养支持治疗，以维持水、电解质平衡，积极防治其他系统并发症等。

（张　璐）

主要参考文献

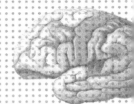

1. 白淑贞.后颅凹肿瘤术后并发症的护理观察[J].河南外科学杂志,2014,20(3):130-131.

2. 柏树令,应大君.系统解剖学[M].北京:人民卫生出版社,2013.

3. 蔡吉,赵慧华,张育红,等.微量泵输注高浓度氯化钾临床应用的护理进展[J].护理学杂志,2012,27(22):93-96.

4. 车晓明,徐启武.脊柱脊髓疾病的治疗现状和进展[J].中华外科杂志,2013,51(3):201-202.

5. 陈洋,何跃,于加省.烟雾病颞浅动脉-大脑中动脉搭桥术后过度灌注综合征的研究进展[J].中华神经外科杂志,2015,31(6):638-640.

6. 陈勇,覃川,张正保,等.颅脑损伤后低钠血症的治疗及临床分析[J].重庆医科大学学报,2011,36(9):1138-1140.

7. 陈宇飞,罗卓荆.脊髓损伤的围手术期并发症及其防治[J].中国脊柱脊髓杂志,2013,23(9):852-853.

8. 程文兰,邝又新,史锡文.颞肌贴敷-颅内外动脉搭桥术治疗烟雾病的围手术期护理[J].护士进修杂志,2013,28(20):1875-1877.

9. 程永立,王富启,孔存帅,等.腰大池置管脑脊液引流治疗外伤性脑脊液漏[J].中国临床神经外科杂志,2012,17(3):176-177.

10. 崔莉,来晓英,郝小磊,等.维持性血液透析患者季节性高钾血症的饮食干预[J].护理学杂志,2014,29(19):21-22.

11. 韩旭.探讨颈椎骨折伴脊髓损伤护理[J].中国继续教育,2015,7(8):147-148.

12. 郝贵枝,甘素梅.前瞻性护理干预对脑卒中偏瘫病人排便及相关并发症的影响[J].护理研究,2015,29(1):98-99.

13. 何永生,黄光富,章翔.新编神经外科学[M].北京:人民卫生出版社,2014.

14. 洪韬,张鸿祺,彭超,等.脊髓终丝血管畸形的手术和栓塞治疗初探[J].中国脑血管病杂志,2014,11(9):485-489.

15. 胡文君.脑白质病变与认知功能的相关研究[M].济南:山东大学出版社,2014.

16. 黄明海,秦克,刘夏,等.经中心静脉导管高浓度补钾安全性和疗效分析[J].中华急诊医学杂志,2013,22(4):418-420.

17. 简俊杰,张世刚.颅咽管瘤术后尿崩的相关因素分析[J].中国当代医药,2015,22(8): 73－75.

18. 金煜峰,石卫琳.控制性常温治疗神经科顽固性高热患者的研究进展[J].中华护理杂志,2015,9(50):1108－1113.

19. 郎黎薇主编.神经外科临床护理实践[M].上海:复旦大学出版社,2013.

20. 郎黎薇主编.神经外科护士临床常见问题与解答[M].上海:复旦大学出版社,2010.

21. 冷冰主编.神经系统血管性疾病 DSA 诊断学[M].北京:人民卫生出版社,2010.

22. 李娟,郑红云,郎黎薇,等.颅脑损伤后脑性盐耗综合征合并尿崩症 1 例护理[J].上海护理,2012,12(5):89－90.

23. 李雪梅,滕亚莉,田秀梅,等.临床护理路径对肺癌放疗并发症的影响观察[J].检验医学与临床,2014,36:361－363.

24. 林纯敏,蔡舒,张丽娟,等.综合性康复护理对乳腺癌术后病人生命质量的影响[J].全科护理,2014,12(3):269－271.

25. 刘昆,陈燕.连台手术中手术室环境监测结果分析[J].中华医院感染学杂志,2012,22(19):4293－4294.

26. 刘世怡,孙秉赋,孙玉倩.家庭任务干预对提升恶性肿瘤患儿家庭功能及父母自我效能感的效果[J].中国康复理论与实践,2014,8:785－788.

27. 刘学昌.硬脊膜动静脉瘘 23 例临床特征分析[J].中国实用医药,2015,10(6):105－106.

28. 刘毅生,沈家亮,黄慈花.颅内软骨瘤的 CT 和 MRI 表现[J].实用放射学杂志,2014,30(4):571－574.

29. 刘玉河,尚振德,陈超,等.颅脑损伤并发脑性盐耗综合征 12 例诊治体会[J].中华神经外科疾病研究杂志,2010,9(6):549－550.

30. 龙飞,程远,马颖,等.高血压脑出血患者 GCS 评分与早期再出血率的相关性[J].当代医学,2011,6(17):26－28.

31. 马光铄,马骏,郝淑煜,等.吲哚菁绿术中荧光造影辅助下脊髓血管畸形的手术治疗[J].中华神经外科杂志,2012,28(6):602－605.

32. 孟艳举,宋来君,郭付有,等.罕见颅眶沟通 MALT 淋巴瘤 1 例并文献复习[J].中国临床神经外科杂志,2014,19(2):110－112.

33. 漆松涛,樊俊,张喜安,等.松果体区肿瘤的手术治疗(附 158 例报告)[J].中华神经外科杂志,2013,29(8):788－791.

34. 齐向前,黄承光,卢亦成.硬脊膜动静脉瘘的诊断和治疗进展[J].中国脊柱脊髓杂志,2014,24(6):574－576.

35. 邱炳辉,漆松涛,方陆雄,等.松果体区肿瘤诊治策略的探讨[J].中华神经外科杂志,2011,27(1):7－10.

36. 屈洪党.意识障碍的分类及鉴别诊断[J].中华全科医学,2014,12(8):1189－1190.

37. 任俏丽,崔红英.吉非替尼治疗晚期非小细胞肺癌的护理干预[J].临床医药实践,2013,22(4):295－297.

38. 石卫琳,金煜峰,郎黎薇,等. 170 例颅咽管瘤的围手术期护理[J].中华护理杂志,2011,46(4):331 - 333.

39. 石卫琳,金煜峰,徐锋. 3 例应用 Angio-Seal 血管封堵器后并发急性下肢动脉栓塞患者的护理[J].中华护理杂志,2014,49(2):151 - 153.

40. 孙兵,车晓明,顾士欣,等.脊髓髓内神经鞘瘤的临床诊断和治疗[J].中华神经外科杂志,2012,28(6):577 - 580.

41. 孙玉倩,孙秉赋,崔颖等.恶性肿瘤患儿心理行为问题与家庭管理方式的相关性研究[J].中国儿童保健杂志,2013,21(6):639 - 642.

42. 汪正光,张牧城,黄嵘,等.全面无反应性量表评分对颅脑损伤患者 90 天预后的评估价值[J].中国全科医学,2015,9(18):3208 - 3210.

43. 王维治主编.神经病学[M].第 5 版.北京:人民卫生出版社,2005.

44. 王毅,李月月,赵海萍,等.经骨膜下入路摘除眼眶海绵状血管瘤的疗效观察[J].中华眼科杂志,2013,49(8):679 - 684.

45. 魏俊吉,柴文昭,任祖渊,等.神经外科抗菌药物的使用原则和策略[J].中华医学杂志,2012,92(45):3191 - 3193.

46. 邬闻文,金奕,徐旭东.颅脑损伤恢复期病人创伤后成长状况及其影响因素分析[J].护理研究,2014,15:1813 - 1815.

47. 谢家兴,张小平.创伤性颅脑损伤患者神经功能障碍的康复护理[J].护理学杂志,2012,27(8):86 - 87.

48. 杨良枫,李小峰.标准化抢救护理流程在脊柱脊髓损伤病人中的应用研究[J].护理研究,2014,28(8):2871 - 2872.

49. 杨树源,张建宁主编.神经外科学[M].第 2 版.北京:人民卫生出版社,2015.

50. 姚湘玲,胡俊.间歇导尿术在脊髓损伤患者中的应用[J].现代诊断与治疗,2013,24(9):2020 - 2021.

51. 尹建容.钾代谢失调患者的护理评估及护理[J].中国现代药物应用,2014,15:204 - 204.

52. 于凤颖,王颖.癫痫患者认知障碍相关因素分析[J].中国老年学杂志,2012,5(32):2061 - 2062.

53. 于世英.NCCN 儿童肿瘤疼痛临床指引(2006 版)[J].循证医学,2007,7:175 - 188.

54. 余涛,蒋龙元,黄子通.《2015 年美国心脏协会心肺复苏及心血管急救指南》更新解读[J].岭南急诊医学杂志,2015,20(5):357 - 358.

55. 余向华,徐毅,倪朝荣.医院洁净手术部感染管理研究进展[J].中华医院感染学杂志,2010,20(12):1818 - 1820.

56. 张皓,张小平,山磊,等.脑外伤患者认知障碍的特点及康复疗效分析[J].中国康复,2010,4(25):90 - 92.

57. 张建宁.神经外科重症监护[M].北京:人民卫生出版社,2013.

58. 张健,李伟光,张成岗.减压手术治疗脊髓损伤的研究进展[J].中华神经医学杂志,2015,14(4):453.

59. 张巧萍,李平,胡晓静,等. 重症脑血管病伴低钾血症患者的护理[J]. 解放军护理杂志,2014,31(2):53-54.

60. 张艳平,杨崇选,朱丽英,等. 高压氧治疗不同介入时机和疗程对脑外伤认知功能障碍的影响[J]. 中国医师进修杂志,2014,37(5):4-7.

61. 郑红云,唐和虎,张军卫,等. 颈脊髓损伤气管切开患者的呼吸管理[J]. 中国脊柱脊髓杂志,2015,25(2):158-162.

62. 郑思阳,齐辉,尹卫畅. 鞍区肿瘤经蝶手术并发脑脊液鼻漏的治疗[J]. 中国临床神经外科杂志,2015,18(5):271-273.

63. 郑文燕,程立宏,胡雁,等. 眼部护理循证标准在重症监护患者中的应用[J]. 中华护理杂志,2012,47(10):903-905.

64. 中国加速康复外科专家组. 中国加速康复外科围手术期管理专家共识(2016)[J]. 中华外科杂志,2016,54(6):413-416.

65. 中国抗癫痫协会专家组. 颅脑疾病手术后抗癫痫药物应用的专家共识(试行)[J]. 中华神经外科杂志,2012,28(7):751-754.

66. 《中国中枢神经系统胶质瘤诊断和治疗指南》编写组. 中国中枢神经系统胶质瘤诊断和治疗指南(2012)[J]. 中华医学杂志,2013,93(31):2418-2449.

67. 中华医学会神经外科学分会. 神经外科重症管理专家共识(2013版)[J]. 中华医学杂志,2013,93(23):1765-1779.

68. 周良辅主编. 现代神经外科学[M]. 第2版. 上海:复旦大学出版社,2015.

69. 周薇薇,王卫庆,张华,等. 双侧岩下窦静脉采血诊断ACTH依赖性库欣综合征的价值[J]. 中华内分泌代谢杂志,2012,28(7):537-541.

70. 朱蔚林,黄垂学,漆松涛,等. 中枢神经系统原发性黑色素瘤10例临床分析[J]. 国际神经病学神经外科学杂志,2013,40(3):226-230.

71. Castellino SM, Ullrich NJ, Whelen MJ, et al. Developing interventions for cancer-related cognitive dysfunction in childhood cancer survivors [J]. J Natl Cancer Inst,2014,106(8):186.

72. Duan L, Bao XY, Yang WZ, et al. Moyamoya disease in china: its clinical features and outcomes [J]. Stroke,2012,43(1):56-60.

73. Ehrenfeld JM, Cannesson M. Monitoring technologies in acute care environments [M]. New York: Springer International Publishing,2014.

74. Gao H, Zhang HL, Shou J, et al. Towards retinal ganglion cell regeneration. Regen Med,2012,7(6):865-875.

75. Samandouras G. 神经外科医师手册[M]. 长沙:湖南科学技术出版社,2014.

76. Liu XJ, Zhang D, Wang S, et al. Clinical features and long-term outcomes of moyamoya disease: a single-center experience with 528 cases in China[J]. J Neurosurg,2015,122(2):392-399.

77. Olson K, Sands SA. Cognitive training programs for childhood cancer patients and survivors: a critical review and future directions [J]. Child Neuropsychol,2015,12:

1 - 28.

78. Özek MM，Cinalli G，Maixner W，et al. Posterior fossa tumors in children ［M］. New York：Springer International Publishing，2015.

79. Perreault SS，Lober RM，Davis C，el. Sports and childhood braintumors ［J］. Neurooncol Pract，2014，1(4)：158 - 165.

80. Thompson CA. Textbook of cardiovascular intervention ［M］. New York：Springer International Publishing，2014.

81. Van Meir EG，Hadjipanayis CG，Norden AD，et al. Exciting new advances in neurooncology：the avenue to a cure for malignant glioma ［J］. CA Cancer J Clin，2010，60：166 - 193.

82. Vierbuchen T，Ostermeier A，Pang ZP，et al. Direct conversion of fibroblasts to functional neurons by defined factors. Nature，2010，463(7284)：1035 - 1041.

83. Wartenberg KE，Shukri K，Abdelhak T. Neurointensive care — a clinical guide to patient safety［M］. New York：Springer International Publishing，2015.

84. Zhu T，Tang Q，Gao H，et al. Current status of cell-mediated regenerative therapies for human spinal cord injury. Neurosci Bull，2014，30(4)：671 - 682.

图书在版编目(CIP)数据

神经外科亚专科护理/郎黎薇主编. —上海:复旦大学出版社,2016.11
ISBN 978-7-309-12513-9

Ⅰ. 神…　Ⅱ. 郎…　Ⅲ. 神经外科学-护理　Ⅳ. R473.6

中国版本图书馆 CIP 数据核字(2016)第 197528 号

神经外科亚专科护理
郎黎薇　主编
责任编辑/肖　芬

复旦大学出版社有限公司出版发行
上海市国权路 579 号　邮编:200433
网址:fupnet@ fudanpress.com　http://www.fudanpress.com
门市零售:86-21-65642857　　团体订购:86-21-65118853
外埠邮购:86-21-65109143
浙江省临安市曙光印务有限公司

开本 787×1092　1/16　印张 16　字数 351 千
2016 年 11 月第 1 版第 1 次印刷

ISBN 978-7-309-12513-9/R・1568
定价:42.00 元